Nils Löber

Patientensicherheit im Krankenhaus

Medizinisch Wissenschaftliche Verlagsgesellschaft

Nils Löber

Patientensicherheit im Krankenhaus

Effektives klinisches Qualitäts- und Risikomanagement

Medizinisch Wissenschaftliche Verlagsgesellschaft

Der Autor

Dr. rer. pol. Nils Löber, Dipl.-Kfm. (univ.)
Charité – Universitätsmedizin Berlin
Charitéplatz 1
10117 Berlin

MWV Medizinisch Wissenschaftliche Verlagsgesellschaft mbH & Co. KG
Unterbaumstraße 4
10117 Berlin
www.mwv-berlin.de

ISBN 978-3-95466-311-8

Bibliografische Information der Deutschen Nationalbibliothek
Die Deutsche Nationalbibliothek verzeichnet diese Publikation in der Deutschen Nationalbibliografie; detaillierte bibliografische Informationen sind im Internet über http://dnb.d-nb.de abrufbar.

Produkt-/Projektmanagement: Laura Krause, Berlin
Lektorat: Monika Laut-Zimmermann, Pauline Braune, Berlin
Layout & Satz: zweiband.media, Agentur für Mediengestaltung und -produktion GmbH, Berlin
Druck: druckhaus köthen GmbH & Co. KG, Köthen

Zuschriften und Kritik an:
MWV Medizinisch Wissenschaftliche Verlagsgesellschaft mbH & Co. KG, Unterbaumstraße 4, 10117 Berlin, lektorat@mwv-berlin.de

Geleitwort

Irren ist menschlich. Dies gilt insbesondere auch für die Medizin, die von Menschen für Menschen gemacht wird. Behandlungsfehler verursachen oft unmittelbar erlebbaren Schaden. Sie enttäuschen die Erwartungen von Patienten und verletzen den ethischen Anspruch der Behandler, den ihnen anvertrauten Patienten die beste medizinische Versorgung – wenn möglich Heilung, zumindest aber Linderung und sicher keine Schädigungen – zukommen zu lassen.

Das Wissen um die eigene Fehlbarkeit und das Risikobewusstsein sind Voraussetzungen, um die Diskrepanz zwischen ethischem Anspruch der Medizin und der Behandlungswirklichkeit zu verringern und die Sicherheit des Patienten in den Mittelpunkt der Prozesse im Krankenhaus zu stellen.

Die Sicherheit des Patienten wird deshalb mehr und mehr zum strategischen Wert. Patientensicherheitsmanagement gewinnt als Vertrauen bildendes Element für den Patienten und seine Angehörigen im komplexen Krankenhausalltag zunehmend an Bedeutung. Es ist entscheidend für das Reputationsmanagement von Kliniken und wichtiger Hebel zur Vermeidung ökonomischer Belastungen durch Schadensfälle. Patientensicherheitsmanagement muss daher zentrales Thema für jede Krankenhausleitung sein. Neben den gesetzlichen Verpflichtungen zum Qualitäts- und Risikomanagement im Krankenhaus existieren inzwischen zahlreiche Instrumente und Methoden, die zur weiteren Verbesserung der Patientensicherheit beitragen.

Das vorliegende Buch widmet sich Ansätzen des Patientensicherheitsmanagements, deren Anwendbarkeit und Alltagstauglichkeit im praktischen Krankenhausumfeld erprobt wurde. So ist es nicht als allumfassendes Grundlagenwerk des klinischen Risikomanagements zu verstehen, vielmehr als praxisorientiertes Gestaltungsbuch für Experten, die sich im Krankenhaus mit klinischen Risiken, ihrer Identifikation, Kontrolle und Bewältigung beschäftigen.

Dem Autor Nils Löber gelingt auf hervorragende Weise der Brückenschlag zwischen der Erklärung theoretischer Patientensicherheitsaspekte und der Darstellung verständlicher und im eigenen Haus anwendbarer Analyse- und Optimierungsansätze für das Qualitäts- und Risikomanagement. Er präsentiert erprobtes Know-how aus dem klinischen Qualitäts- und Risikomanagement eines Krankenhauses der Maximalversorgung, durch Beispiele erläutert und zur eigenen Anwendung aufbereitet. Dabei kommt auch der betriebswirtschaftliche Aspekt nicht zu kurz.

Angesichts der fundierten Hinweise zur Verbesserung des Patientensicherheitsmanagements im Krankenhaus ist zu wünschen, dass das vorliegende

Buch von Herrn Löber in der Krankenhauswelt auf viele Leser trifft und das vorgestellte Instrumentarium weite praktische Anwendung findet.

Prof. Dr. Karl Max Einhäupl
Berlin im Juli 2017

Vorwort

Die Frage nach der Sicherheit in Krankenhäusern wird zweifelsohne auch im deutschen Gesundheitswesen ernst genommen, vielfältig diskutiert und auch bearbeitet. Nahezu jeder Mensch wird, zwar meist ungewollt, im Laufe seines Lebens als Patient Empfänger der Leistungen, die in unserem hoch entwickelten Gesundheitswesen täglich von Angehörigen der Gesundheitsberufe erbracht werden. Wie sicher solche medizinischen Leistungen wirklich sind, betrifft deshalb jeden von uns in mehr oder weniger großem Maße.

Die Behandlungssicherheit zu gewährleisten, ist Aufgabe der verschiedenen Leistungserbringer im Gesundheitssystem, allen voran der Krankenhäuser, denen sich dieses Buch vornehmlich widmet. Mit verschiedenen Maßnahmen des Qualitäts- und klinischen Risikomanagements (also Patientensicherheitsmanagements) versuchen Krankenhäuser, dem Anspruch gerecht zu werden, eine möglichst sichere medizinische und pflegerische Behandlung auf dem neuesten Stand der wissenschaftlichen Erkenntnis zu erbringen. Viele der dabei angewendeten Maßnahmen halten einer kritischen Prüfung aber häufig nicht Stand, da sie die proklamierten Nutzeneffekte oft nicht nachweisen können und noch häufiger in der praktischen Umsetzung im Krankenhaus grundlegende Erkenntnisse des modernen Organisations-, Leistungs- und Prozessmanagements ignorieren. Das ist insofern nachvollziehbar, als z.B. das Messen von Sicherheit (oder Unsicherheit) methodisch schwierig ist, ebenso das Messen von (guter) Qualität. Auch bedeutet die relative Neuheit der Patientensicherheitsforschung, dass sich die meisten Krankenhäuser und Gesundheitseinrichtungen erst seit vergleichsweise wenigen Jahren ernsthaft und vor allem systematisch mit diesen Themen beschäftigen (können). Nicht nachvollziehbar ist jedoch, warum die knappen Ressourcen der Gesundheitseinrichtungen häufig nicht für solche Maßnahmen und Instrumente eingesetzt werden, die nachweislich die Patientenorientierung, Patientensicherheit und Patientenzufriedenheit verbessern können, sondern stattdessen für Interventionen und Veränderungen mit zweifelhaftem Nutzen.

Aus diesem unbefriedigenden Zustand heraus entstand die Idee, ein anwendungsorientiertes Praxisbuch zu verfassen, das das Thema Patientensicherheitsmanagement von einer pragmatischen, patienten- und auch marktorientierten Perspektive behandelt. Ziel war es dabei, das Wissen aus unterschiedlichen theoretischen und praktischen Betätigungsfeldern sinnvoll und bestmöglich zu einem verständlichen und praxistauglichen Werk zu verknüpfen:

- wissenschaftliche Arbeit in der Dienstleistungs- und Krankenhausmanagementforschung,

- mehrjährige praktische Managementerfahrungen aus internationalen Beratungsmandaten in unterschiedlichen Dienstleistungsbranchen und
- profunde Erfahrungen aus dem klinischen Qualitäts- und Risikomanagement, dem klinischen Prozessmanagement und der strategischen und operativen Organisationsentwicklung eines Krankenhauses der Maximalversorgung.

Oft zeigt sich, dass grundlegende Erkenntnisse aus den letzten dreißig Jahren der Dienstleistungsforschung für Krankenhäuser und andere Gesundheitseinrichtungen überraschenderweise neu, aber durchaus sinnvoll in der Anwendung sein können. Die vielfach als Universalargument (für die Nichtanwendung bestimmter Prinzipien, Methoden und Instrumente) herangezogene „Besonderheit" von Gesundheitsdienstleistungen ist nur eine Halbwahrheit und entbehrt häufig einem klaren Blick für die Wirklichkeit: Vieles, was in anderen Dienstleistungsbranchen oder Industrieunternehmungen bereits erfolgreich für eine Verbesserung der Leistungsgestaltung oder der Kundenbeziehung unternommen wird, kann auch in Krankenhäusern und anderen Gesundheitseinrichtungen funktionieren. Und leider muss auch vieles, das von der Politik gefordert oder von findigen Beratern, Vertriebsleuten und überengagierten Klinikleitern in das Qualitäts-, Risikomanagement oder Patientenmanagement getragen und dort aufgebaut wird, in der Praxis als wenig effektiv für eine konkrete Verbesserung der Patientensicherheit und Patientenzufriedenheit angesehen werden.

Die Instrumente und Maßnahmen aber, die dem kritischen Blick aus allen drei genannten Betätigungsfeldern und Blickwinkeln (Wissenschaft, Beratungspraxis, Krankenhauspraxis) standhalten, finden sich in diesem Buch. Es erhebt daher weder in der Breite noch in der Tiefe einen Anspruch auf erschöpfende Vollständigkeit, sondern folgt dem einfachen Prinzip: „Weniger – besser gemacht – ist mehr!" Den Lesern liefert es daher im besten Fall Motivation und handfestes Rüstzeug für eine ehrliche und professionelle Auseinandersetzung mit dem Thema Patientensicherheitsmanagement, nicht zuletzt jedoch die Möglichkeit, die bereits ergriffenen und installierten Maßnahmen des klinischen Qualitäts- und Risikomanagements in einem kritischen Licht zu betrachten, zu reflektieren und zum Wohle der Patientensicherheit weiterzuentwickeln.

Nils Löber
Berlin im Juli 2017

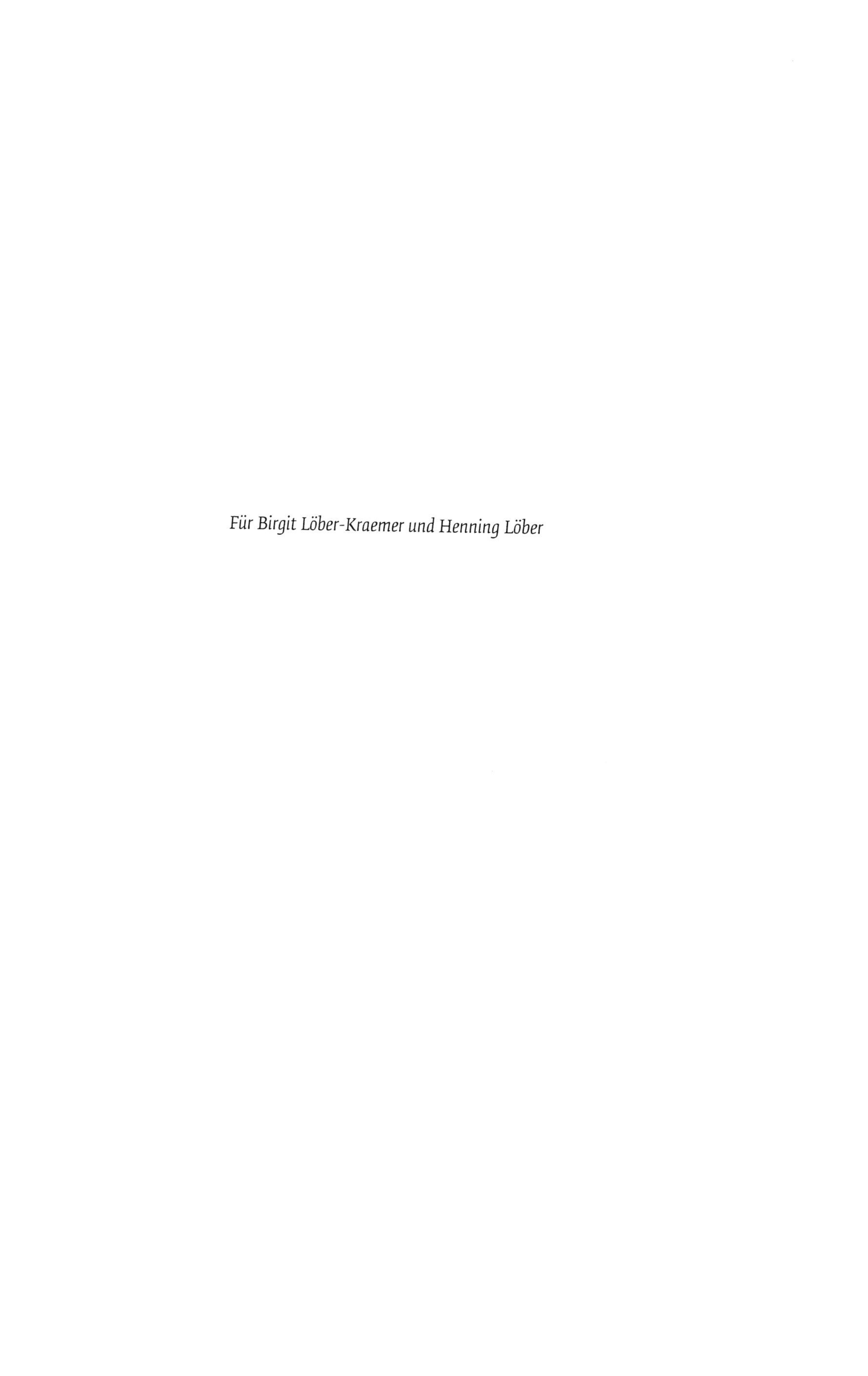

Für Birgit Löber-Kraemer und Henning Löber

Inhalt

Abkürzungsverzeichnis

2/3/4MRGN	multiresistente gramnegative Erreger (spezielle Erregerkategorie)
AMTS	Arzneimitteltherapiesicherheit
APS	Aktionsbündnis Patientensicherheit e.V.
ÄZQ	Ärztliches Zentrum für Qualität in der Medizin
BfArM	Bundesinstitut für Arzneimittel und Medizinprodukte
BM	Beschwerdemanagement
BT	Belegungstage
CIRS	Critical Incident Reporting System (Meldesystem für kritische Ereignisse)
DAEM	Deutsche Akademie für Ernährungsmedizin
DIVI	Deutsche Interdisziplinäre Vereinigung für Intensiv- und Notfallmedizin e.V.
DKG	Deutsche Krankenhausgesellschaft
DNQP	Deutsches Netzwerk für Qualitätssicherung in der Pflege
DRG	Diagnosis Related Group (Fallpauschale)
ESBL	Extended Spectrum Betalaktamasen (spezielle Erregerkategorie)
FRAB	Frequenz-Relevanz-Analyse von Beschwerden
G-BA	Gemeinsamer Bundesausschuss
GQMG	Gesellschaft für Qualitätsmanagement in der Gesundheitsversorgung e.V.
HSMR	Hospital Standardized Mortality Ratio (Standardisierte Mortalitätsrate)
ICD	International Classification of Diseases (Klassifikation zur Verschlüsselung von Diagnosen in der ambulanten und stationären Versorgung)
IfSG	Infektionsschutzgesetz
IGeL	Individuelle Gesundheitsleistungen
IGV	Integrierte Gesundheitsversorgung
InEK	Institut für das Entgeltsystem im Krankenhaus
KAS	Klinisches Arbeitsplatzsystem
KIS	Krankenhaus-Informations-System
KISS	Krankenhaus-Infektions-Surveillance-System
KRINKO	Kommission für Krankenhaushygiene und Infektionsprävention
KTQ	Kooperation für Transparenz und Qualität im Gesundheitswesen
M & M	Mortalitäts- und Morbiditätskonferenz
MDK	Medizinischer Dienst der Krankenversicherung
MRE	Multiresistente Erreger
MRSA	Methicillin-resistenter Staphylococcus Aureus (spezielle Erregerkategorie)
MVZ	Medizinisches Versorgungszentrum
PatRG	Patientenrechtegesetz
PDCA	Plan Do Check Act (Planen, Tun, Überprüfen, Handeln)
PEG	Perkutane endoskopische Gastrostomie
PEQ	Patients' Experience Questionnaire (Fragebogen für Patientenerfahrungen)
PORA	Prozessorientierte Risikoanalyse
PRM	Patient Relationship Management (Patientenbeziehungsmanagement)
PSI	Patientensicherheitsindikator
QM	Qualitätsmanagement
QR-Code	Quick Response-Code (zweidimensionaler Scanner Code)
QS	Qualitätssicherung

QUIPS	Qualitätsverbesserung in der postoperativen Schmerztherapie
RM	Risikomanagement
SGB V	Fünftes Sozialgesetzbuch
SOP	Standard Operating Procedure (Arbeitsanweisung)
SURPASS	Surgical Patient Safety System (Patientensicherheitsmodell in der Chirurgie)
TPG	Transplantationsgesetz
UE	Unerwünschtes Ereignis
VRE	Vancomycin-resistente Enterokokken (spezielle Erregerkategorie)
VUE	Vermeidbares unerwünschtes Ereignis
WHO	World Health Organization (Weltgesundheitsorganisation)

Abbildungsverzeichnis

Tabellenverzeichnis

1 Einleitung

Wie es um die Qualität der Medizin in Krankenhäusern steht, darüber streiten sich Experten seit vielen Dekaden. Spätestens seit dem Einzug ernstzunehmender Rationalisierungs- und Ökonomisierungszwänge jedoch ist allen Beteiligten im System klar, dass Qualität und Leistungen immer auch etwas mit dem investierten Input zu tun haben und daher trotz aller Objektivierungsversuche häufig nicht absolut und umfassend beurteilt werden können. Glaubt man dem deutschen Krankenhausexperten Christoph Lohfert, sieht es derzeit für Krankenhauspatienten in Deutschland düster aus:

> *„Ob die faszinierenden Erkenntnisse der Medizin, die Fähigkeiten und Fertigkeiten großartiger Ärzte, ernsthaft arbeitender Schwestern und zahlreicher anderer engagierter Mitarbeiter bei den betroffenen Menschen tatsächlich ankommen, ist heute von so vielen Faktoren abhängig, dass wir von ‚Zufall' sprechen, wenn alles gut geht und richtig zusammenpasst, wir sprechen jedenfalls nicht von sicher geführten Systemen, fehlerfreier Organisation und risikoloser Steuerung" (Lohfert 2013, 38).*

Wenngleich dieses Bild ein wenig zu bedrohlich gezeichnet scheint, trägt es doch in seinem Zentrum wahre Erkenntnisse:

- Wir wissen in vielen Fällen schlichtweg nicht, ob eine Behandlung gut oder weniger gut oder qualitativ besser oder schlechter ausgeführt wurde, weil Qualität in deutschen Krankenhäusern (noch) nicht flächendeckend, umfassend, einheitlich, und vergleichbar gemessen wird. Systeme wie die externe vergleichende Qualitätssicherung decken nur Teilbereiche der stationären Leistungserbringung im Krankenhaus ab, sind in ihren Datenerhebungsmethodiken und Verarbeitungszeiträumen zu langsam und schwerfällig und zeichnen daher ein unvollständiges Bild der stationären Ergebnisqualität.

- Es ist jedoch bekannt und mehrheitlich unbestritten, dass es auch in Deutschland zu Behandlungsfehlern und unerwünschten Schädigungen von Patienten, also zu Qualitätsmängeln oder Fehlern kommt. Allein das Ausmaß und der volle Umfang des resultierenden Schadens sind aufgrund mangelnder Zahlenlage kaum seriös zu schätzen.
- Auch wenn der gesamte Umfang von Behandlungsfehlern in Deutschland nicht bekannt ist, weiß man um zentrale Ursachen solcher Fehler: Sie liegen weitaus weniger häufig in individuellen Verfehlungen einzelner Mitarbeiter begründet als vielmehr in der Komplexität und teilweise ineffizienten und wenig effektiven Organisation und Steuerung unserer Krankenhaussysteme.
- In Wissenschaft und Praxis gibt es aber erfolgreiche Beispiele und Methoden, die belegen, dass gezielte Investitionen in Systeme, Prozesse, Risikokontrolle, Monitoring, Risikovermeidung und Training die Patientensicherheit und damit Qualität von Krankenhausbehandlungen verbessern können (Vincent u. Amalberti 2016).
- Die Krankenhäuser sind oder wären also durchaus in der Lage, mangelnde Qualität, unsichere Systeme und risikoreiche Prozesse zu erkennen und zu verändern. Der oben skizzierte Vorwurf mag zwar einem Angriff auf die intrinsische Arbeitsmotivation von Angehörigen der Gesundheitsberufe gleichkommen; das reaktive Negieren offensichtlicher Verbesserungspotenziale ist aber in Zeiten starken Wettbewerbs und zunehmend sensibler und vertrauenssuchender Patienten realitätsfern (Roeder et al. 2015).

Qualität kann mit verschiedenen Instrumenten, Maßnahmen und Methoden gesteuert und verbessert werden, die typischerweise in Systemen mehr oder weniger gut verzahnt und zusammengeführt werden. Solche Qualitätsmanagementsysteme, ihre Ausgestaltung und ihre jeweiligen Vor- und Nachteile werden in diesem Buch nicht behandelt. Zum einen bietet die deutschsprachige Literatur zahlreiche Fachbücher, die sich diesem Thema widmen. Zum anderen ist davon auszugehen, dass deutsche Krankenhäuser und andere Gesundheitseinrichtungen, für die gesetzliche Regelungen zum Qualitätsmanagement existieren, bereits Qualitätsmanagementsysteme installiert haben und dort Instrumente, Maßnahmen und Strukturen der Qualitätssicherung, des Fehler- und des Risikomanagements vorhalten. Darüber hinaus geht es in diesem Buch eben gerade nicht fokal um die konzeptionellen aufbau- und ablauforganisatorischen Fragen des Qualitäts- und

Risikomanagements, sondern um eine prägnante Darstellung einzelner Qualitäts- und Risikomanagementmaßnahmen, die in jedes bestehende operative Managementsystem integriert werden können. Die Auswahl der präsentierten Instrumente und Maßnahmen wurde mit Bedacht unter Berücksichtigung verschiedener Kriterien und Erfahrungen aus der klinischen Praxis getroffen. So werden einerseits Maßnahmen dargestellt, deren Verstetigung im Sinne von kontinuierlicher Projekt- und Linienarbeit allein aufgrund von gesetzlichen Erfordernissen unbedingt sichergestellt werden muss (z.B. die Installation und fortwährende Betreuung eines Fehlermeldesystems und eines Beschwerdemanagements oder die systematische Nutzung von Checklisten im operativen Bereich). Andere der dargestellten Instrumente haben eher „diagnostischen" Charakter (z.B. die Durchführung einer Zielgruppenbefragung) und können die Basis für individuelle Qualitäts- und Sicherheitsverbesserungsmaßnahmen im eigenen Haus bilden. Alle behandelten Instrumente und Maßnahmen des Qualitäts- und klinischen Risikomanagements werden in praxistauglicher und anwenderfreundlicher Form mit klarer Struktur vorgestellt:

- Kurzvorstellung des Instruments/der Maßnahme: Worum geht es?
- Wirkungsbeitrag der Maßnahme: Was bringt sie? Was leistet die Maßnahme nicht?
- Umsetzung des Instruments: Wie geht man vor? Was sind Hürden und Stolpersteine bei der Einführung und beim Betrieb?
- Weiterführende Literatur: Wo findet sich ergänzendes und vertiefendes Wissen?

Theoretische Überlegungen zu grundlegenden Aspekten des patientenorientierten Qualitäts- und klinischen Risikomanagements (bzw. „Patientensicherheitsmanagements") sind den einzelnen Instrumenten vorangestellt. Dabei werden auch Erkenntnisse aus der Dienstleistungsmanagementforschung vorgestellt und erläutert, die ein patientenorientiertes Leistungsmanagement im Krankenhaus überhaupt erst möglich machen können. Diese theoretischen Ausführungen sind reduziert auf das mindestnotwendige Maß, um Verständnis für die Herausforderungen, die Komplexität und Anforderungen an einen modernen, leistungsfähigen und sicheren Gesundheitsbetrieb im 21. Jahrhundert zu schaffen. Wenn dies gelingen soll, darf die gewissenhafte Überprüfung von Veränderungen nicht fehlen. Dieser Fragestellung widmet sich das Kapitel zum Kennzahlen-Controlling. Bei erfolgreicher Beherrschung von zentralen Risiken und damit Gewährleistung relativer Sicherheit kann und sollte ein Krankenhaus auch die Öffentlichkeit und vor allem Patienten proaktiv im Rahmen der Marketingkommunikation und des Patientensicherheitsmanagements informieren und integrieren (Sicherheitsmarketing) (s. Abbildung 1).

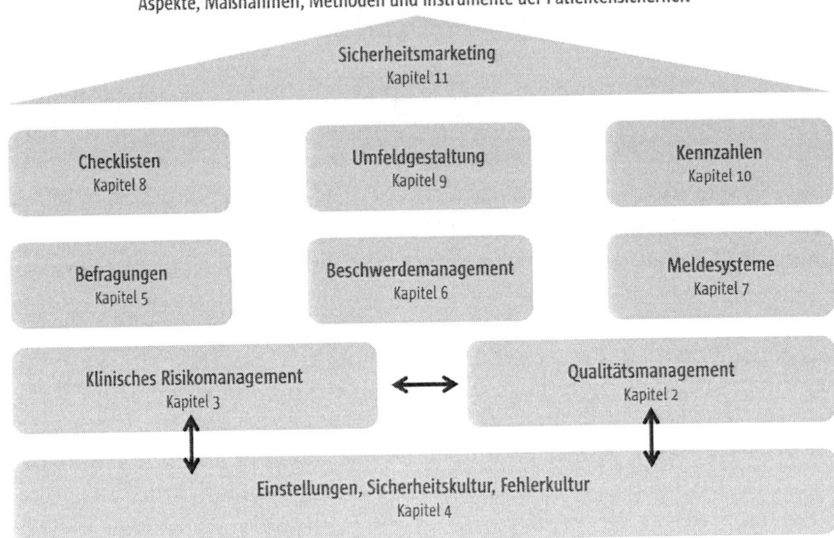

Abb. 1 Themenübersicht des Buches (eigene Darstellung)

2 Qualitätsmanagement

2.1 Strategische Relevanz von Qualität

Die Auseinandersetzung mit der Qualität von Gesundheitsleistungen ist eines der zentralen Themen im (deutschen) Gesundheitswesen und erfährt aus verschiedenen Gründen stetig zunehmende Bedeutung. Wenngleich die Relevanz von Qualität und das Management von Qualität in deutschen Krankenhäusern höchst unterschiedlich bewertet und gelebt werden, haben Fragestellungen des Qualitätsmanagements zweifelsohne mittlerweile strategische Bedeutung: Die Zeiten, in denen Krankenhäuser meinten, ihre Qualität mit minimaler und stiefmütterlicher Stellenbesetzung „verwalten" zu können, sind nicht mehr zeitgemäß und gehören der Vergangenheit an. Qualität und Qualitätsmanagement sind im Krankenhaus mittlerweile zu zentralen Wettbewerbsfaktoren avanciert, sind dementsprechend strategische Themenkomplexe der Leitungsebene, und verlangen deshalb nach gut ausgebildeten Fachexperten und professionellen Managementmethoden. Aus der Vielzahl an Gründen, die die strategische Relevanz einer umfassenden Qualitätsorientierung im Krankenhaus belegen, sind nachfolgend die Wichtigsten genannt.

Ethische Verpflichtung zur Qualität

Schon in der Antike galt das Wohl des Patienten als oberstes Gesetz im Krankenhaus: *Salus aegroti suprema lex* (Salfeld et al. 2009). Angehörige der ärztlichen und pflegerischen Berufe haben eine ethische Verpflichtung, medizinische Dienstleistungen mit der bestmöglichen Qualität für den Patienten zu erbringen (Hellmich 2010). Dieser Anspruch sollte nicht nur zentraler intrinsischer Motivationsfaktor für alle Angehörige von Gesundheitsberufen sein, er wird darüber hinaus auch in standesrechtlichen Publikationen und Selbstverständnissen der Berufsverbände verschiedentlich zum Ausdruck gebracht. So wird z.B. in der Musterberufsordnung für Ärzte bereits in der Präambel geschrieben, dass sie u.a. zum Ziel hat, „die Qualität der ärztlichen Tätigkeit im Interesse der Gesundheit der Bevölkerung sicherzustellen" (Bundesärztekammer 2015, A2). Auch die Pflegeberufe verpflichten sich über die Definition ihrer Berufsaufgaben z.B. zu „Evaluation der Pflege, Sicherung und Entwicklung der Qualität der Pflege" (Senatorin für Bildung, Wissenschaft und Gesundheit der Stadt Bremen - Abteilung Gesundheit 2011, 4). Eine ethische Dimension hat die Arbeit im Krankenhaus auch deshalb, weil die erbrachten Leistungen unmittelbar an Patienten vollzogen werden, was nahezu immer die Einflussnahme auf einen Zustand oder auf Handlungen von Menschen bedeutet (Zech 2015). Und diese Menschen (also Patienten und Angehörigen) dürfen erwarten, dass ein Krankenhaus alles Mögliche unternimmt, um eine sichere, schadensfreie Versorgung und Umgebung zu gewährleisten (Schmola 2016).

Gesetzliche Verpflichtungen zur Qualität

Zu einem zentralen Thema sind Aspekte des Qualitäts- und Risikomanagements in Deutschlands Gesundheitswesen auch durch entsprechende gesetzliche Forderungen und Regelungen geworden (Ertl-Wagner et al. 2013). Die für Krankenhäuser wichtigsten Punkte hierzu finden sich in den §§ 135 und 137 des SGB V. So verpflichtet § 135 SGB V Krankenhäuser zur Einrichtung und Weiterentwicklung eines Qualitätsmanagements mit Fokus auf die Ergebnisqualität der Behandlung. Häufig operationalisiert (und zertifiziert) über Qualitätsmanagementsysteme wie die DIN ISO 9001, die recht neue DIN EN 15224:2011 oder KTQ werden mittlerweile nahezu alle deutschen Krankenhäuser dieser gesetzlichen Anforderung in unterschiedlich effektiven und organisatorisch gelebten und verankerten Maße gerecht. Im Rahmen dieses Buches erfolgt keine vertiefende Auseinandersetzung mit Qualitätsmanagementsystemen im engeren Sinne; für eine weitergehende Lektüre zu diesem Thema sei daher auf die Literaturempfehlungen am Ende des Kapitels verwiesen. Über den § 135 SGB V hinaus müssen sich Krankenhäuser gemäß § 137 SGB V an externen Qualitätssicherungsmaßnahmen beteiligen und seit 2005 auch einen strukturierten Qualitätsbericht veröffentlichen (Ertl-Wagner et al. 2013). Detaillierte, dem SGB V assoziierte Regelwerke und Gesetze, zwingen Krankenhäuser zusätzlich zu mittlerweile immer konkreter formulierten Maßnahmen des Qualitäts- und Fehlermanagements. Genannt sei hier z.B. das Anfang 2013 verabschiedete Gesetz zur Verbesserung der Rechte von Patientinnen und Patienten („Patientenrechtegesetz") bzw. die damit einhergehende Erweiterung des § 137 SGB V um den Absatz 1d Satz 1, welche der G-BA (Gemeinsamer Bundesausschuss) in einer entsprechenden Richtlinie präzisiert hat: Krankenhäuser brauchen nicht nur ein eigenes klinisches Risikomanagement, sie haben konkrete patientensicherheitsrelevante Instrumente wie beispielsweise ein einrichtungsinternes Fehlermeldesystem (z.B. CIRS) mit zusätzlicher einrichtungsübergreifender Beteiligung und ein Beschwerdemanagement einzurichten (Gemeinsamer Bundesausschuss 2016). Mit Sicherheit wird die zukünftige Gesetzes- und Richtlinienentwicklung in Deutschland weitere Qualitäts- und Risikomanagementaspekte zur Erhöhung der Patientensicherheit in der Gesundheitsversorgung für die Krankenhäuser mit sich bringen. Der in diesem Zusammenhang auch häufig verwendete Begriff des „pay for performance" deutet an, dass der Gesetzgeber ggf. zukünftig weitere marktähnliche Steuerungsmechanismen zur Sicherstellung einer flächendeckend verfügbaren, qualitativ hochwertigen und gleichzeitig möglichst effizienten Gesundheitsversorgung einführen wird.

Qualität als Differenzierungsmerkmal im Markt

Die politisch gestützte Förderung von Wettbewerbselementen im deutschen Gesundheitssystem, z.B. durch die Einführung der DRGs (Diagnosis Related Groups) oder von vernetzten Versorgungsformen wie der Integrierten Gesundheitsversorgung (IGV) und den Medizinischen Versorgungszentren (MVZ), hat zur gewünschten Stärkung des nachfrageorientierten Marktmodells geführt, und so auch den Qualitätswettbewerb zwischen den Leistungserbringern verstärkt (Quante 2006; Eiff 2007). Denn trotz der Individualität von Krankenhausleistungen ist eine vergleichsweise Homogenisierung und Transparenz von bestimmten Leistungsangeboten gegeben, die häufig primär nur noch über Qualitätsaspekte differenziert werden kann (Salfeld et al. 2009; Bruhn 2013). Patienten können mittlerweile bei elektiven Eingriffen (durch mehr oder weniger effektive Informationsportale und -angebote) die Auswahl ihres Behandlungsortes gemäß ihrer Präferenzen selbst bestimmen, und beeinflussen so das Qualitätsmanagement eines Krankenhauses (Sänger 2010; Nemec u. Fritsch 2013). Durch den teils unreflektierten Vergleich mit hohen Qualitätsstandards kommerzieller Dienstleistungsbranchen (wie z.B. der Hotel- oder Wellnessbranche) steigen die Patientenerwartungen an die Qualität im Krankenhaus und nähern sich in vielen Bereichen dem Bild des klassischen Kunden oder Konsumenten (Ziesche 2008). Ausdruck findet dies im Begriff des patientenorientierten Qualitätsmanagements, in dem der Patient als wichtigster Kunde des Krankenhauses betrachtet wird (Sänger 2010). Wie wichtig das Qualitätsmanagement eines Krankenhauses ist, zeigt sich darüber hinaus am zunehmenden (kollektiven, gesellschaftlichen) Interesse an Fragen der Patientensicherheit und der Behandlungsqualität von Krankenhäusern. Auch die Finanzierungsseite der Krankenhausleistungen als weiterer zentraler Stakeholder der Gesundheitsversorgung misst der Qualität in ihrem Handlungsspektrum zentrale Bedeutung bei und erhöht damit den Druck auf Krankenhäuser: So prüft beispielsweise der Medizinische Dienst der (gesetzlichen) Krankenversicherung (MDK) bestimmte Qualitätsaspekte von Krankenhausbehandlungen (Münzel 2012); die Privaten Krankenversicherer haben z.B. seit 2012 in Deutschland begonnen, vergütungsrelevante Qualitätspartnerschaften mit einzelnen Krankenhäusern einzugehen (Verband der Privaten Krankenversicherung 2014).

Ökonomische Relevanz von Qualität

Der Krankenhausexperte Christoph Lohfert drückt es treffend aus: „Nichts ist so teuer wie schlechte Medizin“ (Lohfert 2010, 90). Der beispielhafte Fall der ständig steigenden Haftpflichtversicherungsprämien für Hebammen belegt dies transaktionskostentheoretisch: Risiko- und Schadensexperten von Versicherungsgesellschaften argumentieren mit historischen Erfahrungswerten und komplexen mathematischen Prognosemodellen und halten die mit Geburtsfehlern assoziierten (finanziellen) Risiken für so hoch, dass sie kaum noch bereit sind, für etwaige mangelhafte Qualität in der Geburtsmedizin finanziell zu haften. Auch in vermeintlich weniger risikobehafteten Behandlungsfeldern zehren die Kosten unerwünschter Ereignisse und deren Beseitigung, sofern die entstandenen Schäden überhaupt reversibel sind, an der Substanz von Krankenhäusern und erfordern teils finanzielle Rückstellungen in der Bilanz. Selten sind die „Fehlerkosten“ mangelhafter Qualität im Krankenhaus aber so kausal zurechenbar wie z.B. in der Geburtsmedizin oder in chirurgischen Fachdisziplinen. Eine Übertragung des aus Industrie und Dienstleistungsbranchen bekannten Konzepts der Fehlerkosten beschreibt die möglichen finanziellen Auswirkungen von mangelhafter Qualität, Behandlungsfehlern und Patientenschädigungen im Krankenhaus zumindest approximativ. Direkt erfassbare und identifizierbare Fehlerkosten (z.B. aufgrund von zu leistenden Wiedergutmachungen oder Regressansprüchen, zusätzlicher Nachsorge oder erneuter Behandlung) können zwischen 5 bis 8% der Gesamtkosten eines Hauses ausmachen; die strategischen und damit schwerer zu kalkulierenden Kosten könnten um ein Vielfaches höher ausfallen (Töpfer 2006b).

2.2 Unterschiedliche Anspruchsgruppen und Sichtweisen von Qualität

Wie die vorherigen Ausführungen bereits ansatzweise gezeigt haben, ist das Krankenhaus mit unterschiedlichen Interessensgruppen und deren Erwartungen und Anforderungen an die Leistungserstellung und Qualitätsgestaltung konfrontiert. Daraus ergibt sich zwangsläufig, dass der Qualitätsbegriff und die Qualität einer Dienstleistung im Krankenhaus selbst nicht absolut definiert werden kann (Schmalenberg et al. 2010), sondern in einem Spannungsverhältnis zwischen den Sichtweisen der Kunden (d.h. Patienten als Leistungsempfänger und Krankenkassen als Geldgeber), der Gesellschaft, der Wettbewerber und der eigenen Organisation und den darin agierenden Personen steht (Bruhn 2013).

Die wichtigste Anspruchsgruppe für das Qualitätsmanagement medizinischer Dienstleistungen ist unbestritten der Patient (Hellmich 2010), wobei dessen Anforderungen an die Qualität zuweilen sehr subjektiv und heterogen sein können (Frodl 2011; Mehmet 2011). Daneben existieren im Krankenhaus weitere wichtige interne und externe Stakeholder mit teils sehr unterschiedlichen Qualitätserwartungen (Helmig et al. 2013) (s. Abbildung 2).

Einige der beispielhaft in Abbildung 2 genannten Qualitätserwartungen sind quasi bei allen Anspruchsgruppen vertreten; auch lässt sich ein gemeinsamer Nenner einzelner Qualitätsaspekte innerhalb der verschiedenen Anspruchsgruppen erkennen. So hat nahezu jeder Patient das grundlegende Bedürfnis nach Sicherheit, z.B. in Bezug auf die medizinisch-pflegerische Leistung, aber auch in Bezug auf das Umfeld (Gebäude, Infrastruktur, Technik, Organisation, etc.) (Warnecke u. Rieping 2011), auch wenn er dies in der Regel

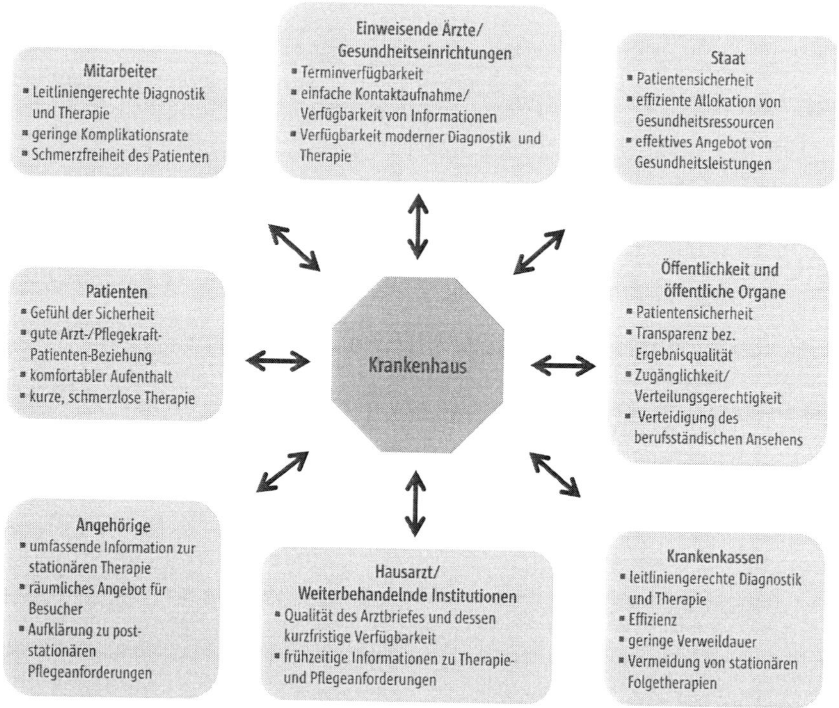

Abb. 2 Stakeholder und Aspekte unterschiedlicher Qualitätsperspektiven (eigene Darstellung)

nicht explizit formuliert und kommuniziert. Da Krankenhausaufenthalte in den meisten Fällen für den Patienten eine ungewollte Handlung und Situation darstellen, die seine Unabhängigkeit und Identität beschneiden (Erdwien 2005), sind sie häufig mit einem subjektiv hohen wahrgenommenen Risiko und damit mit Unsicherheit verbunden. Die Relevanz eines komfortablen Aufenthaltes dagegen (insbesondere auch im Verhältnis zu anderen Faktoren wie der Dauer oder dem empfundenen Schmerzgrad einer Therapie) vermag bei Patienten schon ganz unterschiedlich ausgeprägt sein. Qualität wird patientenseitig also graduell unterschiedlich wahrgenommen (Mehmet 2011). In jedem Fall ist sie multifaktoriell (Habersam 2009) und umfasst sowohl objektive als auch subjektive Merkmale (Johannes u. Wölker 2012). Letzteres bedeutet in diesem Zusammenhang auch, dass Patienten in der Regel nicht zwischen den zu den allgemeinen Lebensrisiken gehörenden unvermeidbaren Folgen von Diagnose und Therapie und den vermeidbaren Risiken medizinischer Eingriffe unterscheiden (können) (Warnecke u. Rieping 2011). Weil medizinische Bestandteile der erbrachten Leistung aus der Laienperspektive des Patienten nicht objektiv beurteilt werden können, dienen häufig nichtmedizinische, beurteilbare Faktoren als Parameter für die Qualitätseinschätzung (Wagner u. Braun-Grüneberg 2009). Daraus resultieren Konsequenzen für die Ausgestaltung patientenorientierter Qualitäts- und Sicherheitsmaßnahmen, weil Patienten z.B. bestimmte Leistungsaspekte im Krankenhaus mit dem Phänomen Sicherheit assoziieren, andere Aspekte (trotz objektivem Beitrag zur Patientensicherheit) hingegen nicht (Löber 2015a). Auch für die im Krankenhaus tätigen Expertengruppen (Ärzte, Pflegekräfte und weitere Therapieberufe), die mit ihrer Arbeitskraft die zentralen medizinischen und pflegerischen Leistungen für den Patienten erbringen, gilt, dass sie sehr spezifische, teils divergierende Vorstellungen und Beurteilungsmaßstäbe für Qualität haben (Mehmet 2011). Häufig wird Qualität dabei aus Sicht der Ärzte und Pflegekräfte anders als aus Patientensicht eingeschätzt (Johannes u. Wölker 2012).

2.3 Qualität und Sicherheit aus Patientenperspektive

Das folgende Beispiel (s. Abbildung 3) zeigt das Zusammenspiel von Erwartungen, Wahrnehmungen und anschließender Ergebnisbeurteilung am wichtigsten „Kunden" im Krankenhaus, dem Patienten. Dargestellt ist ein typischer, ambulanter Krankenhausbesuch für eine Routinevorsorgeuntersuchung, der sieben einzelne, beispielhafte Prozessschritte bzw. Leistungsaspekte und Episoden beinhaltet:

1. Ankunft im Krankenhaus
2. Empfang und Registrierung
3. Wartezeit im Wartebereich

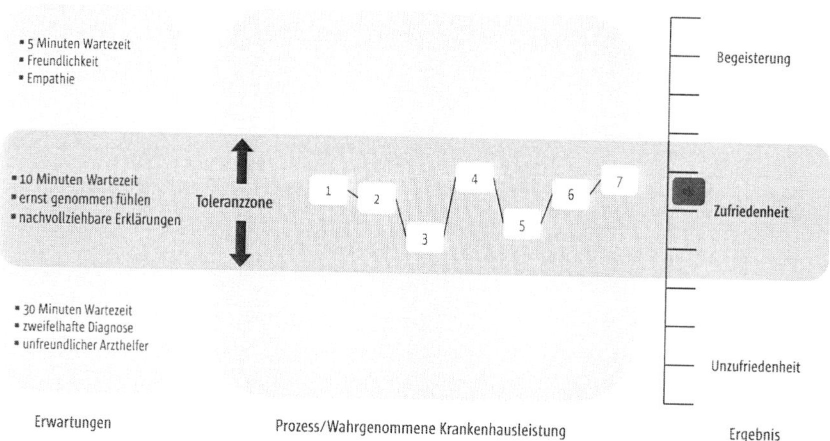

Abb. 3 Qualitätswahrnehmung und Toleranzzone einer ambulanten Krankenhausleistung (eigene Darstellung)

4. Einführung in die Untersuchung durch den Arzt
5. ärztliche Untersuchung
6. Besprechung des Untersuchungsergebnisses
7. Verlassen des Krankenhauses

Diese einzelnen Teilprozesse haben bzw. sind die Summe der Eigenschaften und Merkmale der Gesundheitsdienstleistung und werden vom Patienten individuell wahrgenommen und beurteilt. Den Erkenntnissen von Johnston ist dabei die Darstellung einer patientenindividuellen Zufriedenheitstoleranzzone entnommen (Johnston 1995; Johnston u. Clark 2005).

Die Erwartungen des Patienten an die Untersuchung im Krankenhaus werden im Wesentlichen durch seine individuellen Bedürfnisse, seine Erfahrungen aus der Vergangenheit, die Wahrnehmung der externen Krankenhauskommunikation und durch Mund-zu-Mund-Kommunikation aufgebaute Einstellungen bestimmt (Bruhn 2008). Die tatsächliche Inanspruchnahme der Krankenhausleistung wird vom Patienten als transaktionaler Prozess wahrgenommen, bei dem einzelne (Teil-)Ereignisse maßgeblichen Einfluss auf das wahrgenommene Ergebnis bzw. die wahrgenommene Ergebnisqualität haben können (Johnston u. Clark 2005). Diese Sichtweise des Patienten auf die Qualität der ambulanten Leistung aus dem vorherigen Beispiel kann als klinische Qualität bezeichnet werden.

Unter klinischer Qualität wird vor allem die Qualität der behandlungsspezifischen ärztlichen und pflegerischen medizinischen Leistung sowie der medizinischen Infrastruktur verstanden (Salfeld et al. 2009, 119).

Die Wahrnehmung der (klinischen) Ergebnisqualität ist abhängig von der subjektiven Relevanz einzelner Bedürfnisse, die auf ganz unterschiedlichen Ebenen liegen können, und deren genaue Kenntnis Grundvoraussetzung für die Gestaltung patientenorientierter Behandlungsprozesse ist (s. Abbildung 4).

Die abgebildete Pyramide ist nicht als statisches und universell gültiges Konstrukt zu interpretieren; sie verdeutlicht jedoch die Erkenntnis, dass bestimmte Bedürfnisse für den Patienten wichtiger sind als andere Bedürfnisse, und damit die Erwartungen an die Leistungserstellung im Krankenhaus aber auch deren Wahrnehmung entsprechend (stärker) beeinflussen. So sind die im Sockel der Pyramide genannten Beispiele im Kontext der Krankenhausbehandlung Grundbedürfnisse. Zur fachlichen oder medizinischen Kompetenz der behandelnden Krankenhausmitarbeiter bzw. im abstrakten Sinne des gesamten Krankenhauses zählt auch das prioritäre Bedürfnis des Patienten nach (Behandlungs-)Sicherheit, auch wenn der Patient dies häufig nicht explizit äußert. Eine Studie des Gesundheitsmonitors von der Ber-

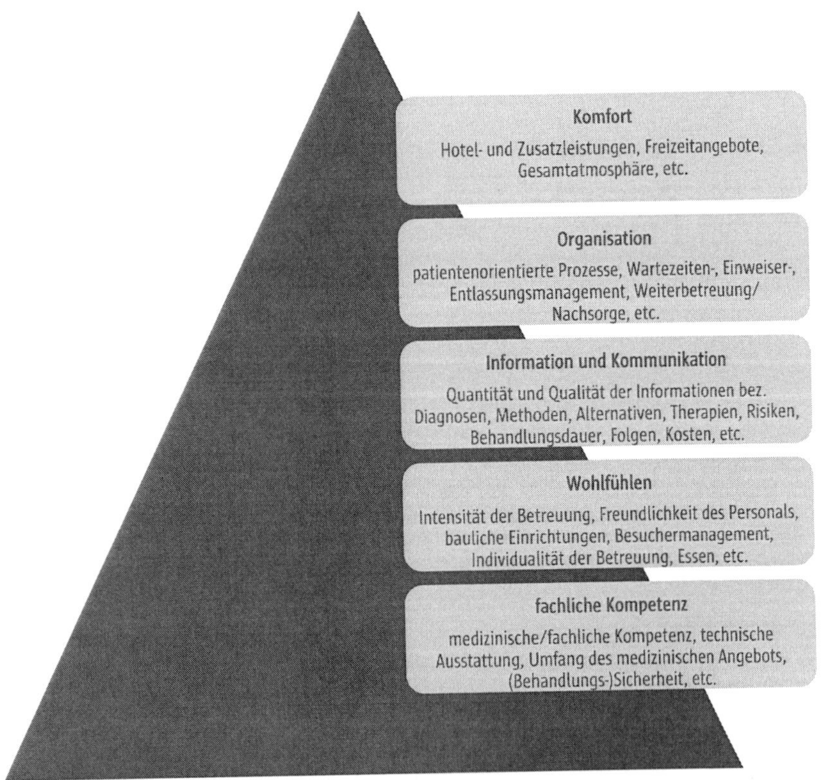

Abb. 4 Bedürfnispyramide im Krankenhaus aus Patientensicht (in Anlehnung an Thill 1999, 127; Weilnhammer 2005, 155)

telsmann Stiftung belegt dies klar: Schon bei leichten Erkrankungen ist die medizinische Qualität dominantes Entscheidungskriterium für die Wahl des Krankenhauses. Implizit stehen dahinter bestimmte Vorstellungen des Patienten nach Sicherheit, die ein klinisches Risikomanagementsystem entsprechend befriedigen muss (Ennker u. Pietrowski 2007a). Andere Bedürfnisse wie z.B. Aspekte des Krankenhauskomforts können wesentlich individueller ausgeprägt sein, sind aber zweifelsohne in der Hierarchie niedriger einzuordnen als medizinisch-fachliche Aspekte der Krankenhausbehandlung. Über die Qualität des Krankenhausessens z.B. kann wohl nahezu jeder Patient ein (subjektiv) kritisches Urteil fällen; allein die relative Relevanz dieses Kriteriums ist nach den Ergebnissen der Bertelsmann-Studie im Gesundheitsmonitor gering, insbesondere bei schwerwiegenden Behandlungsanlässen (Mansky 2013).

Die Ergebnisdimension der Zufriedenheit (s. Abbildung 3, rechter Rand), also auch die Frage nach der Befriedigung unterschiedlicher Patientenbedürfnisse, ist beispielhaft zu verstehen. Der Patient wendet in der Regel differenziertere Kriterien zur Beurteilung der Ergebnisqualität an (z.B. langfristige postoperative Schmerzfreiheit, schnelle Wiederherstellung bestimmter Körper- und Bewegungsfunktionen oder gute Nachsorge und Erreichbarkeit bei langen und chronischen Krankheitsverläufen). Für diese und andere Kriterien verfügt der Patient über mehr oder weniger klare Vorstellungen bezüglich seiner individuellen Erwartungen und ihren jeweiligen Stellenwert und definiert so – häufig unbewusst und objektiv nicht immer nachvollziehbar – Toleranzgrenzen, die darüber entscheiden, ob eine (Teil-)Leistung als akzeptabel, vollkommen inakzeptabel oder auch indifferent wahrgenommen wird.

Aus Krankenhausperspektive stellt sich daher die Frage, wie die Bedürfnisse und Erwartungen des Patienten (als zentralem Empfänger der Krankenhausleistungen) genau beschaffen sind, um darauf aufbauend mit gezielten Instrumenten des Qualitäts- und Leistungsmanagements diesen Erwartungen möglichst gut gerecht zu werden (Frodl 2011). Hierfür bedarf es eines krankenhausspezifischen Bezugssystems, das die aufgeworfene Komplexität des Qualitätsbegriffs reduziert, um eine konzeptionelle Grundlage für die nachfolgende Auseinandersetzung mit Qualitätsproblemen (bzw. deren Reduzierung durch entsprechende Instrumente) zu schaffen (Zollondz 2006). Vieles spricht im Übrigen dafür, dass Patienten trotz ihrer teils eingeschränkten Urteilsfähigkeit zur konkreten fachlichen Qualität von medizinischen oder pflegerischen Handlungen das beste Verständnis und die umfassendste Wahrnehmung zu Qualität und Sicherheit haben. Denn sie erleben den vollständigen Verlauf einer Erkrankung und Genesung und können deshalb auch mögliche im Rahmen der Behandlung auftretende Qualitäts- und Sicherheitsmängel in den Gesamtkontext der erhaltenen medizinischen Leistung realistisch einordnen, während die punktuelle Krankenhaussicht meist nur einen Teil der Therapiewirkungen und Konsequenzen umfasst (nämlich den

Zeitraum des ambulanten/stationären Aufenthalts) (Vincent u. Amalberti 2016).

Exkurs – Qualität vs. Zufriedenheit

In diesem Zusammenhang sei auch auf den Unterschied zwischen den Begriffen Dienstleistungsqualität und Patientenzufriedenheit verwiesen, die zwar konzeptionell verwandt sind, jedoch nicht das Gleiche aussagen: Die Beurteilung von Qualität ist mehrheitlich ein kognitiver Abwägungsprozess (zwischen Erwartungen und Wahrnehmungen) und setzt objektive Beurteilungsmaßstäbe voraus, die in der linken Gehirnhälfte des Menschen verarbeitet werden. Die Zufriedenheit eines Patienten beinhaltet zusätzlich zu den objektiven Qualitätsmerkmalen eine affektive, primär durch die rechte Gehirnhälfte gesteuerte Komponente, die interpersonell stark unterschiedlich sein kann. Diese subjektiv-emotionale Komponente spielt insbesondere bei der Zufriedenheitsbildung nach einem Arzt- oder Krankenhausbesuch eine stärkere Rolle als die objektiven, teilweise auch nicht vollständig durch den Patienten beurteilbaren Qualitätsmerkmale (Duggirala et al. 2008).

2.4 Determinanten der Qualität

Allen in Abbildung 2 genannten Anspruchsgruppen ist gemein, dass sie bestimmte, teils sehr unterschiedliche und sogar gegensätzliche Erwartungen an die Krankenhausleistung bzw. an die Qualität im Krankenhaus haben. Die Wahrnehmung der konkreten Leistungsqualität im Krankenhaus erfolgt aber immer durch einen Vergleich dieser Erwartungen mit den tatsächlich erbrachten und wahrgenommenen bzw. erlebten Leistungen im Krankenhaus (Parasuraman et al. 1988). Dabei sei einschränkend erwähnt, dass selbstverständlich die meisten Anspruchsgruppen die Krankenhausleistung selbst nicht am „eigenen Körper“ erfahren, und somit nur eine entfernte, allenfalls indirekte und abgeleitete Kenntnis und Wahrnehmung über den Erbringungsgrad selbiger haben. Deshalb kann begrifflich in der Patientenwahrnehmung auch von subjektiver Qualität bzw. Erlebnisqualität gesprochen werden, während z.B. Krankenkassen als Anspruchsgruppen stärker an der objektiven Qualität in Form von messbaren und vergleichbaren Qualitätsindikatoren, die a priori mit entsprechenden Kriterien definiert wurden, interessiert sind (Johannes u. Wölker 2012). Zentrale Einflussfaktoren der Dienstleistungsqualität, unabhängig von der betrachteten Ziel- oder Anspruchsgruppe, sind aber immer einerseits die gelieferte und wahrgenommene Dienstleistung und zum anderen die Erwartungen an die Dienstleistung (Bruhn 2008) (s. Abbildung 5).

Qualität im Kontext von Dienstleistungen kann definiert werden als die „Fähigkeit eines Anbieters, die Beschaffenheit einer primär intangiblen und der

Kundenbeteiligung bedürfenden Leistung gemäß den Kundenerwartungen auf einem bestimmten Anforderungsniveau zu erstellen. Sie bestimmt sich aus der Summe der Eigenschaften bzw. Merkmale der Dienstleistung, bestimmten Anforderungen gerecht zu werden." (Bruhn 2000, 29)

2.5 Dimensionen der Qualität

Die im vorherigen Beispiel (s. Abbildung 3) und in der Definition der Dienstleistungsqualität beschriebene Merkmals- oder Eigenschaftssumme einer Dienstleistung kann in einzelnen Dimensionen näher erklärt werden. Ein weithin bekannter und praktikabler Dimensionierungsansatz der Dienstleistungsqualität ist Donabedians Differenzierung in

- Struktur- bzw. Potenzialdimension,
- Prozessdimension und
- Ergebnisdimension der Dienstleistungsqualität.

Die **Struktur- oder Potenzialdimension** umfasst die Rahmenbedingungen medizinischer Leistungserstellung wie beispielsweise die apparative, räumliche und personelle Ausstattung oder das angebotene medizinische Leistungsspektrum eines Hauses. Die **Prozessdimension** beschreibt die eigentliche Leistungserstellung am Patienten (im Beispiel die genannten sieben Teilprozesse der Vorsorgeuntersuchung), die **Ergebnisdimension** bezieht sich auf das Behandlungsergebnis, was sowohl sehr subjektive Faktoren wie die patientenseitig wahrgenommene Zufriedenheit als auch objektive Indikatoren wie z.B. Komplikationsraten einer Operation umfassen kann (Donabedian 1980; Donabedian 2005). Jenseits dieser teils sehr mikroqualitativ gelagerten Qualitätsdimensionen des Patienten können für öffentliche Stakeholder eines Krankenhauses darüber hinaus auch Dimensionen auf der Makroebene wie beispielsweise die allokative Effizienz oder die allgemeine Leistungssicherheit des Krankenhauses für die Qualitätsbeurteilung von Bedeutung sein (Matul u. Scharitzer 2007; Bruhn 2013).

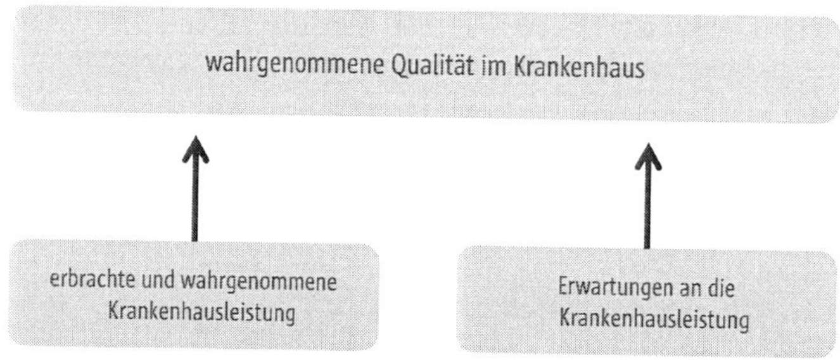

Abb. 5 Determinanten der wahrgenommenen Qualität im Krankenhaus (eigene Darstellung)

Übertragen auf den Kontext der Wertschöpfungskonfiguration kann die dreigeteilte Qualitätsdifferenzierung nach Donabedian teilweise schematisch auf die sog. Wertkette (Porter 2014) übertragen werden. Abbildung 6 zeigt einen wertschöpfungsorientierten Rahmen für die unterschiedlichen Qualitätsdimensionen und die übergreifende strategische Relevanz von Qualitätsfragen im Krankenhausbetrieb.

Die für die qualitätsbezogene Darstellung angepasste Wertschöpfungskette folgt dem klassischen Verständnis, dass einzelne Tätigkeiten im Unternehmen bzw. Krankenhaus entlang eines Transformationsprozesses angeordnet sind, der die eingesetzten Produktionsfaktoren (gekaufte Inputs, menschliche Ressourcen, Technologie, etc.) in Dienstleistungen (oder Güter), also Wertaktivitäten (hier Gesundheitsleistungen) umwandelt. Die Gewinnspanne, der Nutzen für den Patienten und andere Anspruchsgruppen oder auch die Marge (in der Abbildung als Ergebnisdimension bezeichnet) ergibt sich aus dem Unterschied zwischen dem Gesamtwert und der Summe der Kosten und Aufwände, die durch die Erbringung der einzelnen Wertaktivitäten entstanden sind (Porter 2014). Die Wertaktivitäten bzw. werterhöhenden Aktivitäten werden durch Primärprozesse erbracht (in der Abbildung als Prozessdimension bezeichnet) und haben einen direkten Bezug zur Leistung des Krankenhauses aus Patientensicht. Diese wiederum können nur mit Hilfe zahlreicher wertunterstützender Aktivitäten oder Sekundärprozesse (in Abbildung 6 als Struktur-/Potenzialdimension bezeichnet) erfolgreich durchgeführt werden (Gadatsch 2010). In der Summe umfasst die Wertschöpfungskette alle internen und externen Ressourcen, die zur Versorgung von Patienten notwendig sind (Eiff 2012). Die einzelnen Qualitätsdimensionen sind allerdings nicht vollkommen trennscharf auf die Primär- und Unterstützungsprozesse beziehbar. Denn natürlich erlebt der Patient beispielsweise seine Krankenhausbehandlung als Prozess, der maßgeblich durch die Potenzialqualität der behandelnden Ärzte im Primärprozess bestimmt ist, während zeitgleich – für den Patienten häufig auch unerkannt – auf zahlreiche weitere Potenziale der Unterstützungsbereiche im Krankenhaus (z.B. Facility Management, Sterilgutversorgung, Essensversorgung, Medikamentenlogistik, etc.) zurückgegriffen wird. Und auch die Mitarbeiter in diesen Unterstützungsbereichen erbringen Wertaktivitäten über Transformationsprozesse und beeinflussen das prozessuale Erleben des Patienten. Die Wertschöpfungskette liefert deshalb zentrale Erkenntnisse für das Verständnis von Qualität im Krankenhaus und Gesundheitsbetrieb:

- Die Wertschöpfung im Krankenhaus hat Dienstleistungscharakter, da sie die Präsenz des Patienten voraussetzt und vorwiegend immateriell ist (Eichhorn 1975; Eichhorn 1997).
- Die Wertschöpfung im Krankenhaus besteht aus vielen einzelnen Teilprozessen, die jeweils unterschiedlichen Leistungsbereichen zugerechnet werden können, von verschiedenen Berufsgruppen erbracht wer-

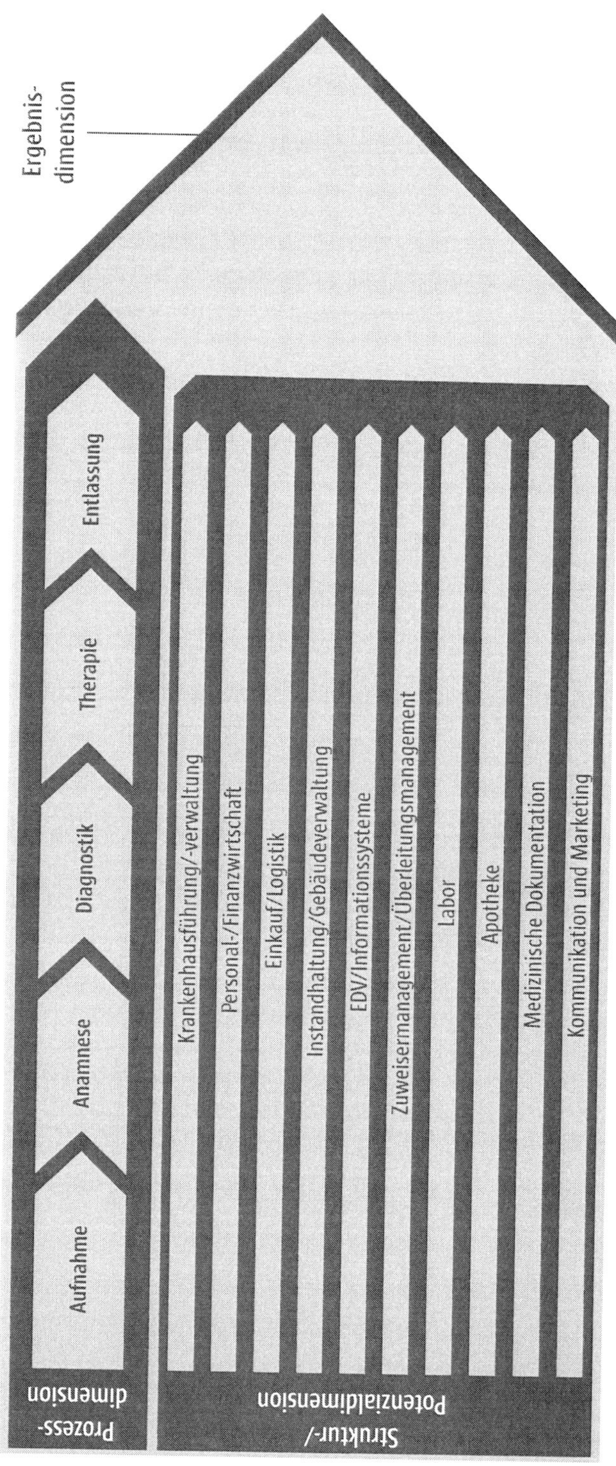

Abb. 6 Wertschöpfungskette im Krankenhaus (eigene Darstellung)

den (Reuschl 2011) und unterschiedliche Beiträge zur Gesamtqualität und deren Wahrnehmung leisten.

- Die Vielzahl der zur erfolgreichen Leistungserstellung notwendigen Teilprozesse (und damit Leistungsbereiche und Berufsgruppen) zeigt, dass Qualität in allen Krankenhausbereichen eine mehr oder weniger relevante Rolle spielt und Qualität somit strategische Querschnittsrelevanz besitzt und professionelle Managementinstrumente erfordert.
- Instrumente und Maßnahmen des Qualitäts- und Risikomanagements dürfen deshalb nicht nur auf die direkten Therapie- und Pflegeprozesse abzielen, sondern müssen vermeintlich patientenferne Bereiche ebenso berücksichtigen.
- Qualitätsmanagement ist kein neuartiges Managementkonzept und keine „Wahlveranstaltung", sondern schon immer – also auch lange vor Einführung gesetzlicher Regelungen und Verpflichtungen dazu – ein konstitutives Element jedes ernsthaft Wertschöpfung betreibenden Dienstleistungsunternehmens.

2.6 Konzept des Qualitätsmanagements

Die Leistungserbringung nach den Vorstellungen der unterschiedlichen Anspruchsgruppen entsprechend auf einem hohen medizinischen Niveau sicherstellen zu können, ist – so haben es die vorherigen Ausführungen gezeigt – eine der zentralen Herausforderungen im Krankenhausalltag. Qualität ist also eine Management- und Führungsaufgabe, die sich u.a. (aber nicht ausschließlich!) in der Implementierung und Weiterentwicklung eines Qualitätsmanagementsystems widerspiegelt (Eberlein-Gonska 2006). Was dabei unter Qualitätsmanagement und Qualitätsmanagementsystemen verstanden wird, klären die folgenden Definitionen.

> **Qualitätsmanagement für Dienstleistungen** ist die Gesamtheit der qualitätsbezogenen Tätigkeiten und Zielsetzungen in Bezug auf selbstständige, marktfähige Leistungen, die mit der Bereitstellung und/oder dem Einsatz von Leistungsfähigkeiten verbunden sind (Potenzialorientierung). Interne und externe Faktoren werden im Rahmen des Leistungserstellungsprozesses kombiniert (Prozessorientierung). Die Faktorkombination des Dienstleistungsanbieters wird mit dem Ziel eingesetzt, an den externen Faktoren – Menschen oder deren Objekten – nutzenstiftende Wirkungen zu erzielen (Ergebnisorientierung) (Bruhn 2008, 81).

Diese Definition beschreibt ein dienstleistungsbezogenes Qualitätsmanagement im weiteren Sinne. Für Krankenhäuser und Gesundheitseinrichtungen ist eine stärker patientenorientierte Perspektive des Qualitätsmanagements hilfreich.

Qualitätsmanagement im Krankenhaus ist die Gesamtheit der qualitätsbezogenen Tätigkeiten und Zielsetzungen, die mit der Bereitstellung und dem Einsatz von menschlichen und technischen Leistungsfähigkeiten verbunden sind (Potenzialorientierung). Diese Leistungsfähigkeiten werden im Rahmen der therapeutischen und pflegerischen Arbeit mit dem Patienten kombiniert (Prozessorientierung). Die eingesetzte Faktorkombination des Krankenhauses wird mit dem Ziel eingesetzt, am externen Faktor der Leistungserstellung – dem Patienten – nutzenstiftende Wirkungen in Bezug auf die Verbesserung seines Gesundheitszustands bzw. Linderung seiner Krankheitssymptome zu erzielen (Ergebnisorientierung).

Der Vollständigkeit halber sei an dieser Stelle auch der Begriff des Qualitätsmanagementsystems definiert, wenngleich in diesem Buch keine weitere Auseinandersetzung mit solchen Systemen erfolgt (Literaturempfehlungen zum Thema Qualitätsmanagementsysteme finden sich am Ende des Kapitels).

Ein Qualitätsmanagementsystem ist als die Zusammenfügung verschiedener Bausteine unter sachlogischen Gesichtspunkten zu verstehen, um unternehmensintern und -extern eine systematische Analyse, Planung, Organisation, Durchführung und Kontrolle von qualitätsrelevanten Aspekten des Leistungsprogramms eines Unternehmens sicherzustellen (Bruhn 2008, 82).

Sie sind jedoch von zentraler Bedeutung für die Verankerung des Qualitätsmanagements im Gesundheitsbetrieb, da Qualitätsmanagement ohne ein entsprechendes Führungsverständnis und ohne schlüssiges Konzept oder System zur Weiterentwicklung der Organisation nicht möglich ist (Schrappe 2005).

Literaturempfehlungen

Bruhn M (2008) Qualitätsmanagement für Dienstleistungen – Grundlagen, Konzepte, Methoden. Berlin

Steinbrucker S (2011) Qualitätsmanagementsysteme sind Pflichtprogramm: die Kliniken haben die Wahl – Ein Vergleich der QM-Systeme DIN EN ISO 9000ff., KTQ® und EFQM. In: Der Radiologe, Jg. 51, Nr. 10, S. 835–843

Ertl-Wagner B, Steinbrucker S, Wagner BC (2013) Qualitätsmanagement & Zertifizierung – Praktische Umsetzung in Krankenhäusern, Reha-Kliniken und stationären Pflegeeinrichtungen, 2. Auflage, Heidelberg

3 Klinisches Risiko- und Patientensicherheitsmanagement

Im Kontext einer sicheren und qualitativ hochwertigen Versorgung im Krankenhaus kursieren in Wissenschaft und Forschung, aber auch in der Arbeitspraxis und in der Öffentlichkeit, unterschiedliche (Management-)Begriffe, die mehr oder weniger synonym verwendet werden oder in den meisten Fällen inhaltlich nicht klar voneinander abgegrenzt werden. Die für dieses Buch zentralen Begriffe des Qualitätsmanagements und des (klinischen) Risikomanagements werden deshalb eingangs definitorisch abgegrenzt und zueinander in Bezug gesetzt. Über die begriffliche Beziehung hinaus sind Qualitäts- und Risikomanagementaspekte im Krankenhaus auch thematisch untrennbar miteinander verbunden; auf diese wechselseitigen Beziehungen zwischen Qualitäts- und Risikomanagement wird ebenfalls eingegangen.

3.1 Patientensicherheit und Unsicherheitsbegriffe

Zunächst soll das zentrale organisatorische Bezugsproblem dieses Buches benannt und definiert werden: Patientensicherheit als Grundlage qualitativ hochwertiger Leistungserstellung im Krankenhaus (Hart 2012). Der Rat der Europäischen Union definiert Patientensicherheit wie folgt:

> **Patientensicherheit** bezeichnet die Bewahrung des Patienten vor unnötigen Schädigungen oder potenziellen Schädigungen im Zusammenhang mit der Gesundheitsversorgung (Rat der Europäischen Union 2009).

Unnötige oder potenzielle Schädigungen sind in der wissenschaftlichen und praktischen Anwendung besser als sog. unerwünschte Ereignisse („adverse event") oder kritische Ereignisse („critical incident") bekannt.

> **Unerwünschte Ereignisse** sind Vorkommnisse oder Ereignisse, die möglicherweise, aber nicht zwangsläufig zu einem Schaden für den Patienten führen können (Ärztliches Zentrum für Qualität in der Medizin 2005).

Sie können vermeidbar oder unvermeidbar, und damit auch (teilweise) unbeeinflussbar sein. Auch können sie vorhersehbar (z.B. eine depressive Reaktion nach einer Chemotherapie) oder unvorhersehbar sein (z.B. eine allergische Arzneimittelreaktion ohne vorherige Kenntnis der Unverträglichkeit). Für ein besseres systematisches Verständnis verdeutlicht die Abbildung 7 den Zusammenhang der eben beschriebenen Begriffe und weiterer zentraler Schlüsselbegriffe.

> **Ein kritisches Ereignis** ist ein Ereignis, das mit einem Schädigungspotenzial einhergeht, das eintreten wird, wenn nicht gegengesteuert wird (Ärztliches Zentrum für Qualität in der Medizin 2005).

Sofern kritische Ereignisse im Krankenhaus auftreten, ist die grundsätzliche Sicherheit für den Patienten nicht mehr vollständig gegeben oder gefährdet. Nicht jedes Schädigungspotenzial im Krankenhaus führt aber zu einem tatsächlichen Schaden am Patienten („near miss").

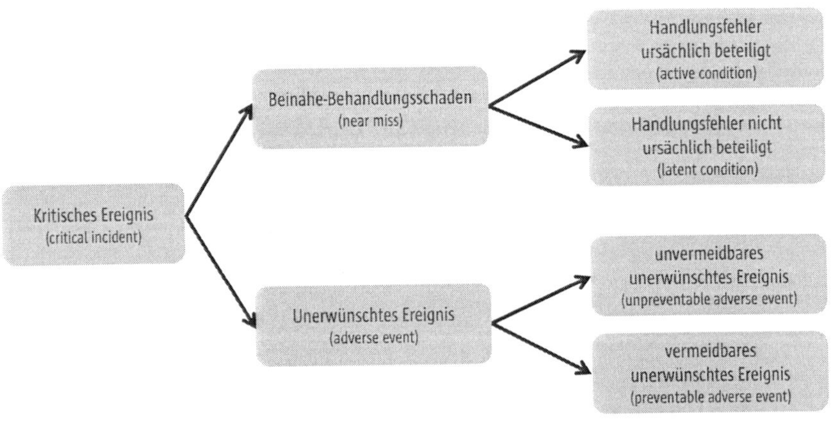

Abb. 7 Terminologie der Patienten(un-)sicherheit (in Anlehnung an Thomeczek et al. 2007, 19)

Bei Beinahe-Behandlungsschäden weisen entweder aktiv begangene Fehlhandlungen eines Krankenhausmitarbeiters oder gewisse systemische Defizite der Krankenhausorganisation zwar unerwünschtes Ereignispotenzial auf, führen aber aufgrund glücklicher Umstände oder korrigierenden Eingreifens nicht zum Schaden (Ärztliches Zentrum für Qualität in der Medizin 2005).

Unerwünschte Ereignisse hingegen sind schädliche Vorkommnisse, die eher auf der Behandlung denn auf der Erkrankung eines Patienten beruhen (Hart 2012). Diese nennt man auch „iatrogene Krankheitsbilder", da sie ganz oder teilweise durch ärztliche oder pflegerische Maßnahmen verursacht werden (Perper 1994). Sie können als vermeidbar oder unvermeidbar charakterisiert werden. Ein vermeidbares, auf einer fehlerhaften Handlung beruhendes unerwünschtes Ereignis wäre beispielsweise ein allergisches Exanthem nach Gabe von Penicillin trotz bekannter Penicillinallergie; ein unvermeidbares unerwünschtes Ereignis ist z.B. Haarausfall infolge einer Chemotherapie (Hoffmann u. Rohe 2010). Neben diesen zwei Ausprägungen existieren zusätzlich auch unerwünschte Ereignisse, die aus fahrlässigen oder gar böswilligen Verhaltensweisen einzelner Mitarbeiter im Krankenhaus erwachsen. Sie seien der Vollständigkeit halber an dieser Stelle genannt, jedoch nicht weiter ausgeführt, da sie nur in sehr geringem Maße auftreten, meist auf den (patientenschädlichen) Einstellungen und Wertesets einzelner Mitarbeiter fußen und zudem nur schwer kontrollier- und vermeidbar sind. Ihnen kann z.B. im Rahmen einer konstruktiven Fehlerkultur begegnet werden; Ausführungen hierzu finden sich in Kapitel 4 dieses Buches.

Patientensicherheit kann als Funktion der Qualität von medizinischen Behandlungen und der Qualität der Krankenhausorganisation interpretiert werden bzw. als Abwesenheit von Unfällen oder unerwünschten Ereignissen, die dem Patienten schaden können. Ganz wesentlich wird die Patientensicherheit daher durch die Effektivität und die Effizienz des (klinischen) Risikomanagements beeinflusst (Hart 2009).

3.2 Krankenhausleistungen, Komplexität und Risiko

Die Leistungserstellung im Krankenhaus bzw. die dort für Patienten angebotenen Gesundheitsleistungen sind in mancher Hinsicht speziell und deshalb nicht ausnahmslos mit klassischen Dienstleistungsbranchen (wie z.B. der Finanzdienstleistungs- oder der Tourismusbranche) vergleichbar. Dies wird deutlich, wenn man die Charakteristika solcher Leistungen umschreibt bzw. sie zuerst definitorisch eingrenzt.

Gesundheits- bzw. Krankenhausdienstleistungen sind komplexe, personendominante und auf Personen gerichtete Dienstleistungen, bei denen die Leistung im

Transduktionsprozess hauptsächlich durch menschliche Leistungsfähigkeiten (v.a. der Ärzte und des Pflegepersonals) als dominierendem internen Produktionsfaktor unmittelbar und individuell am externen Faktor Patient erbracht wird, und die ihren primären Zweck in der Produktion von Gesundheitswirkungen finden (Meyer 1988; Dullinger 1996; Dullinger 2001).

Diese Definition von Krankenhausleistungen und die folgenden Erklärungen bilden eine der zentralen Grundannahmen für die im weiteren Verlauf beschriebenen Instrumente des Qualitäts- und Risikomanagements, auch wenn sie ggf. für viele Tätige im Gesundheitswesen bereits hinreichend bekannt und in der Arbeitspraxis täglich erlebt und gelebt werden:

- Krankenhausleistungen bestehen meist aus **vielen einzelnen Teilleistungen** mit entsprechend gut (oder schlecht) gestalteten Schnittstellen, an denen zahlreiche **unterschiedliche Berufsgruppen** und der Patient selbst in verschiedenstem Maße involviert und beteiligt sind. Das sind vornehmlich Ärzte und Pflegekräfte sowie therapeutisches, technisches Fachpersonal und Verwaltungspersonal.
- Parallel zu physischen Leistungsprozessen werden im Rahmen eines Krankenhausaufenthalts umfangreiche Informationen analog und digital erhoben und verarbeitet, häufig kommt zusätzlich hoch-komplexe diagnostische oder therapeutische **Medizintechnik** zum Einsatz.
- Trotz bester Kenntnisse und vorhandener Fachexpertise führen die individuellen Zustände der Patienten häufig zu **unvorhersehbaren Ereignissen** und die angewendeten Therapiemethoden zu unterschiedlichen Ergebnissen, die **nur bedingt standardisiert** werden können. Die Leistungserstellung im Krankenhaus ist also sehr heterogen, eine objektive Beurteilung der Ergebnisqualität daher besonders schwierig.
- Zusätzlich führen systemimmanente Kontextfaktoren, die teils beeinflussbar, teils nicht beeinflussbar sind, zu einem, dem Krankenhaus **inhärenten klinischen Risiko**, d.h. zu einem gewissen permanenten unvermeidbaren Risiko für Mitarbeiter und Patienten.

Die Komplexität der Leistungserstellung, die grundsätzliche Fehlbarkeit von Menschen und ihrer Handlungen, gewisse organisatorische Rahmenbedingungen, die technische Seite der Leistungserstellung etc. führen für den Patienten zu Risiken, die sich zu den vorab erklärten unerwünschten oder kritischen Ereignissen und schlussendlich auch zu möglichen Patientenschädigungen weiterentwickeln können. Dieses systemische Verständnis des Krankenhauskontextes und seines möglichen Gefährdungspotenzials für den Patienten ist nachfolgend schematisch dargestellt.

Das Modell (s. Abbildung 8) zeigt, dass potenzielle Risiken und Gefahrenquellen für den Patienten nicht zwangsläufig zum Schaden führen müssen,

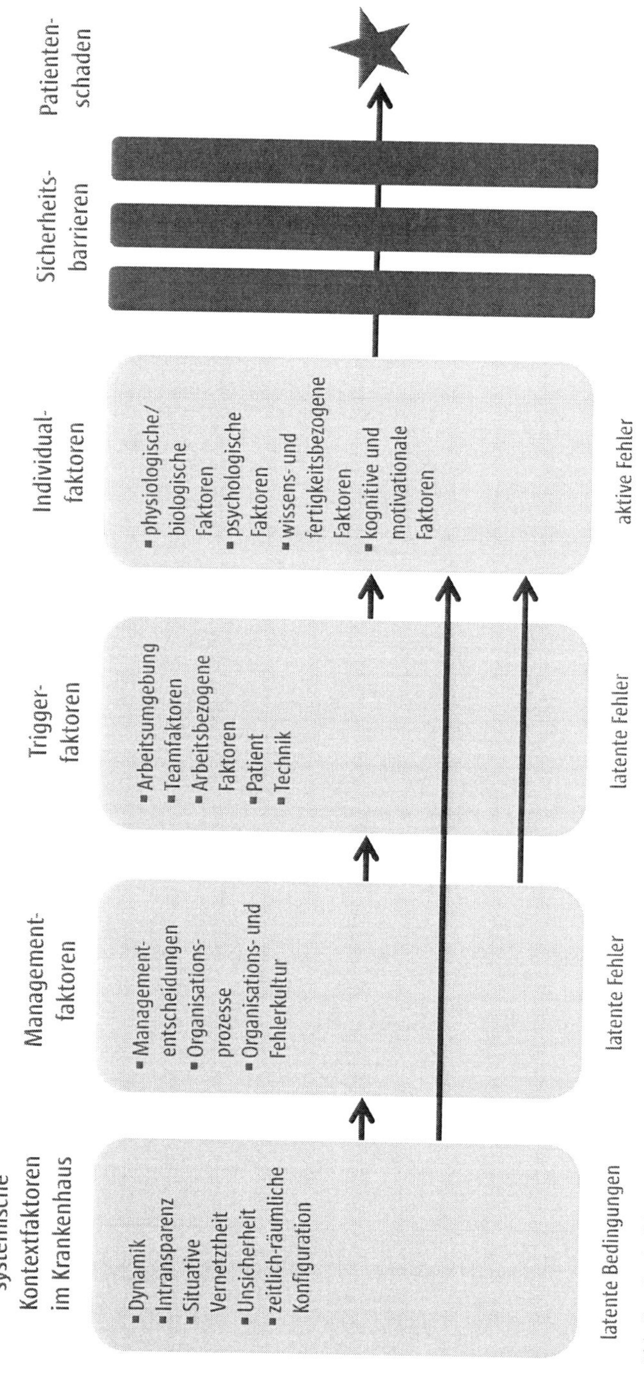

Abb. 8 Risikofaktoren und Fehlerursachen im Krankenhaus (Löber 2011)

da vielfältige Sicherheitsbarrieren im Krankenhaus installiert sind, die ein Fortpflanzen unerwünschter Ereignisse und Risiken bis zum wirklichen Schaden am scharfen Ende des Systems in vielen Fällen verhindern. Warum Risiken im Krankenhauskontext meist in einem negativen Zusammenhang verstanden werden, ergibt sich aus dem potenziellen körperlichen Schadenspotenzial am Risikonehmer der Krankenhausleistung, also dem Patienten: In anderen Branchen, z.B. der Finanzdienstleistungsbranche, können Risiken – in Abhängigkeit der zugrundeliegenden individuellen Risikodisposition – durchaus auch als Chance und (unternehmerischer) Entwicklungsmotor gesehen werden. Im Krankenhaus und anderen Gesundheitsbetrieben muss jedoch als Grundvoraussetzung der sicheren Behandlungsleistung die möglichst hohe Risikofreiheit für den Patienten stehen; eine ausgeprägte Risikofreude wäre inadäquat. Der Begriff des Risikos kann daher aus patientenorientierter Perspektive wie folgt beschrieben werden:

> **Unter Risiko** wird die Gefahr verstanden, dass Ereignisse (externe Faktoren) oder Entscheidungen und Handlungen (interne Faktoren) das Unternehmen daran hindern (ursachenbezogene Komponente), definierte Ziele zu erreichen bzw. Strategien erfolgreich zu realisieren (wirkungsbezogene Komponente) (Diederichs 2004, 10).

Risiken, die das Krankenhaus in seinen globalen Zielen beeinträchtigen und die sichere Durchführung individueller Behandlungsprozesse am Patienten gefährden, müssen deshalb im Rahmen eines klinischen Risikomanagements bestmöglich beherrscht werden. Theoretisch verbleiben dann jedoch noch Risikokategorien, deren Nichtbewältigung willentlich von der Krankenhausleitung in Kauf genommen wird, weil aus ihnen ggf. strategische oder patientenindividuelle (Heilungs-)Chancen erwachsen. Dies entspricht dem weiten Risikobegriff, nach dem ein Risiko sowohl negative als auch positive Auswirkungen auf Ziele von Organisationen und Systemen haben kann. Im Umgangssprachlichen dominiert jedoch weiter die negative Besetzung des Risikobegriffs (Brühwiler 2012).

3.3 Begriff und Inhalt des klinischen Risikomanagements

Der Begriff des Risikomanagements kann, je nach eingenommenem Blickwinkel und Abstraktionshorizont, ebenfalls sehr unterschiedlich gefasst und definiert werden.

> **Risikomanagement** im weiteren Sinne beschreibt den professionellen und systematischen Umgang mit allen im Unternehmen auftretenden Risiken, die unerwünschte Auswirkungen auf die Qualität, Sicherheit und Effektivität der

Dienstleistungserbringung haben und verfolgt die Absicht, diese zu erkennen, zu evaluieren und zu vermindern (Wilson 1998; Ennker u. Pietrowski 2007b; Riedel u. Schmieder 2014).

Risiken im Krankenhaus sind sehr facettenreich, ein umfassendes Risikomanagement kennt unterschiedliche Risikokategorien, die allesamt in integrativer Weise berücksichtigt werden müssen, um die Bestandssicherung des Krankenhauses zu gewährleisten (Hellmann 2012; Deffland u. Löber 2015).

Wirft man den Fokus auf den Patienten sind insbesondere klinische oder medizinische Risiken relevant. Abbildung 9 zeigt beispielhafte Handlungsfelder des klinischen Risikomanagements und verdeutlicht, in welch unterschiedlichen Risikokategorien des Krankenhauses klinische oder medizinische Risiken verborgen sein können.

Wie die beispielhaften Aspekte der Abbildung zeigen, geht es im klinischen Risikomanagement vermehrt um die Betrachtung von Risiken, die im Rahmen der medizinisch-pflegerischen Leistungserstellung entstehen (Kahla-Witzsch 2011). Es kann deshalb auch wie folgt definiert werden:

Klinisches Risikomanagement ist die zielgerichtete Planung, Koordination, Ausführung und Kontrolle aller Maßnahmen [...], die zur Vermeidung unbeabsichtigter krankenhausinduzierter Patientenschädigungen bzw. zur Begrenzung ihrer Auswirkungen dienen (Middendorf 2005).

Das klinische Risikomanagement konzentriert sich vornehmlich auf den Patienten und die Patientensicherheit, also auf die Verminderung und/oder Verhinderung von unerwünschten und kritischen Ereignissen (Hart 2012), während sich beispielsweise das finanzwirtschaftliche Risikomanagement mit dem globalen Ziel der Sicherstellung langfristiger Liquidität und Wirtschaftlichkeit im Krankenhaus befasst. Das klinische Risikomanagement hat neben dem Ziel der Patientensicherheit weitere strategische Ziele und Bedeutung. Maßnahmen des klinischen Risikomanagements

- erhöhen die Handlungssicherheit für die Mitarbeiter im Krankenhaus,
- können (positiven) Einfluss auf die Versicherungs- und Haftpflichtsituation haben,
- reduzieren Kosten und wirken damit auf das finanzwirtschaftliche Risikomanagement im Krankenhaus und
- können wünschenswerte Imageeffekte für ein Krankenhaus generieren (Führing u. Gausmann 2004; Koppenberg u. Moecke 2012).

Für die Betrachtung von Risiken im Krankenhaus empfiehlt sich aufgrund ihrer Vielfältigkeit ein umfassender Ansatz (Hahne 2011). Risikomanage-

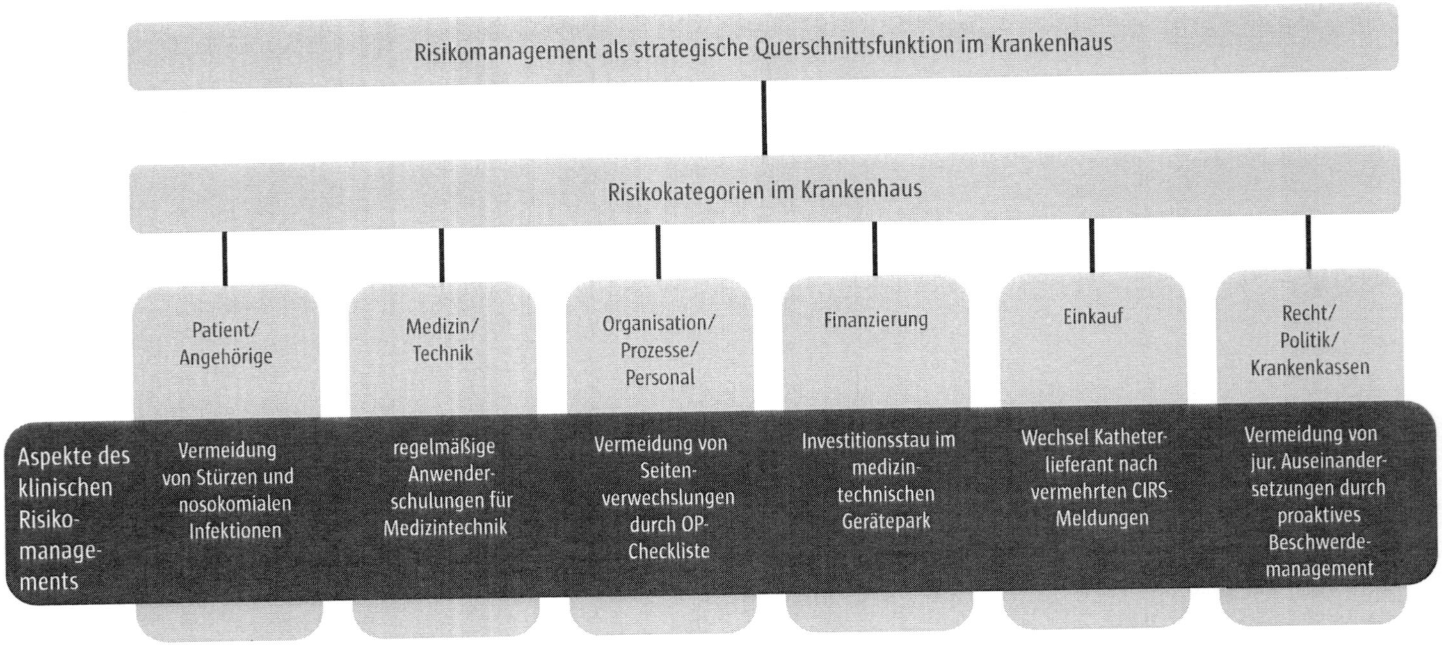

Risikomanagement als strategische Querschnittsfunktion im Krankenhaus

Risikokategorien im Krankenhaus

Risikokategorie	Aspekte des klinischen Risikomanagements
Patient/ Angehörige	Vermeidung von Stürzen und nosokomialen Infektionen
Medizin/ Technik	regelmäßige Anwenderschulungen für Medizintechnik
Organisation/ Prozesse/ Personal	Vermeidung von Seitenverwechslungen durch OP-Checkliste
Finanzierung	Investitionsstau im medizintechnischen Gerätepark
Einkauf	Wechsel Katheterlieferant nach vermehrten CIRS-Meldungen
Recht/ Politik/ Krankenkassen	Vermeidung von jur. Auseinandersetzungen durch proaktives Beschwerdemanagement

Abb. 9 Risikokategorien und spezifische Aspekte des klinischen Risikomanagements (eigene Darstellung)

ment sollte als eine integrative, bereichsübergreifende und strategische Aufgabe im Krankenhaus verstanden werden, die interdisziplinär besetzt und gelebt werden muss, und gerade aus dem Austausch verschiedener Erkenntnisräume produktive Verbesserungen für eine sicherere Krankenhauspraxis ableiten kann. Von zentraler Relevanz ist dabei die Art und Weise, wie Probleme, Risiken, Qualitätsdefizite etc. innerhalb des Krankenhauses bearbeitet werden, also wie der Prozess des Risikomanagements oder Qualitätsmanagements ausgestaltet, institutionalisiert und gelebt wird.

3.4 Prozess des klinischen Risikomanagements

Ein solcher Prozess ist in Abbildung 10 als generischer Problemlösungsprozess aufgezeigt.

Bezogen auf Fragestellungen des klinischen Qualitäts- und Risikomanagements ergibt sich immer dann Handlungsbedarf, wenn Abweichungen von etablierten Verfahren oder Regelungen identifiziert werden, die die Patientensicherheit beeinträchtigen. Nur wenn diese Abweichungen auch erfasst werden, können sie anschließend analysiert, bewertet und ggf. abgestellt und/oder überwacht werden.

Aus strategischer Sicht müssen also operative Methoden und Werkzeuge zur Identifikation von Risiken ausgewählt, implementiert und im Regelbetrieb

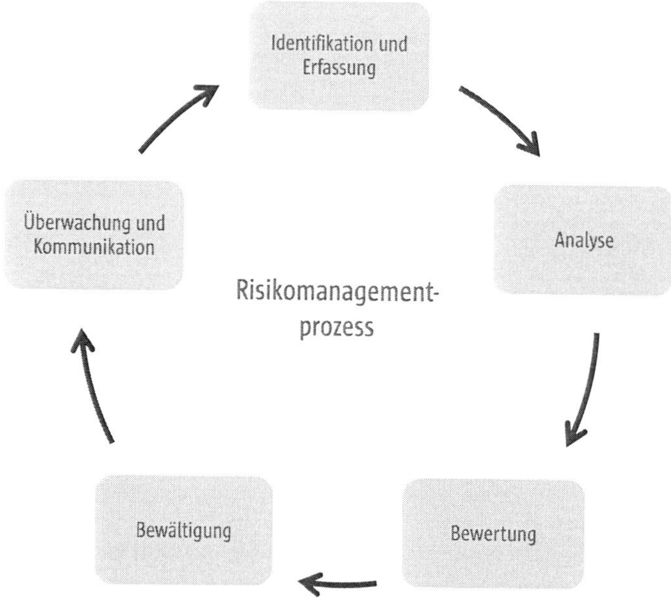

Abb. 10 Risikomanagementprozess (eigene Darstellung)

des Hauses angewendet werden. Die nachfolgenden Kapitel in diesem Buch beschreiben einzelne dieser Methoden und Werkzeuge im Detail, die sinnvoll in den Risikomanagementprozess eingebunden werden können. Eine möglichst pluralistische Verwendung von unterschiedlichen Identifikationsmethoden kann die Erkennung von Risiken und das Abstecken des relevanten Risikoraums eines Krankenhauses erleichtern und verbessern. Hier ist der in Abbildung 10 gezeigte Risikomanagementprozess bzw. dessen initialer Schritt der Identifikation vergleichbar der medizinischen Differenzialdiagnostik, bei der die Verwendung mehrerer diagnostischer Verfahren, teils auch in Kombination, häufig die Diagnosequalität steigert. Eine zu einseitige Fokussierung auf zu wenige Risikoidentifikationsmethoden verkennt mitunter Risikoräume, die im späteren Verlauf des Risikomanagementprozesses dann schlichtweg übersehen werden und nicht mehr konsequent beurteilt und ggf. bewältigt werden können (Kahla-Witzsch 2011). Eine Auswahl an „sammelnden“ und „suchenden“ Instrumenten und Werkzeugen zur Unterstützung des klinischen Risikomanagements im Krankenhaus zeigt die Abbildung 11.

Aus der Vielzahl an möglichen Werkzeugen und Methoden sollte das Krankenhaus nur diejenigen auswählen und entwickeln, die es mit allen Teilschritten organisatorisch abbilden und in der Praxis realisieren kann. Das sind zum einen verpflichtende Instrumente wie die Einrichtung eines Beschwerdemanagements (s. Kapitel 6) und eines Meldesystems für kritische Ereignisse (s. Kapitel 7). Darüber hinaus bietet sich zum anderen die Integration von weiteren suchenden Methoden und Instrumenten in das klinische Risikomanagement – z.B. die Durchführung von Befragungen (s. Kapitel 5) – an, da diese in der Regel organisatorisch einfacher umzusetzen sind, greifbare Informationen liefern und zudem in vielen Häusern bereits in Teilen bekannt sind. Aus diesem Grund beschränkt sich dieses Buch auch vornehmlich auf Ausführungen zu den im linken Teil der Abbildung 11 genannten Ins-

Kollektionsmethoden	Suchmethoden	
	analytische Methoden	Kreativitätsmethoden
▪ Zielgruppenbefragungen ▪ Beschwerdemanagement ▪ CIRS ▪ Checklisten ▪ Betriebsbesichtigungen/Audits	▪ strukturierter Fragenkatalog ▪ Ereignisablaufanalyse ▪ Fehlerbaumanalyse ▪ Morphologische Verfahren	▪ Brainstorming ▪ Brainwriting ▪ Delphi-Methode ▪ Vernetztes Denken

↑ inhaltlicher Fokus dieses Buches

Abb. 11 Instrumente und Werkzeuge der Risikoidentifikation (in Anlehnung an Romeike 2007, 168)

trumente und thematisiert darüber hinaus weitere essenzielle Aspekte, um den Risikomanagementprozess in allen Schritten sinnvoll zu unterstützen (s. Abbildung 12).

In nahezu allen Schritten des Risikomanagements sind belastbare Zahlen und Daten unverzichtbar; alle in diesem Buch dargestellten Instrumente und Werkzeuge sowie ein eigenes Kapitel (s. Kapitel 10) thematisieren daher (ansatzweise) Kennzahlen. Auch die Risikobewertung, Überwachung und Kommunikation verlangen nach möglichst präzisen, belastbaren und vollständigen Zahlen und Informationen zu Risiken oder sicherheitsrelevanten Ereignissen im Haus. Die Bewältigung von Risiken, meist im Rahmen von organisatorischen und prozessualen Veränderungsmaßnahmen (Holtel u. Arndt 2010), ist häufig der kritischste Teil des Risikomanagements (Allenspach 2011). Werkzeuge wie Checklisten und Risikoscreenings (s. Kapitel 8) oder die Umgestaltung des physischen Krankenhausumfelds (s. Kapitel 9) können die Patientensicherheit nachweisbar verbessern und werden deshalb in diesem Buch thematisiert. Durch weitere Analysemethoden, z.B. die 5W-Methode, Paretoanalysen oder Ishikawa-Diagramme und Kreativitätsmethoden wie das Brainstorming und Brainwriting kann der Problemlösungsprozess im Risikomanagement ergänzt werden (Brüggemann u. Bremer 2015). Aktuelle Studienergebnisse zeigen, dass deutsche Krankenhäuser organisatorisch teils sehr individuell und in unterschiedlich professionellem Maße auf Risiken reagieren (Manser et al. 2016); ob die genannten oder andere Methoden und Instrumente daher organisatorisch umsetzbar sind und die Verbesserung der Patientensicherheit effektiv unterstützen können, ist krankenhausindividuell. Auch stehen Patientensicherheitsziele trotz ihrer hohen Bedeutung immer auch in Konkurrenz zu anderen Unternehmenszielen (Bohnet-Joschko 2015). Viele Krankenhäuser haben Entwicklungsbedarf bei der Zusammenführung von (aus verschiedenen Quellen gesammelten) Risikoinformationen zu einem integrierten Gesamtbild, um Risiken sinnvoll zu überwachen und auch zu kommunizieren. Für die Überwachung sind wiederum Kennzahlen relevant (s. Kapitel 10), die Kommunikation von sicherheitsrelevanten Elementen innerhalb der Leistungserstellung verlangt ebenso nach belastbaren Zahlen und Werten, betrifft neben den eigenen Mitarbeitern vor allem Patienten und deren Angehörige und kann über moderne Ansätze des Sicherheitsmarketings verbessert werden (s. Kapitel 11).

3.5 Verbindungen zwischen Qualitäts- und Risikomanagement

Wie Abbildung 13 zeigt, sind Qualitäts- und Risikomanagement nicht voneinander trennbar, sondern manifestieren sich lediglich als Managementmaßnahmen auf unterschiedlichen Aktions- und Prozessebenen der Patientenbehandlung. Das Qualitätsmanagement sollte daher das (klinische) Risikomanagement sinnvollerweise einschließen (Hellmann 2012).

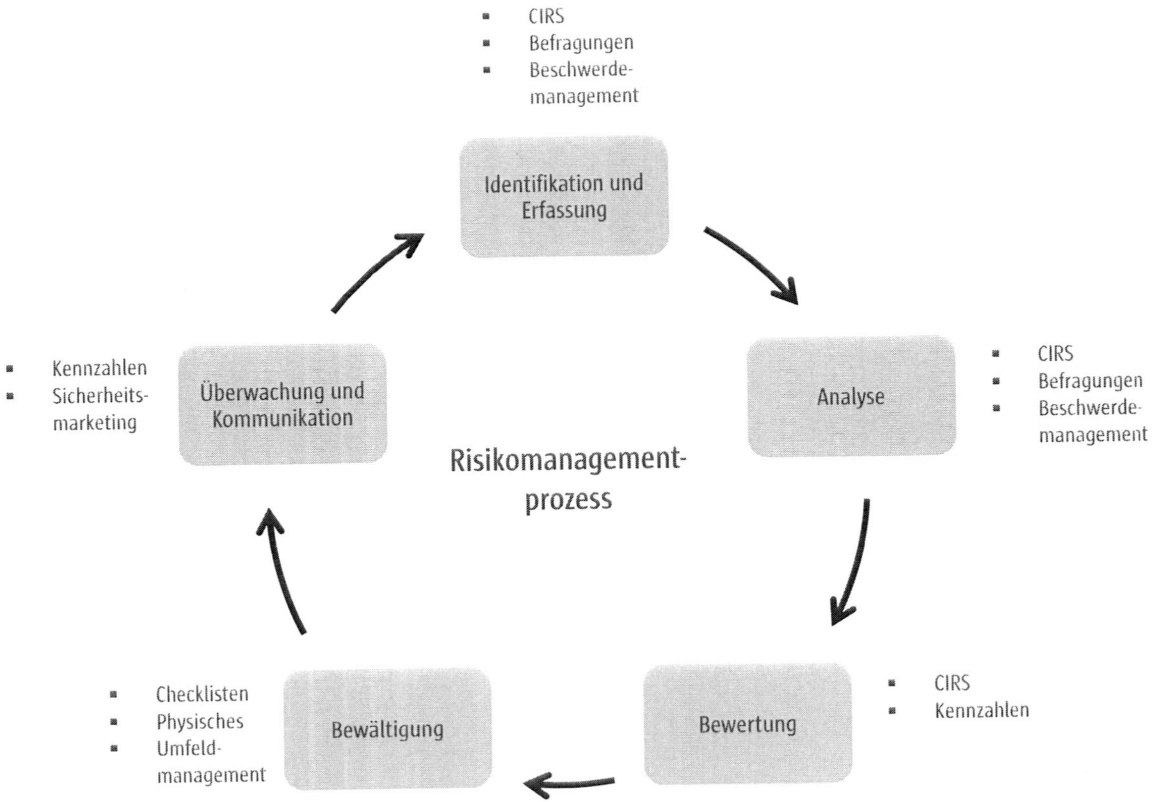

Abb. 12 Instrumente und Werkzeuge im Risikomanagementprozess (eigene Darstellung)

Teilprozess	Prästationäre Aufnahme	stationäre Versorgung	stationäre Versorgung	chirurgischer Eingriff	Entlassung
Patienten-wahrnehmung (Beispiel)	lange Wartezeit während der Aufnahme-formalitäten	keine Internetver-bindung auf den Zimmern	falsche Essenslieferung, auf die Patient allergisch reagieren könnte	gefühlte Verwechslungs-gefahr vor Narkose	unverständliche und unvollständige Entlassungs-dokumente
Aspekte des Qualitäts-managements (Beispiel)	Optimierung des Aufnahmeprozesses	Prüfung technischer Möglichkeiten zur Erweiterung des Multimediaangebots	Prüfung des Essenslogistik-prozesses		standardisierte/ patientenfreundliche Gestaltung der Entlassungs-dokumentation
Aspekte des Risiko-managements (Beispiel)			Etablierung einer automatischen Datenschnittstelle zwischen Allergiedaten der Krankenakte und der Essenslogistik	Ergänzung der OP-Checkliste um Identitätsprüfung via Patientenarmband	Definition und Überprüfung von fachlichen und inhaltlichen Mindestanforde-rungen (z.B. vollständige Medikations-dokumentation)

Abb. 13 Klinisches Risikomanagement als Teil des Qualitätsmanagements (eigene Darstellung)

Sowohl das Qualitäts- als auch das (klinische) Risikomanagement versuchen, Abweichungen (z.B. in Form von unerwünschten Ereignissen) von vorgegebenen Plan- und Erwartungswerten (z.B. die Erwartung an eine sichere Behandlung) zu reduzieren (Romeike 2007). Aber es sind die unterschiedlichen Erwartungswerte bzw. Grundprämissen, die die Ausgestaltung von Qualitäts- und Risikomanagementmaßnahmen im Detail unterscheiden, aber auch ergänzen:

- Qualitätsmanagement hat **wertsteigernden** Charakter (Werteoptimierung)
- Risikomanagement hat **werterhaltenden** Charakter (Wertesicherung) (Zapp u. Oswald 2010)

Trotz unterschiedlicher Erwartungswerte ist beiden Ansätzen die generelle Werteorientierung gemein, die sich durch entsprechende Ziele bzw. Steuerungsmöglichkeiten des Qualitäts- bzw. Risikomanagements ausdrücken kann:

- Steigerung des Umsatzes (z.B. auf Basis von exzellenter Qualität)
- Steigerung der Umsatzrentabilität (z.B. durch Kosteneinsparungen bei gleichbleibender Qualität)
- Verringerung von Risiken und Haftpflichtschadensersatzansprüchen (z.B. durch entsprechendes Risikomanagement) (Romeike 2007)

Die logische Konsequenz lautet, dass sämtliche Maßnahmen des Qualitäts- und Risikomanagements letztlich auf die gesamtstrategischen Ziele des Krankenhauses einzahlen und somit die Risiko- bzw. Qualitätspolitik und -strategie aus der Gesamtstrategie des Hauses abgeleitet werden müssen (Allenspach 2011). Eine gänzlich unabhängige Betrachtung qualitäts- und risikomanagementrelevanter Ziele schließt sich daher von vorneherein aus; ihre Bearbeitung muss abgestimmt und in vereinbaren Regelkreisläufen erfolgen.

Die Integration von Aspekten und Instrumenten des klinischen Risikomanagements in das Qualitätsmanagement wird darüber hinaus dem konstitutiven und oft auch unausgesprochenen, weil selbstverständlichen Bedürfnis des Patienten nach Sicherheit gerecht: Risikomanagement soll spezifische (haftungsrelevante) Gefahrenquellen sowohl für den Patienten als auch für die möglichen Haftungsschuldner Krankenhaus und/oder Personen der Heilberufe minimieren (Weidinger 2011). So gesehen ist das klinische Risikomanagement streng genommen sogar als zwingend zu erfüllende Grundbedingung aller darauf aufbauenden Qualitätsmanagementmaßnahmen im Krankenhaus zu sehen. Die gemeinsame Betrachtung und Bewertung in einem umfassenden, sog. „prozessorientierten integrierten Risiko-Qualitätsmanagement“ (Zenk et al. 2011), die auch vermeintlich nicht-klinische Risiken berücksichtigt (Deffland u. Löber 2015), ist daher zwingend notwendig und sinnvoll: Gutes Qualitätsmanagement senkt die Risiken, gutes Risikomanagement steigert die Qualität (Romeike 2007).

Das klinische Risikomanagement hat als eine zentrale Aufgabe, eine aus (beeinflussbaren) Risiken resultierende schlechte medizinische Versorgung zu verhindern (Trengler 2003). Der Handlungsfokus liegt deshalb, anders ausgedrückt, patientenseitig in der Herstellung sicherer Behandlungsprozesse. Wie vorab erläutert steht im klinischen Risikomanagement also das häufig unartikulierte Bedürfnis des Patienten nach Sicherheit im Handlungsfokus (s. Abbildung 14). Eine Nichteinhaltung von einschlägigen Risiko- und Qualitätsstandards gefährdet zudem das Recht des Patienten auf Sicherheit in der Krankenhausversorgung (Candidus 2014).

Das Qualitätsmanagement sattelt auf diese grundlegende Sicherheitsfunktion quasi eine weitere Handlungsmaxime, die dem „klinischen" Risikomanagement im ursprünglichen Definitionssinn nicht bekannt ist: Patienten sollen nicht nur sicher behandelt werden, sie sollen auch medizinisch optimal versorgt werden (Land 2011), also qualitativ hochwertige Behandlungsprozesse erfahren. Scharf gesprochen kann ein Krankenhaus also gar kein effektives Qualitätsmanagement betreiben, sofern die hierfür erforderliche Grundlage (Sicherheit im Rahmen der patientengerichteten Behandlungs- und Versorgungsprozesse) nicht bis zum maximal möglichen Erfüllungsgrad gegeben ist. Risikomanagement kann also als notwendiger Bestandteil des Qualitätsmanagements interpretiert werden. Andererseits wurden in Krankenhäusern in der Vergangenheit vermehrt Maßnahmen und Instrumente des Qualitätsmanagements etabliert, die durchaus handlungsrelevante Impulse für die Etablierung eigener Risikomanagementinstrumente oder -maßnahmen geben konnten. So kann z.B. ein zur Steigerung der Patientenzufriedenheit (und damit Steigerung der patientenseitig wahrgenommenen Qualität) installiertes Beschwerdemanagementsystem inhaltlich durch die artikulierten Beschwerden auch auf sicherheitsrelevante Schwachpunkte der Krankenversorgung hindeuten (s. Kapitel 6), und so Handlungszwang für das (klinische) Risikomanagement entwickeln (Pippig 2005). So zeigt sich erneut die Untrennbarkeit des Qualitäts- und Risikomanagements. Verfügt das Krankenhaus über die ausreichende organisatorische und prozessuale Reife zur Erbringung einer Qualität bzw. eines Leistungskanons, der bei Patienten das Gefühl der Begeisterung hervorruft, ist es auf dem besten Wege zur Service Excellence (Gouthier et al. 2012). Service Excellence aus Kunden- und Expertensicht kann durch folgende Aussagen operationalisiert bzw. definiert werden:

- das Versprochene halten,
- Herstellung des persönlichen „Touchs",
- „die extra Meile gehen" und gut auf Probleme und Nachfragen reagieren (Studer 2003; Johnston 2004).

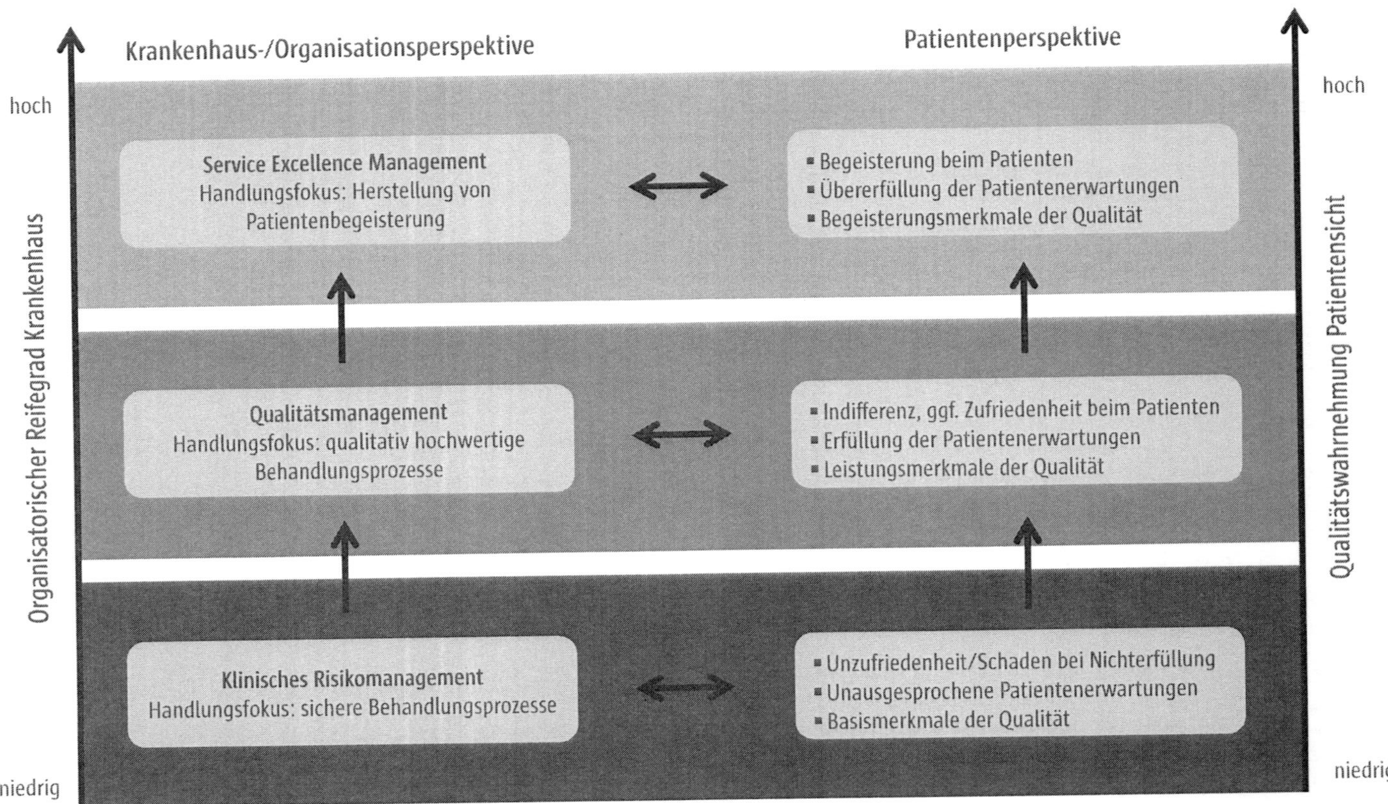

Abb. 14 Bezüge zwischen Qualitäts-, Risiko- und Service Excellence Management (Löber 2015b, 162)

Auch für Krankenhäuser gilt, dass herausragende Leistungsqualität im Sinne von Service Excellence nur erreicht werden kann, wenn die Krankenhausführung umfassende Kenntnis und Verständnis für die Bedürfnisse und Erwartungen des Patienten hat (Aiello et al. 2010).

Eigentlich bieten Minimum- oder Hygienefaktoren der Dienstleistungsqualität in klassischen Dienstleistungsbranchen kaum Ansatzpunkte für eine wettbewerbliche Differenzierung oder verwertbare Inhalte für die Leistungs- und Marketingkommunikation. Die relative Neuartigkeit der Auseinandersetzung mit Fragen der Patientensicherheit führt jedoch (paradoxerweise) dazu, dass Maßnahmen zur Steigerung der Patientensicherheit vielerorts noch nicht selbstverständlich sind, und deshalb sehr wohl (noch) als patientenseitig wahrnehmbares Differenzierungsmerkmal am Markt fungieren können (s. Kapitel 11). Umso erstaunlicher ist, dass viele Krankenhäuser vermehrt mit Elementen der Begeisterungsebene in der externen Kommunikation auftreten (z.B. durch das Angebot von vielseitigen, werterhöhenden, quasi-hotelähnlichen Wahlleistungen), obwohl noch große Herausforderungen und Entwicklungspotenziale im Bereich der grundlegenden Behandlungssicherheit und medizinischen Qualität existieren.

Literaturempfehlungen

Hellmann W, Ehrenbaum K (Hrsg.) (2011) Umfassendes Risikomanagement im Krankenhaus – Risiken beherrschen und Chancen erkennen. Berlin

Badke-Schaub P, Hofinger G, Lauche K (2014) Human Factors: Psychologie sicheren Handelns in Risikobranchen, 2. Auflage. Berlin/Heidelberg

Euteneier A (2015) Handbuch Klinisches Risikomanagement. Berlin/Heidelberg

Vincent C, Amalberti R (2016) Safer Healthcare – Strategies for the Real World. Berlin/Heidelberg

4 Einstellungen, Sicherheits- und Fehlerkultur

4.1 Organisationskultur, Werte, Einstellungen und Menschenbilder

Für die Stärkung des „Immunsystems“ eines Krankenhauses gegenüber potenziellen Störungen und deren teils fatalen Wirkungen für Patienten und Mitarbeiter sind eine ausreichende (Eigen-)Kapitalbasis, ein hoher Qualitätsanspruch und eine konstruktive Dialogkultur, welche es erlaubt, offen über Fehler und Defizite der Krankenhausorganisation zu sprechen, die wichtigsten Hebel (Allenspach 2011). Wie ein Krankenhaus qualitätsgefährdende Risiken erkennen, messen, bewältigen und damit gleichzeitig die Patientensicherheit weiterentwickeln kann, zeigen die Instrumentalbeispiele in den folgenden Kapiteln. Die hierfür erforderliche kulturelle und einstellungsorientierte Basis im Sinne einer Sicherheits- und Fehlerkultur beschreibt und erläutert dieses Kapitel.

Dafür ist es zunächst unabdingbar, die dem Sicherheits- und Fehlerkulturbegriff zugrundeliegenden und damit verbundenen Konzepte – auch ohne den Anspruch einer tiefergehenden philosophischen Reflexion – zu betrachten. Fragen nach der Einstellung, der Beurteilung und dem Umgang mit Sicherheit im Gesundheitsbetrieb sind Teil der **Organisationskultur**, also der Gesamtheit an Eigenschaften, Überzeugungen, Verhaltungsmustern etc., die die eigene Gesundheitsorganisation unverwechselbar machen. Eine solche Organisationskultur (in größeren Organisationen und Einrichtungen auch einzelne Subkulturen wie z.B. Berufs- und Abteilungskulturen) besteht aus unterschiedlichen, mehr oder weniger gut wahrnehmbaren und impliziten sowie expliziten Aspekten oder Schichten (s. Abbildung 15).

An der kulturellen Oberfläche der Gesundheitsorganisation liegen die sichtbaren Verhaltensweisen und andere physische Manifestationen, **Artefakte** und Erzeugnisse. Sie konstituieren zusammen das Symbolsystem der Unternehmung, sind sowohl für Mitarbeiter als auch für andere Zielgruppen (z.B. Patienten und Angehörige) sichtbar, prägen das Unternehmensbild und tragen zur Identifikation der Mitarbeiter mit der Organisation bei (Neuberger u. Kompa 1987). Der symbolische Charakter zeigt sich dabei auf der verbalen Ebene (z.B. Slang oder Jargon), der Handlungsebene (z.B. Rituale und Verhaltensweisen) oder der physisch wahrnehmbaren Unternehmenswelt (z.B. Architektur und Beschilderung) (Schein 2006); bezugnehmend auf die in diesem Buch dargestellten Maßnahmen und Instrumente also z.B. in der Verwendung von Checklisten (s. Kapitel 8) und eines Meldesystems (s. Kapitel 7) oder in weithin sichtbaren Aspekten der Umfeldgestaltung (s. Kapitel 9).

Unter den Artefakten liegt die weniger sichtbare und greifbare Ebene der **Werte**, Normen und Standards des Unternehmens (Schein 2006). Sie definiert das grundlegende Orientierungsverständnis in der Organisation z.B. auf Basis von kollektiven Maximen, ungeschriebenen Verhaltensrichtlinien und impliziten Verboten (Schreyögg 2008). Kollektive Werte, Normen und Standards sind mehrheitlich unbewusste Elemente der Unternehmenskultur, die nicht zwingend formal geregelt sind (z.B. im Gegensatz zu expliziten Regelungen wie SOPs, Verfahrensanweisungen oder Handlungsalgorithmen) und meist nicht hinterfragt werden. Die Gesamtheit der existierenden Normen und Standards referenziert einander bzw. bezieht sich aufeinander und wird durch Sozialisationsprozesse der einzelnen Organisationsmitglieder erlernt.

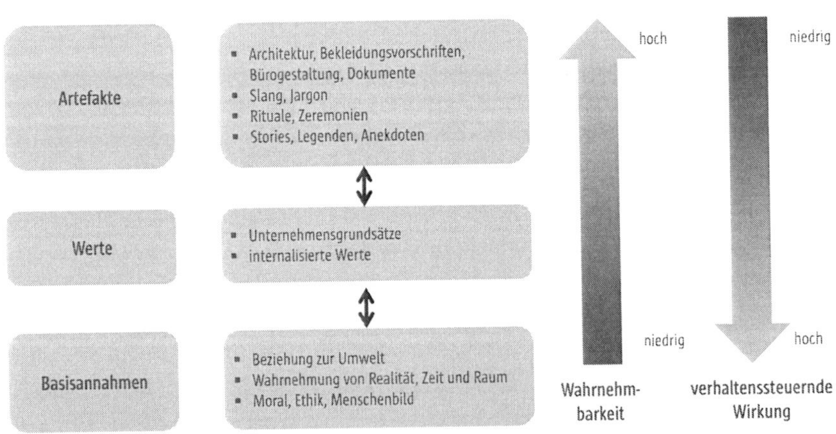

Abb. 15 Ebenen einer Organisationskultur (in Anlehnung an Scholz 1988, 83)

Nicht wahrnehmbar, aber in ihrer verhaltensbeeinflussenden Wirkung am stärksten, sind die **Basisannahmen** einer Organisationskultur. Hier geht es um grundlegende Orientierungs- und Vorstellungsmuster, die das Realitätsverständnis bzw. die Weltanschauung der Organisationsmitglieder und der umgebenden Landeskultur darstellen und in der Regel weder hinterfragt oder diskutiert werden noch bewusst reflektiert werden. Ganz konkret sind Teilaspekte von Moral und Ethik, Einstellungen und resultierende Menschenbilder untrennbar mit der kulturgeprägten Frage nach dem Stellenwert und dem Umgang mit Sicherheit, Unsicherheit und dem Phänomen des Verfehlens von Individuen innerhalb von Systemen verbunden. Denn moralische Grundmuster entscheiden über bestimmte Gewohnheiten und vor allem darüber, welche Verhaltensformen, ggf. auch welche Regelübertretungen oder sicherheitsgefährdenden Handlungen bewusst oder unbewusst toleriert werden. Grundlegende Einstellungen zu richtigem und falschem Verhalten sind insbesondere dort relevant, wo niemand hinschaut, niemand sieht und dementsprechend Regelverstöße keinerlei Sanktionen nach sich ziehen.

Moral ist sprachlich vom lateinischen Wort *mos* (Brauch, Sitte) abgeleitet und bezieht sich in einer gegenwärtigen, deskriptiven Begriffsverwendung primär auf das Handeln von Menschen und dessen Beurteilung (Fischer 2008) oder genauer auf Verhaltensvorschriften und Regeln einer Gesellschaft oder eines Systems, die normieren, was zu tun und was zu lassen ist. Moral beschreibt also ein informelles System wechselseitiger Forderungen und Erwartungen bezüglich des Handelns in bestimmten Situationen (Gosepath 2006).

Einer der zentralen Aspekte der etablierten Moral ist die Frage des Umgangs mit Situationen, in denen Erwartungshaltungen nicht erfüllt werden, normativ-moralische Verfehlungen aber erkennbar sind oder Menschen schlichtweg irren, fehlerhaft handeln und damit ggf. die Sicherheit von Patienten, anderen Mitarbeitern und/oder sich selbst und damit der gesamten Organisation offensichtlich gefährden. Hier greifen Beurteilungsmaßstäbe der Ethik und liefern unbewusst die Grundlage für die Gestaltung von impliziten oder expliziten Anreiz- und Sanktionierungsmechanismen innerhalb der Gesundheitsorganisation.

Ethik kann als methodische Begründung und Kritik von Moral verstanden werden, in dem sie faktische Überzeugungen und Handlungen einer philosophischen Reflexion unterzieht (Düwell et al. 2006).

Damit verbunden ist die zentrale Frage der Wertschätzung von Mitarbeitern und Patienten im Gesundheitsbetrieb und der zugrundeliegenden, persönlich konstruierten Menschenbilder und subjektiven Alltagstheorien:

- Welchen „Wert“ haben z.B. Mitarbeiter jenseits ihres ökonomischen und objektiven Leistungsbeitrags zur Gesundheitsleistung für die Organisation?
- Welchen Schutz genießen sie und wie wird mit ihnen umgegangen, wenn ihre Handlungen zu unerwünschten Folgen bei Patienten und/oder innerhalb der Organisation führen?
- Wie wird mit der faktischen Macht gegenüber den Patienten umgegangen, die sich z.B. aufgrund der Ungleichheit im Kranksein und der Kompetenzasymmetrie (Eckart 2013) zwangsläufig ergibt?
- Welchen „Wert“ haben Patienten jenseits ihrer Pflegestufe, jenseits ihres Casemixes, jenseits ihrer DRG-Klassifizierung für das Haus? Werden Sie, z.B. bei geäußerten Beschwerden, ernst genommen in ihren Belangen, Wünschen und Sorgen?

Diese und andere Fragen sind es, die Krankenhäuser und andere Gesundheitsorganisationen in Zeiten ökonomisierter Medizin und Pflege zur Verbesserung der Patientensicherheit und zur Anwendung der in den folgenden Kapiteln beschriebenen Instrumente und Maßnahmen stellen und beantworten müssen. Und diese Fragen (und Antworten darauf) sind es auch, die im Kern die Organisationskultur und die Sicherheits- und Fehlerkultur im Haus prägen.

4.2 Fehlerkultur als Denk- und Handlungsrahmen

Gesundheitsleistungen sind komplex und werden selbst innerhalb von komplexen sozio-technischen Systemen (z.B. Krankenhäusern) erbracht. Die dort möglichen Schädigungspotenziale in Kombination mit den herausfordernden Rahmenbedingungen der Leistungserstellung machen Gesundheitseinrichtungen zu sog. „high risk environments“ (Dietrich u. Childress 2004) oder „safety critical industries“ (Helmreich u. Sexton 2004). Noch passfähiger ist der Begriff der „high reliability organization“ (Roberts 1990), der Organisationen umschreibt, die mithilfe von Menschen und Technik sehr verlässlich arbeiten müssen und Sicherheit als Organisationsziel verfolgen: Standards gewährleisten den störungsfreien Routinebetrieb, im unbekannten Hochleistungsmodus werden Entscheidungen dezentral gefällt und Handlungen/Aktionen selbstorganisiert durchgeführt (Bohnet-Joschko 2015). Diese Flexibilität als Gegenpol zur Komplexität kann es Handelnden ermöglichen, trotz Unsicherheit und begrenzter kognitiver Verarbeitungskapazität einfache Heuristiken zur Problemlösung anzuwenden (Gigerenzer 2010) und damit Risiken und unerwünschte Ereignisse zu vermeiden.

Natürlich ist es oberster Anspruch im Gesundheitsbetrieb, eine bestmögliche Qualität und Sicherheit der Behandlung und des Behandelten zu gewährleisten. Betrachtet man den Begriff und das Konzept der Patientensicherheit aber genauer, ist insbesondere in komplexen Systemen wie Krankenhäusern die Möglichkeit von Fehlern und Schädigungen durchaus evident und real und konstituiert in gewisser Hinsicht sogar erst die Notwendigkeit und Existenz präventiver und reaktiver Maßnahmen des klinischen Qualitäts- und Risikomanagements (wie z.B. Checklisten, ein Meldesystem oder ein Beschwerdemanagement): **Sicherheit** ist ein „dynamisches Nicht-Ereignis" (Weick 1987; Reason 1997), da sie nicht positiv als die Anwesenheit von etwas, sondern nur als die Abwesenheit von Unfällen und unerwünschten Ereignissen charakterisiert werden kann, die über dynamische Prozesse ständig neu erreicht werden muss (St. Pierre et al. 2011). Eine Erhöhung der Sicherheit erfolgt auch aus der Auseinandersetzung mit Situationen und Momenten der Vergangenheit, in denen Sicherheit nicht gegeben war, z.B. weil Fehler begangen wurden. Nicht nur begrifflich, sondern auch inhaltlich ist es trotz paradoxer Anmutung deshalb sinnvoll, Sicherheit über den Unsicherheits- und Fehlerbegriff zu erklären. Diese Ambiguität ist konstitutiv für das Konzept der Sicherheit und wird z.B. im Rahmen der Sicherheitsethik bewertet (Rampp 2014). Hier dient sie zur Hinführung zum Begriff der Fehlerkultur. Denn grundsätzlich birgt der im Sicherheitsbegriff formulierte Schutzgedanken nach Wehner und Reuter eine zentrale „charakteristische Blindheit":

> *„[...] nämlich nicht erkannt zu haben, dass Schutzvorkehrungen nur ins Ungefähre verweisen, nur das Bekannte und zur jeweiligen Zeit Vorstellbare berücksichtigen und die kontingenten (im wahrsten Sinne des Wortes zufälligen) Bedingungen dadurch keinesfalls kontrollierbar werden: Von den Schutzsystemen wird nur gesichert, womit gerechnet wird." (Wehner u. Reuter 1996, 25f.)*

Meist nur begrenzt in der Vorstellkraft abbildbar sind deshalb Szenarien, in denen Sicherheitsmechanismen versagen. Einfacher, wenngleich mit einem ungleich höheren Preis (für Patienten, Mitarbeiter, die Organisation und andere Beteiligte des Gesundheitsbetriebs) belegt, sind Lernprozesse, die aus realen, bereits erfolgten Fehlern, kritischen Ereignissen oder sogar unerwünschten Ereignissen und Behandlungsfehlersituationen heraus erwachsen. Inwiefern solche Lernprozesse erfolgreich innerhalb des Gesundheitsbetriebs gelingen und in der Folge Risiken senken und die Patientensicherheit erhöhen ist deshalb eine Frage der Fehlerkultur.

> **Fehlerkultur** als Teilkonstrukt der Unternehmenskultur ist das Produkt individueller und kollektiver Werte, Einstellungen, Empfindungen, Kompetenzen und Verhaltensmuster, die das Ausmaß, die Art und die Tiefe der organisationalen Auseinandersetzung mit innerbetrieblichen Fehlern bestimmen (Löber 2011).

Das erste konstitutive und erklärende Element einer Fehlerkultur ist die grundlegende Fehlerdisposition der Organisationsmitglieder. Sie wird maßgeblich von den vorher erläuterten Aspekten der Ethik und Moral und dem generellen kulturellen Gesamtkontext getragen und kann demzufolge sehr unterschiedliche Ausprägungen annehmen. Denkbar sind Einstellungen, die Fehler eher als Übel ansehen, bis hin zu toleranten Ansichten und Menschenbildern, die Fehler geradezu forcieren und als (Lern-)Chance interpretieren. Diese Fehlerdisposition ist, unabhängig von dem tatsächlichen Auftreten eines Fehlers, grundsätzlich jedem Individuum und jeder Organisation inhärent und beschreibt die individuelle oder organisationale Einstellung zu potenziellen oder bereits geschehenen Fehlern, also die „Fehlerorientierung" (Rybowiak et al. 1999). Der kulturelle Meta-Kontext, in den eine Fehlerkultur eingebunden ist, erfordert die Berücksichtigung landeskulturell verwurzelter Werte und Normen als Einflussgröße (Büttner et al. 1999). Ein kurzer Blick durch die „Fehlerbrille" auf den deutschlandweiten Kulturkontext offenbart hier schnell eine tendenziell fehleraverse Grundhaltung: Deutsche tun sich schwer mit der Akzeptanz von Fehlern (Osten 2006). Diese fehlervermeidende Grundhaltung zeigt sich auf zahlreichen Ebenen der deutschen Gesellschaft, während andere Länder und Landeskulturen durchaus andere Grundmuster der Fehlereinstellung besitzen. So beschreibt z.B. die japanische Lebens- und Arbeitsphilosophie des Kaizens mit ihrem Anspruch der kontinuierlichen bzw. ewigen Veränderung und ihrem produktiven Umgang mit Fehlern einen den meisten Deutschen eher fremden Blickwinkel auf Fehlerthematiken (Hochreither 2005). Tritt nun ein Fehler auf, der so gravierend ist, dass er Erklärungs- oder Handlungsbedarf aufweist (z.B. weil ein Patient zu Schaden kommt), zeigt die Fehlerkultur die vorherrschende und organisationsweit (oder bereichsweit) akzeptierte Erklärungsperspektive dafür auf. Häufig dominieren im Gesundheitswesen noch personenorientierte Erklärungsmodelle der Fehlerentstehung mit Fokus auf aktive, individuelle Handlungsverfehlungen (s. Abbildung 8 rechter Teil). Wünschenswert wäre die breitere Akzeptanz der systemischen bzw. integrativen Momente der Sicherheitsgefährdung von Patienten und Mitarbeitern (s. Abbildung 8 linker Teil). Die Fehlerdisposition in Kombination mit dem zugrunde gelegten Erklärungsmodell des Fehlers liefert die notwendigen Elemente, um den Fehler zu bewerten und einen adäquaten Umgang damit zu finden (s. Abbildung 16).

Bei dynamischer Betrachtung hat der Umgang mit Fehlern und Fehlerrisiken im Sinne eines Feedback-Loops auch Einfluss auf die grundlegende Fehlerdisposition und die Fehlerentstehungsperspektive: Vermehrte und wiederholte Erfahrungen im Fehlerumgang verändern u.U. die grundlegende Fehlereinstellung und den Fehlererklärungsansatz.

Mit Blick auf die möglichen Umgangsweisen mit Fehlern (z.B. akzeptieren oder ablehnen, ernst nehmen oder übergehen, tolerieren oder korrigieren) kann grundsätzlich davon ausgegangen werden, dass entweder eher konstruktiv oder destruktiv mit Fehlern in der Gesundheitseinrichtung umge-

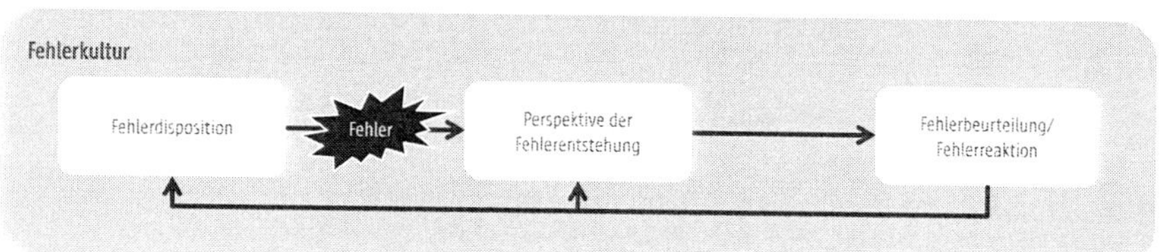

Abb. 16 Elemente einer Fehlerkultur (Löber 2011, 196)

gangen wird. Der konkrete Fehlerumgang destruktiver Fehlerkulturen manifestiert sich in einer wenig produktiven Straf- und Schuldkultur, die insbesondere im Krankenhauswesen vorherrscht und mit dem Terminus der „culture of blame" (also eine Kultur, in der die Krankenhausmitarbeiter Repressalien befürchten und Angst vor dem Eingestehen und Kommunizieren eigener Fehler haben [Behal 2004]) umschrieben wird. Eine solche Form der Fehlerkultur verkennt die kreativen Lernpotenziale von Fehlersituationen und ist nicht geeignet, die Patientensicherheit nachhaltig und langfristig zu erhöhen. Diesen Anspruch erhebt jedoch die entgegengesetzte Ausprägungsform der konstruktiven Fehlerkultur, die Fehler trotzdem durch eine proaktive Sicherheitskultur vermeiden möchte (s. Abbildung 17).

Im Gegensatz zur Drohkultur erkennt die Sicherheitskultur den systemischen Charakter von Krankenhausfehlern an und akzeptiert die generelle Unvermeidbarkeit von Handlungsfehlern. Der Umgang mit konkreten Fehlern ist im Rahmen einer Verbesserungskultur durch Verständnis für konstruktive und kollektive Fehlerlernprozesse geprägt, die langfristig das Auftre-

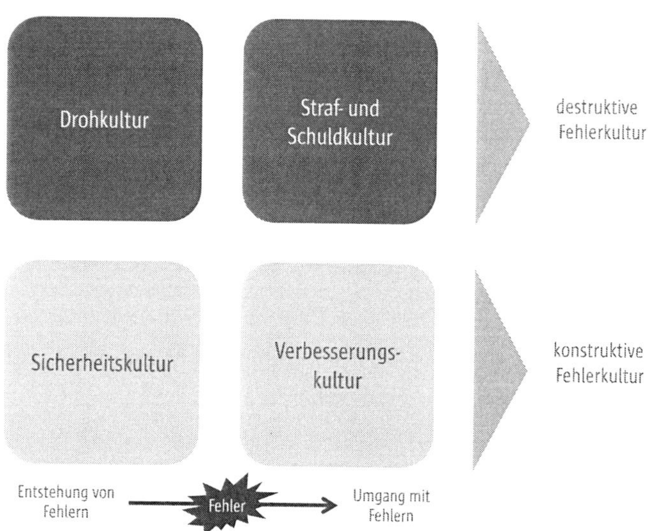

Abb. 17 Unterschiedliche Fehlerkulturausprägungen (Löber 2011, 232)

ten bestimmter Fehler vermeiden helfen und somit die Patientensicherheit stärken (Löber 2010).

4.3 Elemente einer konstruktiven Fehlerkultur

In Krankenhäusern und anderen Gesundheitseinrichtungen sollte deshalb eine konstruktive Fehlerumgangs- und Fehlerinterpretationsstrategie als Fundament für Maßnahmen und Instrumente des Qualitäts-, Risiko- und Fehlermanagements etabliert werden. Dafür muss das (wissenschaftlich immer noch recht intensiv diskutierte) Konstrukt der Sicherheits- und Fehlerkultur trotz seines hohen Anteils impliziter und unsichtbarer Aspekte verständlich und greifbar gemacht werden.

Eine konstruktive Fehlerkultur, eingebettet in den bereits erwähnten metakulturellen Rahmen, zeichnet sich durch mindestens sechs Dimensionen aus, die allesamt durch aktive Maßnahmen und Verhaltensweisen im Gesundheitsbetrieb beeinflusst und entwickelt werden können (s. Abbildung 18).

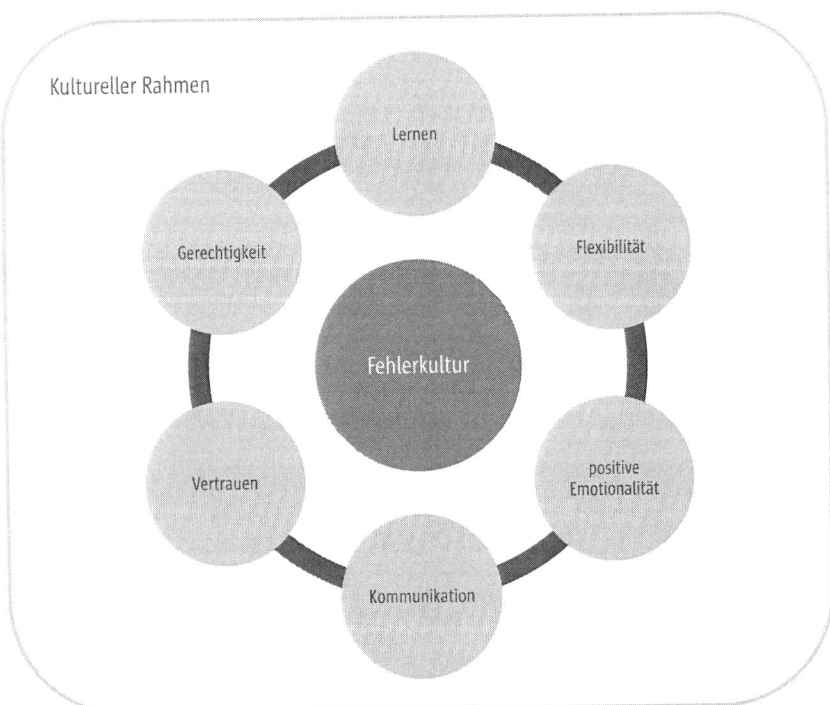

Abb. 18 Dimensionen einer konstruktiven Fehlerkultur (Löber 2011, 219)

Lernen aus Fehlern im Gesundheitsbetrieb erfordert ein verändertes Problembewusstsein, nämlich Fehler im Rahmen von Lernprozessen als Ausgangspunkt für den Aufbau von Sicherheitswissen zu verstehen (Pfaff et al. 2005). Das Lernen muss deshalb im Zentrum einer konstruktiven oder positiven Fehlerkultur und entsprechenden Qualitäts- und Risikostrategien stehen. Und zwar Lernen verstanden als Reflexionsprozess und Auseinandersetzung mit grundlegenden Risiken und Fehlerursachen, um darauf aufbauend Verbesserungsmaßnahmen zur Reduktion von zukünftigen Fehlerrisiken (z.B. wie in diesem Buch beschrieben) zu entwickeln und umzusetzen. Die Fehlerursachen müssen dabei im Sinne einer systemischen/integrativen Fehlerentstehungsperspektive nicht einzig auf das Fehler verursachende Individuum beschränkt werden, vielmehr muss eine konstruktive Problem- und Fehlerbesprechung im Gesamtkontext der Organisation und aller betroffenen Mitarbeiter, Abteilungen und Prozesse erfolgen. Eine solche Lern- oder Verbesserungskultur muss gleichzeitig die affektiven und psychologischen Aspekte von Fehlersituationen im individuellen und kollektiven Gruppenkontext aufgreifen und positiv kanalisieren. Denn auch die Verursacher der Fehler, also z.B. die Mitarbeiter des Hauses, können den Fehler oder dessen Folgen als psychologische Extremsituation erleben und unter akuten Belastungssituationen leiden (Schwappach 2015). Dieses Phänomen ist auch als „Second victim" bekannt (Wu 2000) und führt mitunter zu patientensicherheitsgefährdendem Verhalten wie z.B. „defensiver Medizin" (Tancredi u. Barondess 1978). Eine konstruktive Fehlerkultur begegnet daher der affektiven und psychologischen Fehlerdimension durch die Förderung **positiver Emotionen** und einer starken **Vertrauensbasis** im innerbetrieblichen Alltag. Der positiv konnotierten „potenziellen Vitalität" von Fehlern (Wehner u. Reuter 1996) begegnen High reliability organizations mit **Flexibilität**, um die positiven Effekte von Fehlern produktiv in Lernprozessen zu bündeln. Lernprozesse wiederum können nur durch intensiven Einsatz geeigneter **Kommunikations**- sowie Fort- und Weiterbildungskonzepte gelingen. Insbesondere grundlegende, die ethische und moralische Ebene berührende Fehlerdiskurse erfordern ein existentes und differenziertes Menschenbild und **Gerechtigkeitsverständnis**, das die Straffreiheit der Kollegen und Mitarbeiter bei systemisch-induzierten, unvermeidbaren unerwünschten Ereignissen und Beinahe-Behandlungsschäden garantiert. Im Gegenzug muss sich eine Verbesserungskultur durch eine dem Gleichheitssatz *ius respicit aequitatem* entsprechende Sanktionierungspolitik auszeichnen, die nur bei vermeidbaren unerwünschten Ereignissen, unerwünschten Ereignissen aufgrund Fahrlässigkeit und Beinahe-Behandlungsschäden mit ursächlich beteiligten Handlungsfehlern individuelle Konsequenzen erwägt (s. Abbildung 7).

4.4 Führung, Vorbild und Empowerment

Eine solche Form der Fehlerkultur kann nicht einfach seitens der Organisationsleitung „verordnet“ werden. Sie kann nur gedeihen, sofern die Leitungsebene Patientensicherheit und die große Bedeutung der fehlerkulturellen Einstellungsebene der Mitarbeiterschaft als zentrale Managementgröße akzeptiert und annimmt. Zwei zentrale Argumente sprechen im Besonderen für die These einer top-down gesteuerten Maßnahmenentwicklung zur (Weiter-)Entwicklung der bestehenden Fehlerkultur und die zentrale Rolle der Führung. Gesundheitseinrichtungen – insbesondere Krankenhäuser – sind Organisationen mit stark hierarchischer Struktur, in denen vor allem ärztliche Berufskulturen (im Gegensatz zu Pflegekulturen) durch Hierarchie und Expertengläubigkeit („Chefarztkultur“), aber auch große Angst vor Risiken, geprägt sind (Brixler et al. 2005):

1. Wenn also Risiken und Fehler als allgegenwärtiges Faktum der Gesundheitsversorgung organisationsweit akzeptiert werden sollen, müssen die in der Organisation als Experten und Führungskräfte wahrgenommenen und etablierten „Köpfe“ die sechs genannten Grundprinzipien einer konstruktiven Fehlerkultur als Rollenvorbild vorleben. Oder einfacher ausgedrückt: „Walk the talk“ und „Demonstration, not articulation“ (Senge u. Roth 1999). Steile Hierarchien, so häufig sie auch kritisiert werden, können hierbei hilfreich sein, wenn es gelingt, die Vorbildfunktion von Führungskräften zu nutzen (Kuhlen u. Burgard 2014). Beziehungsvertrauen und Erfolgs- aber auch Misserfolgsvertrauen in die Krankenhausleitung (d.h. Vertrauen, dass Misserfolge denkbar, möglich und akzeptiert sind) sind deshalb starke organisatorische Impulsgeber für die Entwicklung einer konstruktiven Fehlerkultur.
2. Das utopische Ziel der Null-Fehler-Kultur und die damit verbundene Fehlerintoleranz sind nach wie vor in der Gesellschaft und im Gesundheitswesen stark verbreitet. In einem Umfeld ohne Fehlertoleranz werden Fehler nicht gemeldet und es kann so auch nicht aus ihnen gelernt werden (ein klarer Indikator destruktiver Fehlerkulturen, s. Abbildung 17). Natürlich müssen vor allem die leitenden und steuernden Einheiten eines Hauses eine solch realitätsferne Einstellung zugunsten einer patientensicherheitsorientierten, konstruktiven Fehlerkultur korrigieren, da sie über die notwendige Steuerungs- und Ressourcenmacht verfügen, um die in den nachfolgenden Kapiteln beschriebenen Maßnahmen und Instrumente des Patientensicherheitsmanagements auch umzusetzen.

Konkret ist es Aufgabe der Führungsebene, die verschiedenen Aspekte der Fehlerkultur über die Förderung der sechs Dimensionen anhand dreier Ebenen zu verändern, wie in Abbildung 19 gezeigt wird.

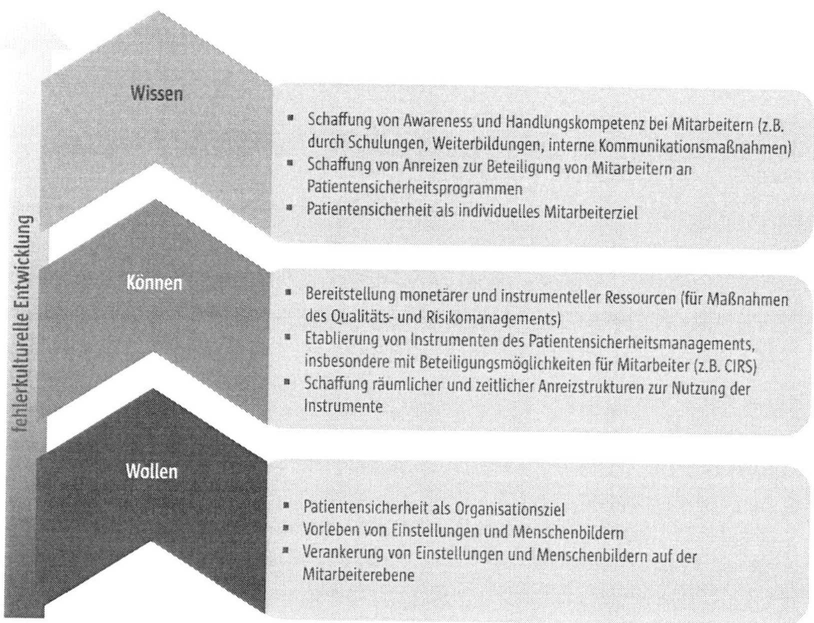

Abb. 19 Stufen fehlerkultureller Entwicklungsarbeit (eigene Darstellung)

Die Ebene des **Wollens** ist führungsseitig einerseits durch die bereits angesprochenen vorhandenen Werte, Moralvorstellungen und Menschenbilder, andererseits von evidenten Zielkonflikten (meist eine Abwägung zwischen medizinisch optimaler und gleichzeitig ökonomisch erfolgreicher Behandlung) geprägt (s. Abbildung 2). Die individuellen und organisatorischen Antworten auf die damit verbundenen Fragen (z.B. „Wie gehen wir mit Fehlern und Regelverstößen um?“, „Wie tolerant sind wir gegenüber neuen Ideen?“, „Ist Patientensicherheit ein explizit formuliertes, strategisches Ziel?“) entscheiden darüber, ob eine Organisationsleitung (und in der Folge ihre Mitglieder) Veränderungsbedarf und Wandlungsbereitschaft in Bezug auf grundlegende fehlerkulturelle Aspekte sieht und zeigt. Einen Veränderungs- und Verbesserungsbedarf in Bezug auf Patientensicherheitsaspekte muss jede Gesundheitsorganisation selbst einschätzen, existent ist er zweifelsohne in vielen deutschen Einrichtungen. Die Wandlungsbereitschaft meint die auf „inneren Einstellungen sowie auf Nutzenkalkülen beruhende Haltung gegenüber den Zielen und Maßnahmen des Wandels (Einstellungsakzeptanz) sowie die Neigung, aktiv am Wandel mitzuwirken (Verhaltensakzeptanz)“ (Krüger 2014, 19).

Wird bei zentralen patientensicherheitsrelevanten Entscheidungsszenarien – z.B. bei personellen Besetzungsfragen – auf Führungsseite ökonomischen Interessen Priorität eingeräumt, müssen sich Mitarbeiter im klinischen Arbeitsalltag in der Folge mitunter zwischen Sicherheit und Effizienz entscheiden und reagieren mit Regelverstößen auf die Dilemma-Situation, die mittel- bis langfristig garantiert zu Risiken und Patientenschädigungen führt (St. Pierre et al. 2011; Bohnet-Joschko 2015) (s. auch Kapitel 8). Dies ist bereits Teil des **Könnens** und der Frage, wie sichtbare und greifbare Aspekte der Fehlerkultur, also z.B. Instrumente des Qualitäts- und Risikomanagements, etabliert und in ihrer Anwendung von der Führung entsprechend unterstützt werden. Anders ausgedrückt kann das Potenzial fehlergestützter Lernprozesse nur gehoben werden, wenn führungsseitig im Rahmen der Fehlerkultur Strukturen und Räume zum Lernen geschaffen werden (Schreyögg 2007; Löber 2009) und die angedeuteten Dilemmata-Situationen zugunsten patientensicherheitsfördernder Handlungsweisen aufgelöst werden.

Das **Wissen** steht im Rahmen transformativer Fehlerkulturarbeit an der Spitze des Entwicklungsprozesses und erfordert eine tiefe Integration konstruktiver Fehlerkulturdimensionen bei allen Organisationsmitgliedern. Führungsverantwortliche müssen starke Vertrauens- und Gerechtigkeitspositionen sowie positive Konnotationen des Sicherheitsgedankens entwickeln, damit sich Mitarbeiter für die Teilnahme an einem „humanzentrierten klinischen Risikomanagement“ entscheiden und sich für die Verbesserung der systemischen Rahmenbedingungen der Krankenversorgung einsetzen (Bohnet-Joschko u. Zippel 2014). Dafür müssen intrinsische Anreize geschaffen werden und Demotivatoren in der Arbeitspraxis vermieden, sowie konkrete Schulungs- und Ausbildungsprogramme angeboten und in das regelhafte Onboarding neuer Mitarbeiter sowie in bestehende Weiterbildungsprogramme integriert werden. Dann besteht die Chance, dass Mitarbeiter zunehmendes Situations- und Problembewusstsein für die gesamte Behandlungskette ausbilden, Verständnis für das Phänomen der kooperativen Leistungserstellung im Gesundheitsbetrieb entwickeln und sich Qualitätsverbesserung, Fehlervermeidung und Patientensicherheit als konstituierende Bestandteile des professionellen Selbstverständnisses, als individuelles Mitarbeiterziel, im Gesundheitsbetrieb etablieren können.

Literaturempfehlungen

Hoffmann B, Hofinger G, Gerlach F (2009) (Wie) ist Patientensicherheitskultur messbar? In: Zeitschrift für Evidenz, Fortbildung und Qualität im Gesundheitswesen, Jg. 103, Nr. 8, S. 515–520

Lohfert C (2010) Weil Du arm bist, musst Du früher sterben: Der ohnmächtige Patient. München

Löber N (2011) Fehler und Fehlerkultur im Krankenhaus – eine theoretisch-konzeptionelle Betrachtung. Wiesbaden

Schüttelkopf E (2013) Lernen aus Fehlern: Wie man aus Schaden klug wird. Freiburg

5 Zielgruppenbefragungen

5.1 Gründe für Zielgruppenbefragungen

Mit zahlreichen Instrumenten und Messmethoden wird versucht, die medizinische Qualität (Potenzial-/Struktur-, Prozess- und Ergebnisqualität) objektiv darzustellen. Gesetzlich verpflichtende Regelungen wie z.B. die Teilnahme an der sektorenübergreifenden Qualitätssicherung nach § 135a (2) sind Ausdruck dieser Bestrebung, die Qualität im deutschen Gesundheitssystem transparent, vergleichbar und vor allem verständlich zu machen. Die theoretischen Ausführungen zu einzelnen Dimensionen und Determinanten von Qualität (s. Abbildung 2) haben aber gezeigt, dass unterschiedliche Anspruchsgruppen mitunter ganz divergente Erwartungen und Wahrnehmungen der Qualität oder anderer Leistungsparameter eines Krankenhauses haben. Um diese sehr subjektiven Erwartungen von verschiedenen Zielgruppen – allen voran die Patienten und die direkten Erbringer von Krankenhausleistungen (Krankenhausmitarbeiter) – zu erfassen, können Befragungen als diagnostisches Instrument innerhalb des Qualitäts- und Risikomanagements eingesetzt werden. Die folgenden Ausführungen fokussieren dabei auf die Mikroebene der patientenversorgenden Krankenhauseinrichtung.

In anderen Produktions- und Dienstleistungssektoren längst etabliert, erfreuen sich Zielgruppenbefragungen, insbesondere der Patienten, im Gesundheitswesen seit einigen Jahren ebenfalls zunehmender Beliebtheit

(Mehmet 2011). Mit Sicherheit ist dies einerseits Ausdruck einer höheren Sensibilität gegenüber den Patienten und besserer Patientenorientierung, andererseits die Folge von Bestimmungen, z.B. der „Qualitätsmanagement-Richtlinie vertragsärztliche Versorgung“ des Gemeinsamen Bundesausschuss, der Patientenbefragungen als Instrument des einrichtungsinternen Qualitätsmanagements ausdrücklich empfiehlt (Gemeinsamer Bundesausschuss 2014) oder den Anforderungen von Zertifikaten und deren Zertifizierungsgesellschaften (Hensen 2016). Trotz der eingeschränkten Urteilskraft von Patienten (z.B. in Bezug auf Sachlichkeit, Distanz, medizinisches Fachwissen und Objektivität [Vuori 1987; Trojan 1998]) ist die systematische Abfrage von Erwartungen und Wahrnehmungen der Krankenhausleistung aus Patientensicht aus vielerlei Gründen sinnvoll und angezeigt:

- Ohne Kenntnis der Patientenerwartungen können leistungsverbessernde Aspekte in der Krankenhausplanung völlig unterbleiben, leicht am Patienten vorbei entwickelt werden und damit ihre Intentionen und Ziele verfehlen.
- Moderne Therapie- und Beziehungskonzepte wie z.B. die partizipative und partnerschaftliche Entscheidungsfindung erfordern die Einbeziehung des Patienten und die Beurteilung seines gefühlten Partizipationsgrades.
- Patienten erleben, im Gegensatz zu anderen Anspruchsgruppen im Krankenhaus, meist den vollständigen Prozess einer Behandlung vom Anfang bis zum Ende. Damit sind Patienten insbesondere für die Beurteilung der Prozessqualität und Teilen der Strukturqualität eines Krankenhauses eine wertvolle und einmalige Erkenntnisquelle.
- Patienten ergänzen die medizinische und pflegerische Perspektive von Ärzten und Pflegekräften um solche Aspekte, die „einer professionellen Betrachtungsweise aufgrund der Einbindung in den täglichen Routinebetrieb und der spezifischen professionellen Sozialisation nicht oder nicht ohne weiteres auffallen“ würden (Blum 1997, 232).

5.2 Grundüberlegungen zu Befragungsprojekten

An dieser Stelle sollen grundlegende Überlegungen und Tipps zur Durchführung von Zielgruppenbefragungen im Krankenhaus gegeben werden, die prinzipiell für verschiedene Zielgruppen und für verschiedene Befragungsziele angewendet werden können. Gleichwohl wird vermehrt auf die Zielgruppe des Patienten und Patientenbefragungen Bezug genommen, da dies die wichtigste Anspruchsgruppe eines Krankenhauses ist.

Die Durchführung von Befragungen kann, sofern es sich nicht um dauerhafte und regelmäßig durchgeführte Befragungen handelt, als Projekt charakterisiert werden. Die Projektplanung und -steuerung (also das Pro-

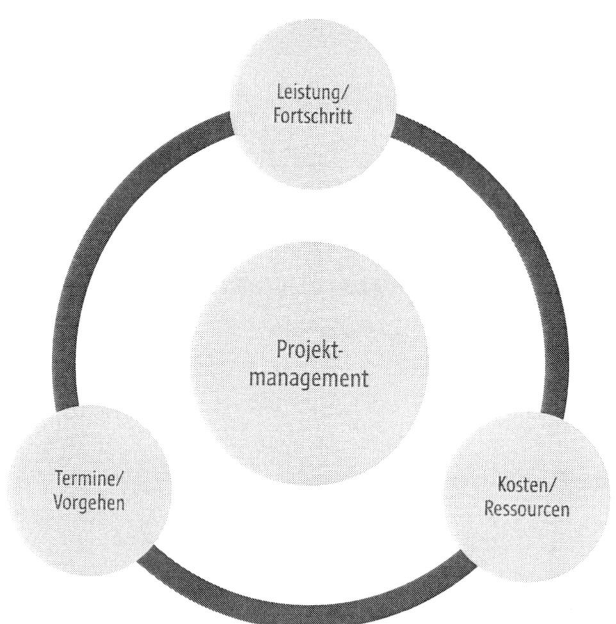

Abb. 20 Betrachtungsgrößen im Projektmanagement (Pfetzing u. Rohde 2009, 285)

jektmanagement) von Befragungen bewegt sich in einem grundsätzlichen Spannungsfeld mit drei zentralen Betrachtungsgrößen (s. Abbildung 20).

Erfolgreiche Projekte verfügen über klare Vorgehensbeschreibungen, Zeitpläne und Terminfristen sowie eine realistische Abschätzung von erforderlichen Ressourcen im Vorfeld und ein Kostencontrolling im Nachgang des Projekts. Ferner müssen der Projektverlauf und die Projektergebnisse (Leistung) transparent dokumentiert werden. Konkreter auf Befragungen bezogen müssen diese Steuerungsparameter um weitere Projektaspekte erweitert werden (s. Abbildung 21), die im Nachgang detailliert beschrieben werden.

5.3 Befragungsziel

Ausgangspunkt eines Befragungsprojekts sollte stets die Formulierung eines konkreten Befragungsziels sein. Dies klingt zunächst trivial, entscheidet aber bei näherem Blick darüber, wie die weiteren Projektschritte einer Befragung ausgestaltet werden müssen. Abstrakt gesprochen sind Befragungen als Analyseinstrument zu charakterisieren, d.h. mit Befragungen soll typischerweise ein Zustand oder die Veränderung eines Zustands und dessen Wahrnehmung durch die Befragten gemessen werden. Häufig ist mit der Durchführung einer Befragung implizit oder explizit auch eine Veränderungsintention verbunden; d.h. die Analyseergebnisse einer Befragung sollen als Ausgangspunkt für die Veränderung von Strukturen und Prozessen

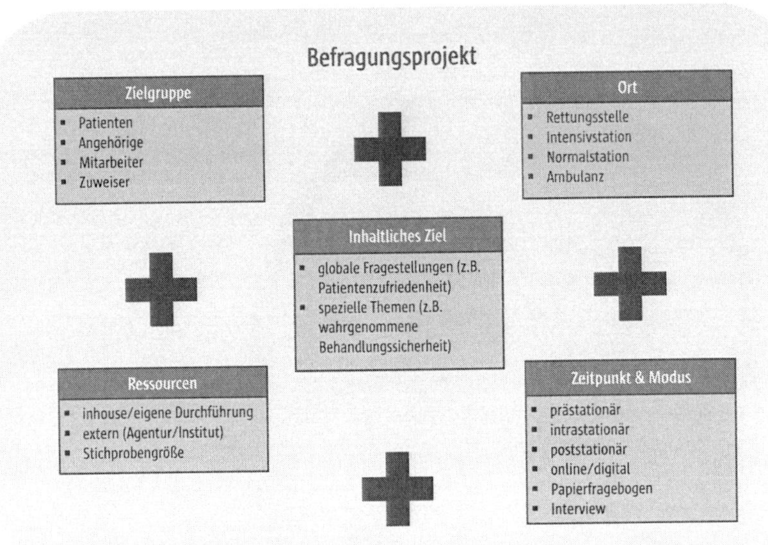

Abb. 21 Gestaltungsdimensionen von Befragungsprojekten (eigene Darstellung)

dienen. Anhand des Befragungsziels einer Patientenzufriedenheitsermittlung wird die Schwierigkeit einer klaren Zieldefinition deutlich. Unvollständig und sprachlich ungenau wäre eine Zielformulierung z.B. in dieser Form:

> *„Wir möchten mit einer Befragung die Zufriedenheit unserer Patienten bestimmen."*

Unvollständig ist dieses Ziel deshalb, weil nicht deutlich gemacht wird, wozu die erhofften Erkenntnisgewinne zur Patientenzufriedenheit genutzt werden sollen. Auch kann das konkrete Ziel hinsichtlich des Befragungsinhalts klarer gefasst werden. Besser wäre deshalb eine Formulierung in Richtung:

> *„Wir möchten mit einer Befragung den Grad der wahrgenommenen Patientenzufriedenheit bestimmen. Dafür interessiert uns die ehrliche und unbefangene Meinung unserer Patienten, um daraus strukturelle, organisatorische und prozessuale Verbesserungsmaßnahmen für die Patientenversorgung abzuleiten und umzusetzen."*

Auch wenn eine geplante Patientenbefragung nicht die Ableitung von Verbesserungsmaßnahmen zum primären Ziel hat, sondern z.B. lediglich als zwingende Anforderung einer bestimmten Zertifizierung im Raum steht, sollte das anlassbezogene Befragungsziel entsprechend ehrlich und konkret formuliert werden:

> *„Wir möchten unser Qualitätsmanagementsystem zertifizieren lassen. Deshalb führen wir eine Befragung unserer Patienten nach den Vorgaben der Zertifizierungsgesellschaft durch."*

Durch eine klare Zieldefinition wird auch die Planung der übrigen Befragungsparameter stark vereinfacht; sie sollte deshalb zu Beginn jedes Befragungsprojekts stehen. Ist das Ziel einer Patientenbefragung (z.B. die eben genannte Erfüllung einer Zertifikatsanforderung) fixiert, werden Ressourcen für eine solche Befragung eben nur in dem Maße bereitgestellt, wie es für die Erfüllung der Anforderung notwendig ist. Geht es bei einer Patientenbefragung hingegen um das konkrete Erfassen von Defiziten und Verbesserungspotenzialen, sind damit tendenziell eine größere Stichprobe und damit ein größerer Ressourcenaufwand verbunden. Typische Globalziele von Befragungen sind z.B.:

- Messung der wahrgenommenen Qualität und Behandlungseffektivität
- Erhebung der Imagewirkung bei relevanten Zielgruppen
- Erkennen von Defiziten in Behandlungs- und Versorgungsabläufen
- Kennen der Motivation und Arbeitszufriedenheit der eigenen Mitarbeiterschaft
- Leistungsvergleich zu anderen Anbietern derselben Versorgungsleistungen
- allgemein Messung/Darstellung von Veränderungen im Zeitverlauf

5.4 Zielgruppe

Untrennbar verbunden mit dem Befragungsziel ist die Zielgruppe, die sich nahezu direkt aus der Zieldefinition ergibt. So muss die Zielgruppe geeignet sein, um das vorab definierte Befragungsziel auch zu bedienen. Soll z.B. die Schmerzwahrnehmung von Patienten analysiert werden, macht es also primär Sinn, Patienten zu befragen. Andere Zielgruppen können zwar im Sinne einer differenzialdiagnostischen Analyse zu Einzelaspekten dieses Themas ergänzend befragt werden (z.B. pflegende Angehörige), das führende Erkenntnissubjekt einer Befragung (also meist die Zielgruppe) sollte jedoch stets eindeutig beschrieben und definiert werden. Neben Patienten werden im Krankenhaus, abhängig vom Befragungsziel, häufig andere Zielgruppen befragt:

- **Angehörige** können in bestimmten Settings – z.B. auf Intensivstationen – Bereiche der Krankenhaustherapie teils besser beurteilen als (wahrnehmungsgeschwächte) Patienten (Stricker et al. 2011; Schmidt et al. 2017). Gleichzeitig haben Angehörige sehr spezifische Bedürfnisse, deren Kenntnis für eine Verbesserung von Behandlungs-, Informations- und Kommunikationsprozessen hilfreich ist (Kuhlmann 2002). Sie entwickeln (unterstützt durch intensive mediale Berichterstattung) zudem tendenziell steigendes Interesse an der Behandlungsqualität und -sicherheit ihrer Kranken und werden als Therapiebegleiter (z.B. für multimorbide, ältere Patienten) zur relevanten Zielgruppe.

- **Mitarbeiter** sind das größte Kapital eines Krankenhauses. Qualitätsverbessernde Maßnahmen der Organisationsentwicklung können z.B. über eine sog. Survey-Feedback Vorgehensweise erreicht werden (Müller 2004). Auch die Mitarbeiterzufriedenheit, die mitunter auch die Patientenzufriedenheit (positiv oder negativ) beeinflussen kann, lässt sich sinnvoll durch Befragungen einschätzen (Koop u. Bungard 2004). Ebenso die Frage, wie es um das Thema Patientensicherheit im Haus bestellt ist, kann z.B. über eine Sicherheitsklimabefragung der Mitarbeiter approximativ untersucht werden (van Vegten et al. 2011).
- **Ein- oder Zuweiser** haben für Krankenhäuser zentrale Bedeutung zur Steuerung und Verbesserung der Auslastung und können insbesondere die Versorgungs- und Kooperationsqualität an den Krankenhausschnittstellen gut beurteilen. In vielen Krankenhäusern werden deshalb Zuweiserbefragungen als Instrument der Qualitätssicherung und des Marketings eingesetzt (Messner 2007) und können Ausgangspunkt für konkrete Verbesserungen im sektorenübergreifenden Behandlungsprozess sein (Buddendick et al. 2010).

Erstaunlicherweise fordern z.B. einige Zertifizierungssysteme konkret die Durchführung von Befragungen und definieren dabei zwar die zu befragende Zielgruppe, nicht aber das Befragungsziel (Stoll 2008). Auch wenn solche externen Impulse zur Durchführung von Befragungen legitim sind, sollte im Krankenhaus immer eine klare und vor allem nutzenstiftende Formulierung von Ziel und Zielgruppe erfolgen. Bei der Wahl der Zielgruppe können ferner genauere Schwerpunkte gewählt werden. Anstelle einer umfassenden Mitarbeiterbefragung können z.B. spezielle, themenzentrierte Befragungen durchgeführt werden, die nur einzelne Beschäftigungsgruppen adressieren (Wissing 2014) (s. Abbildung 22).

Beispiel für eine spezielle, themenzentrierte Mitarbeiterbefragung

Hintergrund: *Das Krankenhaus setzt im Patientenkontakt Servicekräfte für die Durchführung von pflegefremden Tätigkeiten ein und möchte mit einer Befragung eruieren, ob die durchgeführten Schulungsmaßnahmen erfolgreich sind.*

Zielgruppe: *angestellte Servicekräfte im Krankenhaus*

Befragungsziel: *Prüfung des Aufgabenspektrums der Servicekräfte und ggf. Ableitung von Maßnahmen für eine Verbesserung/Erweiterung des Schulungsangebots für Servicekräfte*

Ort/Zeit: *Inhouse auf allen Stationen, die Servicekräfte einsetzen/Während der regulären Arbeitszeit der Servicekräfte*

Modus: *anonymer Papierfragebogen*

Durchführung: *mit eigenen Ressourcen aus dem Qualitätsmanagement*

Stichprobe: *Vollerhebung, Befragung aller Servicekräfte mit Mindestrücklaufquote 75%*

Auszüge aus dem Fragebogen: *siehe Abbildung 22*

Für die genaue Bestimmung der Zielgruppe oder Population können konkrete Selektionskriterien (Ein- und Ausschlusskriterien) definiert werden; bei Patientenbefragungen im stationären Kontext sollten z.B. folgende generellen Ausschlusskriterien beachtet werden:

- Verweildauer geringer als 48 Stunden (da die Verankerung von Eindrücken meist sonst nicht vollständig beim Patienten gewährleistet ist)
- minderjährige Patienten
- physische oder psychische Gründe (z.B. Multimorbidität oder Demenz), die eine Befragung erschweren oder unmöglich machen
- mangelnde Beherrschung der deutschen Sprache (sofern keine psychometrisch validierten Fragebogenversionen in anderen Sprachen vorliegen)
- Überweisung in eine Rehabilitationsklinik oder in eine betreute Wohnsituation direkt nach der Entlassung (Pira 2000; Bleich 2010)

Über welche Qualifikation(en) verfügen Sie? (Mehrere Antworten möglich)

- ☐ Basiseinweisung für Servicekräfte (Schulungsprogramm für neue Servicekräfte im Haus)
- ☐ Rettungssanitäter/in oder Vergleichbares
- ☐ Pflegehelfer/in (einjährige Ausbildung) oder Vergleichbares
- ☐ Andere Qualifikationen (bitte benennen): ____________

Wie häufig führen Sie bestimmte Tätigkeiten durch?

Antworthilfe: regelmäßig (=mehrmals wöchentlich), gelegentlich (=1-4 Mal im Monat), eher selten (=weniger als 1 Mal im Monat)

Tätigkeit	regelmäßig	gelegentlich	eher selten	nie	weiß nicht
Administration: Kopien anfertigen	☐	☐	☐	☐	☐
Administration: Post versenden	☐	☐	☐	☐	☐
Pflegeassistenz: Lagerung und Mobilisation	☐	☐	☐	☐	☐
Pflegeassistenz: Patientenwaschung mit Pflegekraft	☐	☐	☐	☐	☐
Pflegeassistenz: Begleitung des Patienten zur Körperwaage	☐	☐	☐	☐	☐
Pflegeassistenz: Verteilung von Kühlelementen	☐	☐	☐	☐	☐
Betten: Bett ohne Patient richten/beziehen	☐	☐	☐	☐	☐
Betten: Bett mit Patient richten/beziehen	☐	☐	☐	☐	☐
Ernährung: Getränke/Speisen verteilen/bereitstellen/abräumen	☐	☐	☐	☐	☐
Ernährung: Essensbestellung im digitalen System vornehmen	☐	☐	☐	☐	☐
Patientenservice: Botengänge für Patienten	☐	☐	☐	☐	☐
Patientenservice: Besorgungen für Patienten erledigen	☐	☐	☐	☐	☐
Wahlleistungspatienten: Beschaffung Tageszeitung	☐	☐	☐	☐	☐
Wahlleistungspatienten: Täglicher Wäschewechsel	☐	☐	☐	☐	☐

Abb. 22 Themenbezogenes Befragungsinstrument (Beispiel) (eigene Darstellung)

5.5 Befragungsort, Zeitpunkt und Modus

Die Frage nach dem **Durchführungsort** von Befragungen ergibt sich meist bereits aus der inhaltlichen Zieldefinition der Befragung und der zu befragenden Zielgruppe. In der Regel einfacher gestalten sich Befragungsszenarien in Ambulanzen und auf Allgemeinstationen. Ambulanzen bieten durch ihre räumlichen Gegebenheiten meist gute technische und logistische Voraussetzungen für die Patientenansprache; stationär behandelte Patienten sind durch ihre räumliche Gebundenheit häufig ebenfalls gut zu befragen. Deutlich schwieriger gestaltet sich die Befragung von Patienten in kritischen Leistungsbereichen des Krankenhauses wie der Rettungsstelle oder auf Intensivstationen. Hier kann es sinnvoll sein, anstelle der Patienten direkte Angehörige zu befragen oder Patienten erst zu kontaktieren, nachdem sie von einer Rettungsstelle oder Intensivstation entlassen oder auf eine Allgemeinstation verlegt wurden.

Eng verbunden mit dem Ort (und Ziel) der Befragung ist auch die Frage des **Befragungszeitpunkts** und des konkreten Modus bzw. der Befragungstechnik. Patienten innerhalb der Räumlichkeiten des Krankenhauses haben während eines stationären Aufenthalts häufig Zeit oder erleben vor ambulanten Besuchen Wartezeiten, die gut für Befragungen genutzt werden können. Ein weiterer Vorteil von Befragungen während des Aufenthalts sind die geringeren Kosten und ein verringerter logistischer Aufwand (gegenüber poststationären, postalischen Befragungen). In Kauf genommen werden muss dann allerdings ein möglicherweise tendenziell zu positives Antwortverhalten von Patienten (Response bias), da Patienten bei kritischen Äußerungen ggf. persönliche Nachteile während der Behandlung befürchten (Pira 2000; Mehmet 2011). Auch kann ein Patient während des Aufenthalts die Gesamtheit der empfangenen Leistungen (z.B. die Entlassungsmodalitäten) noch gar nicht beurteilen, weshalb direkte Patientenbefragungen während des Aufenthalts gut für punktuelle, themenspezifische Analyseziele geeignet sind (Papenhoff u. Platzköster 2010). Die Befragung bereits entlassener Patienten (ehemalige Patienten) erlaubt zwar Rückmeldungen zum gesamten Behandlungsprozess, liegt der Befragungszeitpunkt jedoch zu weit vom Entlassungszeitpunkt entfernt, entstehen mitunter Erinnerungsfehler beim Patienten (Frodl 2011). In jedem Fall ist die Anonymität hier größer als bei Inhouse-Befragungen (Mehmet 2011).

Absolut unerlässlich ist eine gut durchdachte prozessuale Durchführungskonzeption der Befragung. Dies kann z.B. mithilfe eines Pretests erfolgen; Abbildung 23 zeigt eine beispielhafte multimodale Befragungskonzeption zu unterschiedlichen Zeitpunkten für einen ambulanten Befragungskontext (papierbasiert und elektronisch via QR-Code und Smartphone des Patienten, fest installiertem Tablet an der Aufnahme und Einbeziehung der Ambulanz-Website).

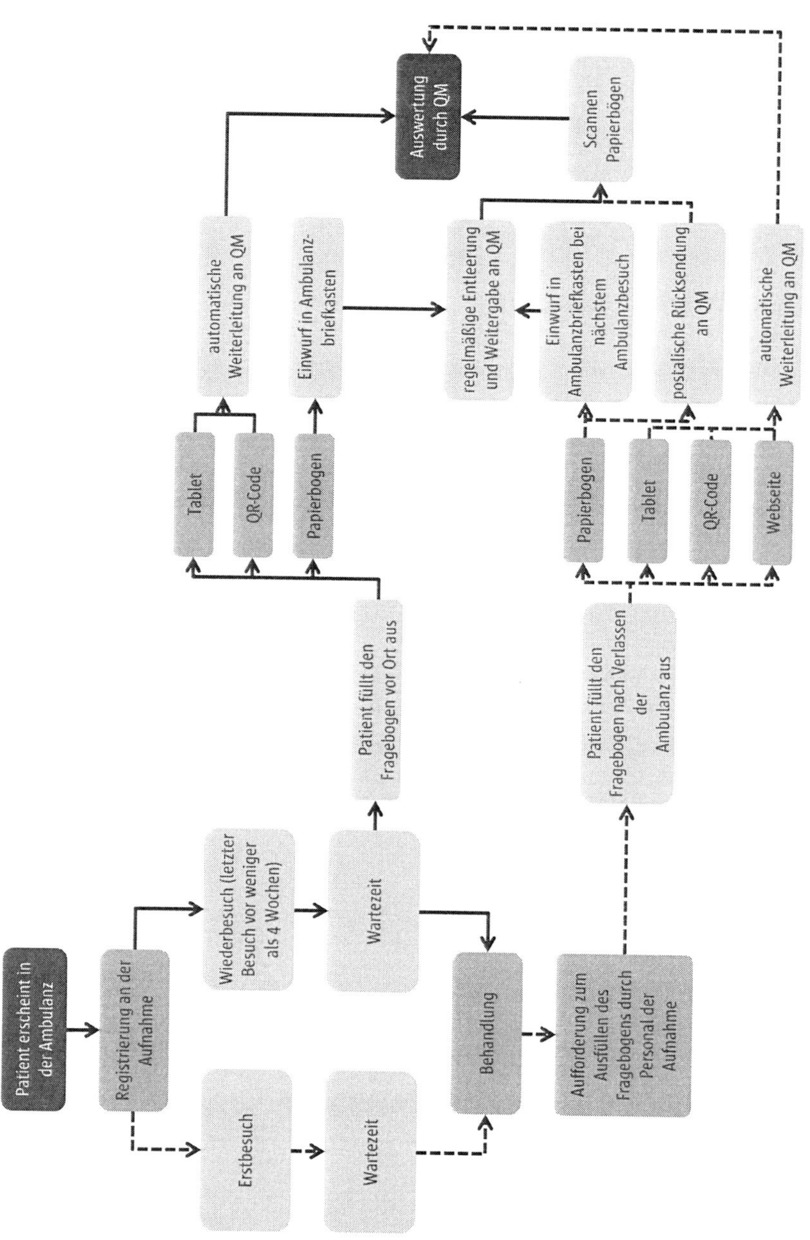

Abb. 23 Befragungen zu unterschiedlichen Zeitpunkten (Beispiel) (eigene Darstellung)

Abhängig von der Zielsetzung, dem Zeitpunkt und den zur Verfügung stehenden Ressourcen muss der **Modus einer Befragung (Befragungstechnik)** geklärt werden. Für Patientenbefragungen bieten sich die klassischen Formen der mündlichen oder schriftlichen Befragung an (s. Abbildung 24).

Alle genannten Methoden haben Vor- und Nachteile, deren Beurteilung nur in Abhängigkeit des konkreten Befragungsziels und der zur Verfügung stehenden Ressourcen möglich ist. Onlinebefragungen z.B. können durchaus auch während eines stationären Aufenthaltes einzelne Aspekte der Versorgungsqualität erfassen, sofern die Patientenzimmer mit interaktiven internetfähigen Patiententerminals bzw. WLAN (bei „Bring your own device"-Befragungen, z.B. via QR-Code) ausgestattet sind. Bei nachträglichen postalischen Befragungen besteht stets die Gefahr, dass nicht der eigentlich intendierte Empfänger den Fragebogen ausfüllt (Ertl-Wagner et al. 2013), die Rücklaufquote eher gering ist und zudem lange auf sich warten lässt. In den Räumen des Krankenhauses verteilte Fragebögen hingegen laufen in der Regel schnell zurück und ermöglichen, bei Verwendung von professionellen Befragungstools, eine schnelle Datenerfassung z.B. via Scanner. Persönliche, offene Interviews erlauben mit Sicherheit eine exzellente Berücksichtigung individueller Empfindungen und Meinungen; ihre Durchführung ist jedoch meist aus Kostengründen – zumindest bei hohen Stichproben – nicht realisierbar und Befragungsergebnisse können zudem durch den Interviewer beeinflusst werden (Befrager Bias). Mit standardisierten Fragebogeninterviews können eventuell zusätzliche Populationen eingeschlossen werden, deren Daten sonst nicht zu erheben sind (z.B. lese- oder schreibgeschwächte Patienten).

Für die meisten patientenbezogenen Befragungsinhalte sind schriftliche Messinstrumente (Fragebögen) und deren Einsatz die beste Technik. Der Zeitaufwand solcher Befragungsprojekte ist überschaubar oder zumindest prognostizierbar, die Anonymität kann relativ gut sichergestellt werden und die Interpretation der Ergebnisse fällt bei Verwendung standardisierter Messinstrumente leichter. Leider werden aber gerade in Krankenhäusern

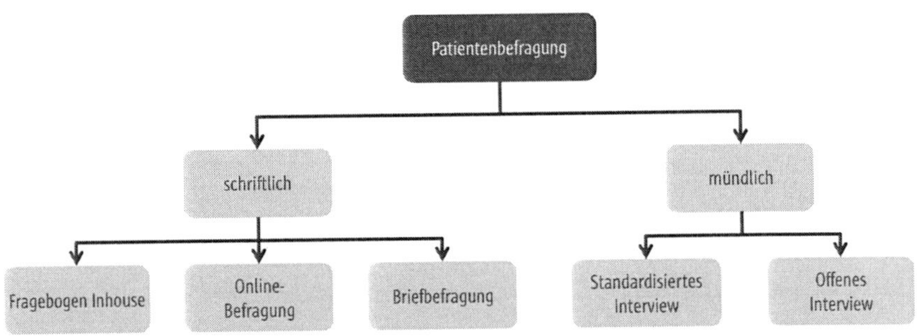

Abb. 24 Befragungsmodi für Patientenbefragungen (eigene Darstellung)

und Gesundheitseinrichtungen häufig Befragungen durchgeführt, deren zugrundeliegende Fragebögen kaum kognitionspsychologischen Aspekten der Umfrageforschung gerecht werden. Auch wenn keinerlei wissenschaftlichen Ansprüche mit der Durchführung einer Befragung verfolgt werden, bleibt die eigene Entwicklung von Fragebögen eine komplizierte Angelegenheit (Porst 2014). Sofern möglich ist daher dringend von der Entwicklung eigener Messinstrumente abzusehen; insbesondere selbst entwickelte Messinstrumente zur Patientenzufriedenheit sind häufig nicht ausreichend theoretisch hergeleitet oder messtheoretisch validiert (Blum 1998). Krankenhäuser sollten deshalb für grundlegende Befragungsziele (wie z.B. die Erhebung der Patientenzufriedenheit) auf wissenschaftlich validierte Messinstrumente und Fragebögen zurückgreifen. Unter den deutschsprachigen, validierten Messinstrumenten für Patientenzufriedenheit seien z.B. genannt:

- Qualiskope-A (Zufriedenheit in ambulanter haus- und fachärztlicher Behandlung) (Gericke et al. 2004)
- ZAP (Zufriedenheit in der Arztpraxis aus Patientenperspektive) (Bitzer et al. 1999)
- HFK (Hamburger Fragebogen zum Krankenhausaufenthalt) (Lecher 2002)
- ZUF-8 (Fragebogen zur Patientenzufriedenheit in psychosomatischen Kontexten) (Schmidt et al. 1989)
- Picker Fragebogen (Zufriedenheit in der stationären Versorgung) (Stahl et al. 2012)
- PEQ (Patientenzufriedenheit im stationären Kontext) (Gehrlach et al. 2008)

Ein externes Befragungsinstitut muss nicht zwingend mit der Durchführung der Befragung beauftragt werden; viele Messinstrumente aus der nationalen und internationalen Forschungspraxis sind frei zugänglich, publiziert und dokumentiert. Auch „exotische“ Bereiche wie das patientensicherheitsrelevante Thema der Fehler- und Sicherheitskultur im Haus wird mittlerweile mit zahlreichen Messinstrumenten (wenngleich teils noch nicht für den deutschen Sprachraum psychometrisch validiert) erforscht (Hoffmann et al. 2009). Wischet und Eitzinger (Wischet u. Eitzinger 2009) haben solche Messinstrumente zusammengefasst (s. Tabelle 1).

Erst wenn Markt und Literatur keine den grundlegenden statistischen Gütekriterien entsprechenden Messinstrumente für ein spezifisches Befragungsziel liefern können, sollte die Eigenentwicklung von Messinstrumenten in Erwägung gezogen werden. Dann sind häufig explorative, mündliche Erhebungsverfahren (z.B. leitfadengestützte Interviews) eine bessere Wahl als selbstentwickelte Fragebögen.

Befragungen haben immer auch eine Kommunikationsfunktion: Durch die Wahl der Befragungsthemen und die Auswahl der Fragen zeigt die Kranken-

Tab. 1 Messinstrumente zur Evaluation der Sicherheitskultur (eigene Darstellung, in Anlehnung an Wischet u. Eitzinger 2009)

Exemplarische Auswahl von Instrumenten zur Evaluation der Sicherheitskultur	
CSS	Culture of Safety Survey
HSOPS	Hospital Survey on Patient Safety
HSPSC	Hospital Survey on Patient Safety Culture
HTSSCS	Hospital Transfusion Service Safety Culture Survey
MaPSaf	Manchester Patient Safety Framework
MSSA	Medication Safety Self Assessment
ORMAQ	Operating Room Management Attitudes Questionnaire
PSCHO	Patient Safety Cultures in Healthcare Organizations
SAQ	Safety Attitudes Questionnaire
SCS	Safety Climate Survey
SLOAPS	Strategies for Leadership: An Organizational Approach to Patient Safety
VHA PSCQ	Veterans Administration Patient Safety Culture Questionnaire

hausleitung Patienten und Mitarbeitern, welche Themen und Fragestellungen ihr wichtig sind (Wissing 2014).

Exkurs – Telefonische Patientenbefragung

Mehr denn je führt die vernetzte Organisation unseres Gesundheitssystems zu sektorenübergreifenden Versorgungsszenarien: Häufig endet eine Behandlung nicht nach der Operation und Entlassung aus dem Krankenhaus, sondern wird durch andere (ambulante) Leistungserbringer fortgesetzt. Einige Krankenkassen setzen deshalb bereits jetzt vereinzelt auf „sektorenübergreifende Patientenbefragungen", um objektivierbare Ergebnisparameter, sog. „Patient-reported outcomes" zu ermitteln; auch der Gemeinsame Bundesausschuss thematisiert gegenwärtig mögliche Patientenbefragungen als zusätzliches Element der externen vergleichenden Qualitätssicherung bei bestimmten Leistungsbereichen.

Proaktiv können besonders patienten- und serviceorientierte Krankenhäuser deshalb über die Durchführung von telefonischen Befragungen von Patienten nachdenken, um deren nachstationäre Zufriedenheit oder Beschwerdefreiheit zu erfassen. Denkbar sind z.B. telefonische Befragungen in bestimmten fest definierten Zeitintervallen (z.B. Abfrage der Schmerz- und Beschwerdefreiheit nach Knie- oder Hüft-TEP nach drei, sechs und zwölf Monaten), die auch als Beziehungspflegeinstrument und Bindungsinstrument bei chronischen Erkrankungen fungieren können. Sofern eine Einwilligung des Patienten zur telefonischen Kontaktaufnahme vorliegt, können solche telefonischen Befragungen durch medizinisch und psychologisch geschultes Fachpersonal (!) die langfristige Zufriedenheit von Patienten maßgeblich verbessern. Voraussetzung hierfür ist allerdings eine vollständig digitale Dokumentationsumgebung und eine umfassende Kontaktunterstützung durch eine PRM-Software (Patient Relationship Management), um die Ergebnisse solcher Telefonkontaktbefragungen auch sinnvoll zu nutzen.

Auch Überlegungen der gesetzlichen Qualitätssicherung, bei bestimmten Qualitätsindikatoren einen langfristigeren, sektorenübergreifenden Behandlungserfolg durch Befragung der Patienten zu messen, sprechen dafür, Patienten und die Behandlung ihrer Leiden als langfristigen Pfad mit vielfältigen Interventionen und Interaktionspunkten im Gesundheitssystem zu betrachten (Vincent u. Amalberti 2016).

5.6 Ressourcen und Stichprobe

Das Befragungsziel bestimmt nicht nur die Wahl der Befragungsmethode, sondern auch die Frage, welchen Umfang eine geplante Zielgruppenbefragung hat und welche Ressourcen hierfür zur Verfügung stehen (sollten/müssen). Andererseits wird durch die Wahl der Befragungsmethode bereits die Grundtendenz der Ressourcenintensität gelegt (Fixkosten), die bei klassischen „Pencil & paper"-Befragungen insbesondere durch die Größe der geplanten Stichprobe (variable Kosten) beeinflusst wird. Umfangreiche Befragungsziele (z.B. die Erhebung der Mitarbeiterzufriedenheit oder der Patientenzufriedenheit) erfordern eigentlich eine Vollerhebung, die aber bei großen Krankenhäusern schnell sehr aufwändig werden kann. Gerade die (teils oder vollständig digitale) Verarbeitung hoher Fragebogenzahlen kann hier eine sinnvolle Lösung darstellen, die mitunter durch einen professionellen Befragungsdienstleister kostengünstiger realisiert werden kann als durch eigene Ressourcen (s. Tabelle 2).

In jedem Fall muss die Stichprobe und Rücklaufquote repräsentativ für die Grundgesamtheit bzw. Population sein. Behandelt ein Krankenhaus z.B. im Jahr gut 10.000 vollstationäre Patienten, ist eine einmalige, alle zwei Jahre für sechs Wochen im Jahr durchgeführte Zufriedenheitsbefragung wenig aussagekräftig. Ehe Ressourcen in Befragungsszenarien mit zweifelhafter Aussagekraft investiert werden, kann z.B. auch die Konsultation von öffentlich zugänglichen Zufriedenheitsmessungen wie der PEQ-Messung der Krankenkassen AOK und Barmer GEK bereits einen guten Indikator für das Krankenhaus darstellen. Zumindest die Weiterempfehlungsbereitschaft als Ergebnis der PEQ-Messung ist kostenfrei für jedes Krankenhaus in Deutschland über die Weiße Liste (www.weisse-liste.de) einsehbar; die zugrundeliegenden Stichproben sind hier häufig größer als die Stichproben von selbst durchgeführten Befragungen. Nach einzelnen Qualitätsdimensionen aufge-

Tab. 2 Gegenüberstellung von Inhouse- und externen Befragungen (eigene Darstellung)

Befragung durch eigene Mitarbeiter		Befragung durch externen Anbieter	
Vorteile	**Nachteile**	**Vorteile**	**Nachteile**
■ Möglichkeit der unkomplizierten intra-stationären/ambulanten Befragung ■ relativ geringere Kosten ■ meist höherer Rücklauf aufgrund direkter Ansprache von Patienten durch eigenes Personal ■ thematisches Customizing unkompliziert möglich	■ Tendenz zu höherem Antwortverhalten (soziale Erwünschtheit/Bias) aufgrund gefühlten Abhängigkeitsverhältnisses ■ Ruhen der regulären Mitarbeitertätigkeit während Befragung (insbesondere bei Interview-Befragungen)	■ kein Ausfall eigener Mitarbeiterressourcen für die Durchführung ■ standardisierte und effiziente Erhebungsmethoden (Erfahrungswissen) ■ teils Vergleichsmöglichkeit gegeben (Benchmarking) ■ höhere wahrgenommene Neutralität und Unabhängigkeit	■ teils hohe Kosten und häufig Abrechnung auf Basis von Fragebogenanzahl ■ „fremdes" Personal im Patientenkontakt (bei intrastationären/-ambulanten Befragungen) ■ Auswertungen häufig standardisiert ■ Datenhoheit für weitere Auswertungen häufig nicht gegeben

schlüsselte Ergebnisse der PEQ-Befragung zeigt die AOK auch auf ihrer eigenen Website (s. Abbildung 25).

Auch wenn ein Haus bereits eigene Befragungsinstrumente für die Erfassung der Patientenzufriedenheit anwendet, sollte ein Blick auf und Nutzung von öffentlich zugänglichen Patientenzufriedenheitsdaten erfolgen. Einerseits können so, trotz unterschiedlicher Messinstrumente, Tendenzen und ggf.

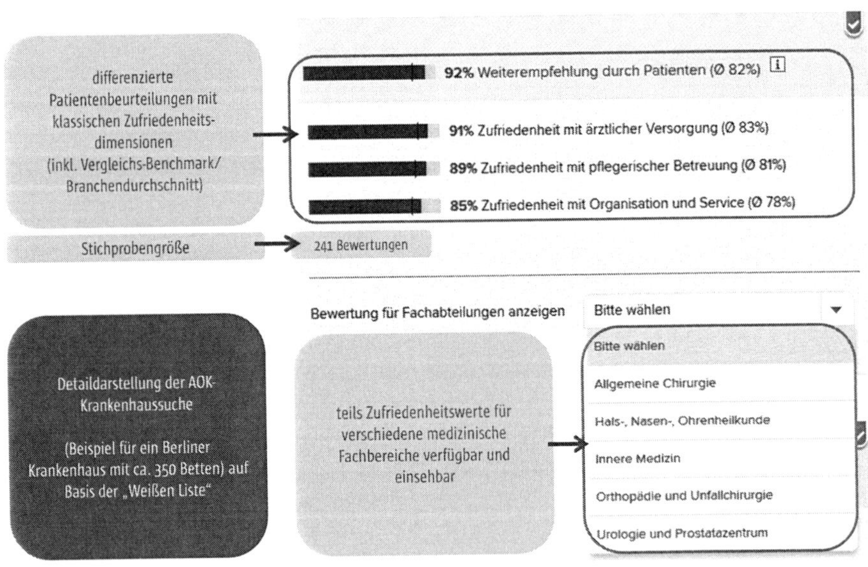

Abb. 25 Darstellung von Patientenzufriedenheitswerten mit der PEQ-Messung (siehe hierzu auch https://weisse-liste.krankenhaus.aok.de)

„ausreißende“ Messwerte gut erkannt werden. Andererseits verwendet z.B. der PEQ Qualitätsdimensionen, die auch vermehrt in anderen Konstrukten zur Patientenzufriedenheitsmessung genutzt werden (Santos de Almeida et al. 2015; Beattie et al. 2015) und stellt daher mit seinen Ergebnissen gute und belastbare Vergleichswerte zu anderen Krankenhäusern dar.

5.7 Nutzung von Befragungsergebnissen

Leider erfolgt die Informationsnutzung von Befragungen und die Kommunikation von Ergebnissen und Maßnahmen häufig nicht effektiv, wird gern bereits bei der Ressourcenplanung unvollständig adressiert und unterschätzt und bleibt deshalb auf einem wenig konkreten Niveau. Viele Befragungsprojekte enden bereits mit der Präsentation der Befragungsergebnisse vor der Krankenhausleitung oder, im besten Fall, mit einer Auswertung und Darstellung der Befragungsergebnisse von Patientenbefragungen auf der eigenen Krankenhaus-Webseite. Ein sehr gelungene und patientenorientierte Präsentation von Befragungsergebnissen unterhalten die Helios Kliniken im Internet (s. Abbildung 26).

Krankenhausintern werden solche Ergebnisse gern, insbesondere bei selbst entwickelten Messinstrumenten, so verzerrt dargestellt, dass sie eine „Versicherung“ für die bisher eingeschlagene Strategie und Handlungsweise dar-

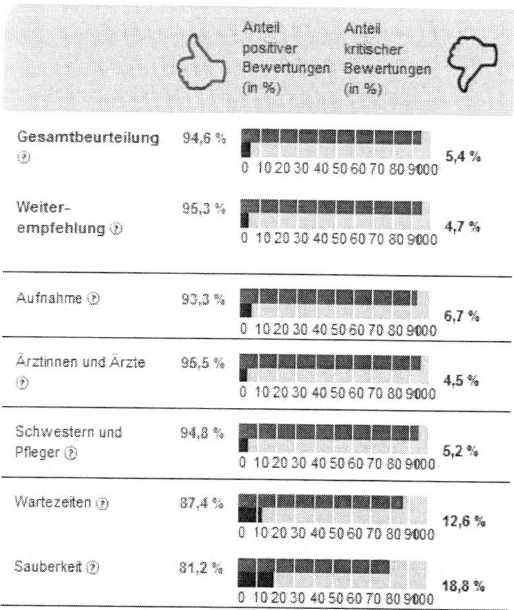

Abb. 26 Darstellung von Patientenzufriedenheitswerten auf einer Klinik-Webseite (http://www.helios-kliniken.de/medizin/qualitaetsmanagement/patientenbefragung.html)

stellen, und besonders positive Zufriedenheitswerte ausweisen (Nemec u. Fritsch 2013). In der Außendarstellung werden positive Befragungsergebnisse als Marketingvehikel genutzt um zu demonstrieren, dass den Bedürfnissen der Anspruchsgruppen, meist den Patienten, Rechnung getragen wird (Papenhoff u. Platzköster 2010; Hellmann et al. 2012). Wichtiger als die Ergebniskommunikation ist aber die Ableitung von internen Veränderungsmaßnahmen, sofern zu Beginn der Befragung ernsthafte, patientenorientierte Ziele definiert wurden. Dafür müssen dann Befragungsergebnisse konkret auf einzelne Fachbereiche und Stationen heruntergebrochen werden, um den direkten Dialog mit den betroffenen Krankenhausmitarbeitern starten zu können (Lüthy 2009). Sinnvoll ist eine direkte Diskussion mit den zuständigen Mitarbeitern, um zielgerichtete Qualitätsverbesserungsmaßnahmen planen und umsetzen zu können (Haeske-Seeberg 2008).

Tipps für eine erfolgreiche Befragungskonzeption und Durchführung

Konzentration des Befragungsziels und der Inhalte auf wenige Aspekte

Befragungen sollten von ihrem Ziel und Umfang her so knapp wie möglich bemessen sein, um einerseits die Rücklaufquote positiv zu beeinflussen und andererseits die Auswertungen nicht unnötig zu komplizieren. Auch die Formulierung der Fragen und das Design entscheiden maßgeblich über die Akzeptanz von Fragebögen und die Auswertungsmöglichkeiten im Nachgang. Bei Papierbefragungen sollten möglichst alle relevanten Fragen auf eine DIN A4 Seite passen.

Ehrliche Auswahl des Befragungsziels

Fragen Sie nicht, wenn Sie die Antworten nicht wirklich interessieren. Befragungen fördern manchmal unangenehme Wahrheiten zutage. Hier erkannte Defizite werden umso drängender und belastender, je besser sie durch Befragungsergebnisse dokumentiert werden.

Definition des Auswertungskonzepts vor der Befragungsdurchführung

Viel zu schnell wird mit der operativen Planung einer Befragung begonnen und über Einzelaspekte von Fragebögen, Durchführungsmodalitäten etc. diskutiert und dabei die Frage nach der Auswertung und Ergebnisdarstellung vernachlässigt. Sinnvoll ist aber die gegenläufige Planungsrichtung: Durch die Definition des Befragungsziels kann bestimmt werden, welche Auswertungstiefe erforderlich ist und wie detailliert demnach das Messinstrument (Fragebogen/Interviewleitfaden) gestaltet werden muss.

Beteiligung von Befragungsexperten

Für die Planung und Durchführung von Befragungen muss nicht zwingend die Hilfe von externen Instituten und Befragungsfirmen in Anspruch genommen werden; Mitarbeiter (oder Externe) mit Befragungserfahrung sollten aber bei jedem Befragungsprojekt eingebunden werden. Die systematische Recherche von Literatur und Handlungsanweisungen ist ergänzend hilfreich.

Definition von Informations- und Umsetzungskonzept

Bereits vor einer Befragung sollte detailliert geklärt werden, welche Zielgruppen in welcher Form über die Ergebnisse informiert werden sollten. Noch wichtiger ist die Vorabplanung einer Maßnahmenumsetzung, die aus den Befragungsergebnissen resultiert und die Bereitstellung von ausreichenden Ressourcen dafür. Wenig Verständnis haben z.B. Mitarbeiter für aufwändige Befragungen durch externe Dienstleister, wenn dann keine spürbaren Veränderungen unternommen werden (Kirchhoff et al. 2010; Mehmet 2011).

Literaturempfehlungen

Satzinger W (2002) Informationen für das Qualitätsmanagement im Krankenhaus: zur Funktion und Methodik von Patienten- und Personalbefragungen, in: Medizinische Klinik, Jg. 97, Nr. 2, S. 104–110

Kirchhoff S, Kuhnt S, Lipp P, Schlawin S (2010) Der Fragebogen – Datenbasis, Konstruktion und Auswertung, 5. Auflage. Wiesbaden

Mehmet Y (2011) Qualitätsurteile in Patientenbefragungen – Von der Zufriedenheit zum reflektierten Urteil, Wiesbaden

Beattie M, Murphy DJ, Atherton I, Lauder W (2015) Instruments to measure patient experience of healthcare quality in hospitals: a systematic review. In: Systematic Reviews, Jg. 4, Nr. 1, S. 1–21

6 Beschwerdemanagement

6.1 Gründe und Ziele des Beschwerdemanagements

Krankenhäuser sind seit dem Jahr 2014 gesetzlich verpflichtet, ein „patientenorientiertes Beschwerdemanagement“ einzurichten und zu betreiben. Im fünften Sozialgesetzbuch wird dies im Zusammenhang mit der Teilnahme an der externen Qualitätssicherung geregelt.

§ 135a Abs. 2 SGB V

(2) Vertragsärzte, medizinische Versorgungszentren, zugelassene Krankenhäuser, Erbringer von Vorsorgeleistungen oder Rehabilitationsmaßnahmen und Einrichtungen, mit denen ein Versorgungsvertrag nach § 111a besteht, sind nach Maßgabe der §§ 137 und 137d verpflichtet,

1. sich an einrichtungsübergreifenden Maßnahmen der Qualitätssicherung zu beteiligen, die insbesondere zum Ziel haben, die Ergebnisqualität zu verbessern und
2. einrichtungsintern ein Qualitätsmanagement einzuführen und weiterzuentwickeln, wozu in Krankenhäusern auch die Verpflichtung zur Durchführung eines patientenorientierten Beschwerdemanagements gehört.

Noch konkreter formuliert der Gemeinsame Bundesausschuss Anforderungen an die Ausgestaltung des Beschwerdemanagements in seiner Qualitätsmanagement-Richtlinie für Krankenhäuser, niedergelassene Ärzte und andere Gesundheitseinrichtungen.

> **§ 4 Abs. 1 QM-RL**
>
> (1) Die nachfolgenden Methoden und Instrumente sind etablierte und praxisbezogene Bestandteile des Qualitätsmanagements, die verpflichtend anzuwenden sind. [...]
>
> Beschwerdemanagement
>
> Die Einrichtung betreibt ein patientenorientiertes Beschwerdemanagement mit geregelter Bearbeitung der Beschwerden. Dazu gehört z.B. die Information der Patientinnen und Patienten über die persönliche oder anonyme Beschwerdemöglichkeit vor Ort. Die Rückmeldungen werden analysiert, bewertet und gegebenenfalls Veränderungsmaßnahmen daraus abgeleitet. Sofern möglich, erhalten die Beschwerdeführenden eine Rückmeldung über die gegebenenfalls eingeleiteten Maßnahmen. [...] (Gemeinsamer Bundesausschuss 2016)

Reaktive Gründe/Auslöser für ein Beschwerdemanagement	Proaktive, strategische Gründe für ein Beschwerdemanagement
Patientenindividuell ▪ Unzufriedenheit bei Patienten und Angehörigen ▪ Auftreten von Wiederholungsbeschwerden ▪ Häufiges Auftauchen von Beschwerden in Medien oder bei Interessensvertretungen (Schlichtungsstellen, Ombudstellen etc.)	**Patientenindividuell** ▪ Stabilisierung gefährdeter Beziehungen mit chronisch kranken Patienten ▪ Steigerung der Wahlbereitschaft bei elektiven Eingriffen
Organisationsbezogen ▪ Gesetzliche oder aufsichtsrechtliche Vorgaben ▪ Unzufriedenheit bei Mitarbeitern ▪ Unklarheit über die Gesamtheit von Beschwerdegründen ▪ Häufung von Beschwerden bei der Geschäftsführung oder beim Krankenhausvorstand ▪ Auslastungsrückgänge in einzelnen Fachdisziplinen	**Organisationsbezogen** ▪ Förderung eines patientenorientierten Krankenhausimages ▪ Positive Beeinflussung der Mundkommunikation und Weiterempfehlungsbereitschaft ▪ Verbesserung der Prozess- und Ergebnisqualität medizinischer Leistungen ▪ Vermeidung externer Fehlerkosten (z.B. Gerichtsverfahren) ▪ Vermeidung interner Fehlerkosten (z.B. Falsch- und Doppeldiagnostik)

Abb. 27 Gründe/Auslöser für ein Beschwerdemanagement (eigene Darstellung)

Jenseits dieser „verpflichtenden" Gründe sprechen zahlreiche, objektiv nachvollziehbare Überlegungen für die Einführung eines professionellen Beschwerdemanagements für Patienten und Angehörige. Dabei können weitere interne oder externe Auslöser den Aufbau eines Beschwerdemanagements begründen (reaktive Gründe). Wird das Beschwerdemanagement hingegen auch in seiner strategischen Bedeutung für die Erhaltung der allgemeinen Wettbewerbsfähigkeit erkannt, eröffnen sich weitere proaktive Gründe und potenzielle Nutzenaspekte (s. Abbildung 27).

6.2 Strategische Grundoptionen und Aufgaben des Beschwerdemanagements

Positive Wirkungsbeiträge für das Krankenhaus kann ein Beschwerde- und Feedbackmanagement dann leisten, wenn es jenseits einer gesetzlichen Verpflichtung mit konkreten strategischen und operativen Zielen verknüpft wird und einer eigenen, definierten Strategie folgt. Eine solche Beschwerdemanagementstrategie lässt sich aus der gesamtstrategischen Ausrichtung des Krankenhauses ableiten; typischerweise können dabei vier generische Strategieausrichtungen angenommen werden (s. Tabelle 3).

Möchte ein Krankenhaus lediglich mit möglichst geringem Ressourcenaufwand die Anforderungen des G-BA hinsichtlich des Betriebs eines Beschwerdemanagements erfüllen, ist die Installation einer effizienten „Beschwerde-

Tab. 3 Strategische Ausrichtungsoptionen für das Beschwerdemanagement (in Anlehnung an Stauss u. Seidel 2014, 89)

Optionen der strategischen Ausrichtung	Externer Fokus	Interner Fokus
Fokus Effizienz	„Beschwerdefabrik" ■ möglichst kosteneffiziente Beschwerdeabwicklung ■ keine Beschwerdestimulierung ■ möglichst standardisierte Beschwerdereaktion	„Qualitätssicherung" ■ detaillierte Beschwerdeannahme ■ differenzierte Beschwerdeauswertung hinsichtlich Qualitätsmängeln und Fehlerpotenzialen ■ Nutzenbeitrag durch detaillierte Beschwerdeinformationen
Fokus Patient	„Beziehungsverstärker" ■ Sicherung der Beziehung zum Patienten ■ vielfältige Beschwerdekanäle ■ differenzierte, patientenindividuelle Beschwerdereaktion ■ ausgeprägtes qualitatives Controlling	„Patientenzufriedenheitslabor" ■ Patient als Quelle für Veränderungen ■ vielfältige Beschwerdekanäle ■ konsequente Berücksichtigung und Weiterverarbeitung der Patientenfeedbacks in internen Verbesserungsprojekten

fabrik" mit geringer Nutzung des Informations- und Verbesserungspotenzials von Beschwerden eine nachvollziehbare Beschwerdemanagementstrategie. Sollen stärker beziehungs- und qualitätsrelevante Ziele mit dem Beschwerdemanagement verbunden werden (s. Tabelle 3, rechte Seite), ist die Strategieoption „Qualitätssicherung" zielführend. Innerhalb der Strategieoptionen verbergen sich die zwei zentralen Aufgabenbereiche des Beschwerdemanagements, deren Ausgestaltung maßgeblich von den vorab definierten Beschwerdemanagementzielen geprägt wird (Fornell 1981):

- Beschwerdebearbeitung und Problemlösung auf individueller Patienten- oder Angehörigenebene
- aggregierte Beschwerdeanalyse zur Verbesserung der Leistungsfähigkeit und des Leistungsangebots im Krankenhaus

Hauptaufgabe des Beschwerdemanagements ist es demnach, die Beschwerden von Patienten und Angehörigen ernst zu nehmen, also mit dem Phänomen vermeintlicher oder realer Defizite in der Krankenhausleistungserstellung umzugehen.

> **Beschwerden** sind Artikulationen von Unzufriedenheit, die gegenüber dem Krankenhaus oder auch Drittinstitutionen mit dem Zweck geäußert werden, auf ein subjektiv als schädigend empfundenes Verhalten des Krankenhauses aufmerksam zu machen, Wiedergutmachung für erlittene Beeinträchtigungen zu erreichen und/oder eine Änderung des kritisierten Verhaltens zu bewirken (Stauss u. Seidel 2007).

Um solchen Artikulationen wirkungsvoll zu begegnen, braucht ein Krankenhaus eine entsprechend offene Fehler- und Verbesserungskultur, die das systemische und prozessuale Verbesserungspotenzial in Beschwerden erkennt und nicht die Möglichkeit individueller Schuldzuweisungen gegenüber den eigenen Mitarbeitern fokussiert (s. Kapitel 4). Die eigenen, von einer Beschwerde betroffenen Krankenhausmitarbeiter, aber auch Patienten und Angehörigen brauchen dafür ausreichend rationale Akzeptanz und emotionale Betroffenheit, um artikulierte Probleme als Beschwerden zu erkennen, zu benennen und auch zu lösen (Töpfer 2006a).

> **Beschwerdemanagement** im Krankenhaus befasst sich mit dem gesamten Spektrum der Patienten- und Angehörigenunzufriedenheit und mit sämtlichen unzufriedenheitsbezogenen Patienten- oder Angehörigenreaktionen, unabhängig davon, ob sie aktiv artikuliert werden oder nicht. Es wird eingesetzt, um die potenziell schädigenden Effekte von Patientenunzufriedenheit für ein Krankenhaus zu minimieren, um neue Möglichkeiten des Leistungsangebots durch die Darstellung von patientenbezogenen Problemen zu adressieren und

um die Unzufriedenheit von Patienten und/oder Angehörigen zu reduzieren (Fornell 1981).

Deshalb kann es hilfreich sein, im Krankenhaus eine eigene, individuelle Definition für Beschwerden zu entwickeln, die genau klärt und abgrenzt, was im eigenen Haus als Beschwerde angesehen wird und was nicht (Niefind u. Wiegran 2010a).

Mit Sicherheit existieren im Haus bereits Strukturen eines Beschwerde- oder Feedbackmanagements, die ggf. patientenorientiert weiterentwickelt werden können. Dafür hilft eine genaue Ist-Analyse und Standortbestimmung des bestehenden Beschwerde-Handlings (s. Tabelle 4), um darauf aufbauend die Lücken zur gewünschten Beschwerdemanagementstrategie zu schließen.

Tab. 4 Checkliste Ist-Analyse des Beschwerdemanagements (in Anlehnung an Becker 2010)

Merkmale des Beschwerdemanagements	Bereits implementiert?	
	ja	nein
Der Prozess des Beschwerdemanagements ist schriftlich dokumentiert und den Krankenhausmitarbeitern bekannt.	☐	☐
Über die Beschwerdebearbeitung hinaus werden Konsequenzen zur Qualitätsverbesserung initiiert.	☐	☐
Beschwerden werden in einer elektronischen Datenbank zentral erfasst.	☐	☐
Das Beschwerdemanagement hat direkten Kontakt zu Patienten und schafft selbst Beschwerdezufriedenheit.	☐	☐
Erfasste Beschwerden werden nach unterschiedlichen Kriterien (z.B. Beschwerdegründe, Entstehungsort, etc.) ausgewertet.	☐	☐
Ausgewertete Beschwerdedaten werden intern (an Klinikleitung, Fachabteilungen und Mitarbeiter) veröffentlicht.	☐	☐
Ausgewählte Beschwerdedaten werden extern, z.B. auf der Website oder im Qualitätsbericht, veröffentlicht.	☐	☐
Beschwerdeinformationen werden aktiv als Impulse und Lernbeispiele in Mitarbeiterschulungen verwendet.	☐	☐
Beschwerdeinformationen werden für konkrete Verbesserungsmaßnahmen (klinisch oder administrativ) genutzt.	☐	☐
Das Beschwerdemanagement überwacht und unterstützt die Umsetzung der Verbesserungsmaßnahmen.	☐	☐

6.3 Aufbau und Kernorganisation des Beschwerdemanagements

Die gewählte oder bereits verfolgte Beschwerdemanagementstrategie definiert in Grundzügen auch die Ressourcenausstattung der Beschwerdemanagementorganisation (je stärker z.B. ein externer Effizienzfokus favorisiert wird, desto „schlanker" wird typischerweise die Organisation des Beschwerdemanagements ausfallen). Allen strategischen Optionen ist gemein, dass sie Antworten auf zwei Kernfragen erfordern:

- Welche aufbauorganisatorische Alternative soll gewählt werden (zentrale vs. dezentrale vs. hybride Organisation)?
- Welcher organisatorischen Einheit (Stelle, Abteilung, etc.) soll das Beschwerdemanagement zugeordnet werden?

Für Krankenhäuser bietet sich, unabhängig von der Betten- und Patientenzahl, aufgrund der Heterogenität der Leistungserstellung eine duale Organisation des Beschwerdemanagements an, die sowohl dezentrale als auch zentrale Elemente beinhaltet: Im Idealfall sollte die Beschwerde eines Patienten oder Angehörigen grundsätzlich dort entgegengenommen und bearbeitet werden, wo der (vermeintliche) Beschwerdeursprung liegt. Dies ist im Krankenhaus in vielen Fällen die behandelnde Station oder eine Ambulanz (dezentrale Beschwerdeannahme und -bearbeitung), sofern es sich um Beschwerdeartikulationen während eines ambulanten oder stationären Aufenthalts handelt. Hier hat sich das Prinzip des Beschwerdeeigentümers („Complaint owner") bewährt, d.h. derjenige Krankenhausmitarbeiter, dem gegenüber die Beschwerde zuerst geäußert wurde, ist für deren strukturierte Erfassung und Bearbeitung unmittelbar oder mittelbar verantwortlich (Studer 2003). Seine Verantwortung endet erst mit der Lösung der Beschwerde oder mit der Weiterleitung und gesicherten Bearbeitung durch den nächsten, nachgelagerten Complaint owner; Nichtzuständigkeiten gibt es dadurch nicht mehr (Ament-Rambow 2002). Da aber die direkte Beschwerdebegegnung am Entstehungsort häufig nicht möglich ist (z.B. weil der Complaint owner die Beschwerde des Patienten nicht direkt vor Ort lösen kann oder der Patient aus psychologischen Gründen keine direkte Ansprache des ihn behandelnden Krankenhauspersonals wagt und die Beschwerde erst lange nach der eigentlichen Behandlungssituation schriftlich äußert), ist im Krankenhaus zwingend die Einrichtung einer eigenen zentralen Beschwerdestelle erforderlich, die örtlich zu festen Zeiten erreichbar ist und die personelle Unabhängigkeit vom Beschwerdeführer gewährleisten kann. Dort werden dann auch dezentral weitergeleitete Beschwerden bearbeitet und gelöst. Dieses zentrale Element des Beschwerdemanagements sollte insbesondere dann nahe an der Krankenhausleitung, z.B. als Stabsstelle, angesiedelt sein, wenn durch das Beschwerdemanagement jenseits der reinen Reduktion von Patientenunzufriedenheit auch qualitätssichernde bzw. risikomindernde Maßnahmen und Veränderungen initiiert werden sollen (s. Tabelle 3).

Die thematische Zuordnung des zentralen Beschwerdemanagements kann zu unterschiedlichen organisatorischen Einheiten erfolgen. Häufig findet sich eine Verknüpfung mit dem Qualitätsmanagement (Becker u. Eder 2010); viele Krankenhäuser ordnen das Beschwerdemanagement auch als Stabsstelle der Krankenhausleitung oder Pflegedirektion zu oder gruppieren es zu anderen Bereichen wie dem Patientenmanagement oder der Rechtsabteilung (Gondolatsch 2015). Letztlich entscheidend ist nicht die konkrete Verordnung im Organigramm, sondern die Vernetzung und Ausstattung des Beschwerdemanagements mit weitreichenden Kommunikationskanälen in alle Krankenhausbereiche und mit den Einflussrechten, die für eine Erreichung der gesetzten Beschwerdemanagementziele erforderlich sind (Stauss u. Seidel 2014). Ebenso müssen auch erste Überlegungen zur personellen Besetzung und zu Budgetfragen getroffen werden, die jedoch erst nach Gestaltung des Beschwerdemanagementprozesses detailliert werden können.

Ungeachtet der krankenhausindividuellen Abgrenzung des Beschwerdebegriffs und der strategischen Ausrichtung des Beschwerdemanagements kann dessen operative Umsetzung in einen direkten, patientengerichteten und einen indirekten, eher krankenhausinternen Beschwerdemanagementprozess differenziert werden (s. Abbildung 28). Maßgeblich beeinflusst wird dieser Prozess durch die bestehende oder zu schaffende Organisation des Beschwerdemanagements. Die nachfolgend beschriebenen Prozessschritte stellen die Mindestanforderungen für ein modernes, workfloworientiertes Beschwerdemanagement dar, um dessen Integration in Regelkreislogiken des Qualitätsmanagements (Plan, Do, Check, Act) oder Lösungsansätze des klinischen Risikomanagements (z.B. als Instrument der Risiko- und Gefahrenidentifikation) zu ermöglichen. Fehlen einzelne der dargestellten Prozessschritte gänzlich in der bisherigen Beschwerdemanagementkonzeption und -umsetzung des Hauses, ist struktureller und prozessualer Handlungsbedarf gegeben, um das Beschwerdemanagement in eine systematische, standardisierte und patientenorientierte Form weiterzuentwickeln.

6.4 Beschwerdestimulierung

Das Beschwerdemanagement in Krankenhäusern leidet häufig (vergleichbar anderen Dienstleistungsbranchen) unter dem sogenannten Eisbergphänomen. Damit ist gemeint, dass nur ein kleiner Teil der unzufriedenen Patienten Beschwerden gegenüber dem Krankenhaus auch artikuliert, während ein großer Teil der Beschwerden unartikuliert – und daher unsichtbar für das Haus, wie der unter Wasser liegende Teil eines Eisbergs – bleibt. Eine aktuelle Untersuchung belegt glücklicherweise einen gegenläufigen Trend in Zahlen: Demnach haben sich ca. 60% der Patienten, die sich geärgert haben, auch beschwert; 40% hingegen artikulierten ihren Ärger nicht gegenüber dem Krankenhaus in Form einer Beschwerde (Stahl 2015) (s. Abbildung 29).

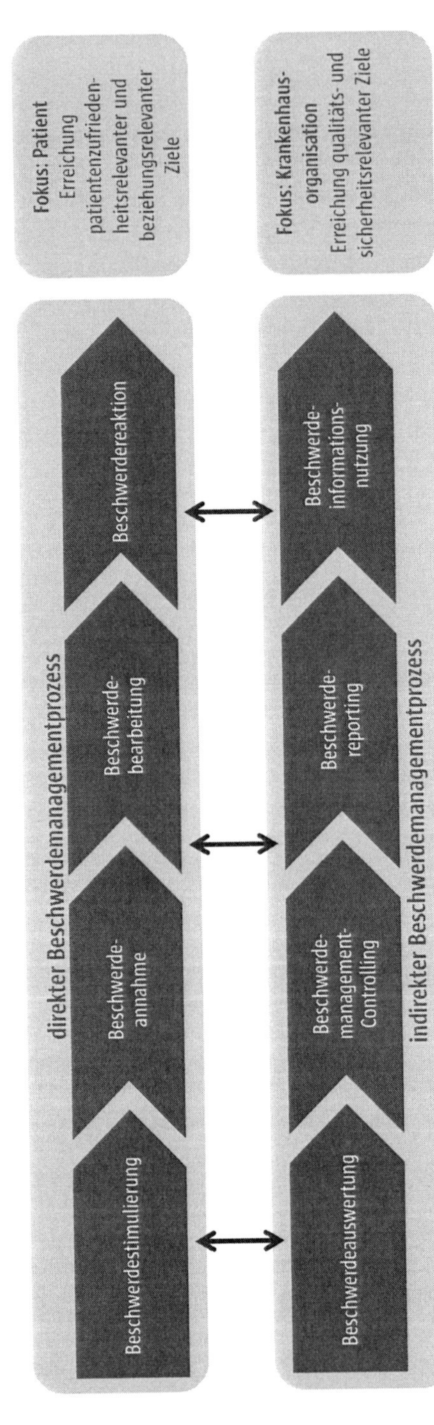

Abb. 28 Direkter und indirekter Beschwerdemanagementprozess (in Anlehnung an Stauss u. Seidel 2014, 67)

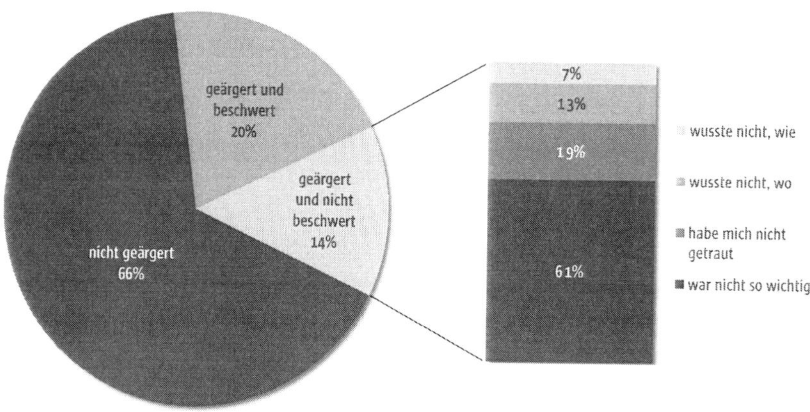

Abb. 29 Beschwerdehäufigkeit und Nicht-Artikulationsgründe von Patienten (Stahl u. Nadj-Kittler 2014)

Mit Blick auf die Gründe für die Nichtartikulation einer Beschwerde wird die Wichtigkeit der patientenorientierten Beschwerdestimulation evident: Teils sind schlicht technische, organisatorische oder informatorische Barrieren verantwortlich für eine niedrige Beschwerdequote unzufriedener und verärgerter Patienten. Und genau diese Patienten artikulieren ihre Unzufriedenheit dann barrierefrei in unkontrollierbarer Form durch Mundpropaganda im direkten sozialen Umfeld oder bei externen Interessensvertretungen und in den Medien, und können so dem Krankenhaus empfindlichen (Image-)Schaden zufügen. Krankenhäuser sollten daher eine große Zahl an möglichen Beschwerdekanälen und Medien zulassen und Patienten, Angehörige und andere relevante Stakeholder aktiv zur Abgabe von Feedback auffordern. In Anlehnung an die „Hamburger Erklärung zum patientenorientierten Umgang mit Beschwerden“ (Hamburgische Krankenhausgesellschaft 2015) zählen dazu folgende Elemente:

Patientenverständliche Hinweise auf Beschwerdemöglichkeiten in verschiedenen Formen, z.B.:

- explizite Information in den Aufnahmepapieren und Unterlagen
- Flyer mit Beschwerdemöglichkeiten
- Feedback-Link im Internetauftritt an prominenter Stelle

Inhaltliche Mindestinformationen sind:

- telefonische Beschwerdemöglichkeiten (Telefonnummer und Sprechzeiten/Erreichbarkeit)
- schriftliche Beschwerdemöglichkeiten inklusive vollständiger postalischer Anschrift des Beschwerdemanagements und Standort eines „Kummerkastens“ auf dem Gelände des Krankenhauses sowie Möglichkeiten zur elektronischen Kontaktaufnahme (Feedback-Formular und E-Mail)

- persönliche Beschwerdemöglichkeiten (zentral) inklusive namentlicher Nennung der Beschwerdemanager und der Sprechzeiten/Erreichbarkeit

Typischerweise verfügen Krankenhäuser bereits über einen oder mehrere Beschwerdekanäle (z.B. „Meinungskarten" für schriftliche Beschwerden oder Aufkleber auf den Telefonen im Patientenzimmer für mündliche Beschwerden); die patientenorientierte Erweiterung zu einem „Multikanalbeschwerdemanagement" mit verstärkter Beschwerdestimulierung kann aber sehr schnell zu einem (unkontrollierten) Anwachsen des Beschwerdeaufkommens führen. Hier sollte vorab eine Prognose des zu erwartenden Beschwerdeaufkommens durchgeführt werden, um ggf. die Notwendigkeit zusätzlicher technologischer oder personeller Ressourcen abzuschätzen (Stauss u. Seidel 2007). Sollen z.B. auch Beschwerdeäußerungen von (vermeintlichen) Patienten in sozialen Netzwerken oder im Internet allgemein berücksichtigt werden, müssen solche Portale aufwändig und aktiv „gescannt" werden (Krypczyk 2013); mitunter ein Grund, warum so wenige Krankenhäuser das personalintensive Social Media Engagement im Beschwerdemanagement betreiben (Gondolatsch 2015) (s. Abbildung 54). Dabei können gerade öffentlich artikulierte Beschwerden, z.B. in Krankenhausbewertungsportalen, verheerende Imageeffekte für ein Haus haben (Baller u. Schaller 2016). Grundsätzlich gilt, dass zwar das Angebot mehrerer, auf die Bedürfnisse der Patienten zugeschnittener Beschwerdekanäle wünschenswert ist, ein Krankenhaus die Bedienung dieser Kanäle aber auch organisatorisch absolut einwandfrei sicherstellen muss. Unzufriedene Patienten beispielsweise, die aufgrund mangelhafter telefonischer Erreichbarkeit des Beschwerdemanagements ein weiteres Unzufriedenheitserlebnis haben, sollten unbedingt vermieden werden.

6.5 Beschwerdeannahme

Mit der Nutzung eines Beschwerdekanals wird der Patient für das Krankenhaus zum ersten Mal als unzufriedener bzw. verärgerter Patient wahrgenommen und Teil des Beschwerdemanagementprozesses. Die Annahme der Patientenbeschwerde umfasst im Wesentlichen zwei zentrale Aufgaben:

1. Organisation des Beschwerdeeingangs
2. Erfassung der Beschwerdeinhalte und relevanten Beschwerdeinformationen

Die Organisation des Beschwerdeeingangs hängt eng mit der Anzahl der installierten Beschwerdekanäle und der grundlegenden Kernorganisation des Beschwerdemanagements zusammen. Sofern auch dezentrale Elemente des „Complaint ownership" Anwendung finden, müssen grundsätzlich alle Mitarbeiter mit Patientenkontakt im Falle einer an sie adressierten Beschwerde sprachlich adäquat reagieren können und zudem den Prozess der (zentralen) Beschwerde(weiter-)bearbeitung kennen (Becker u. Eder 2010).

Exkurs – Mitarbeitersensibilisierung und Fähigkeiten für ein erfolgreiches Beschwerde-Handling

- Jeder Mitarbeiter sollte jederzeit bereit sein, eine Beschwerde entgegenzunehmen.
- Jeder Mitarbeiter sollte auf Beschwerden freundlich und aufgeschlossen reagieren.
- Jeder Mitarbeiter sollte die offiziellen Wege und Prozesse der Beschwerdebearbeitung kennen.
- Jeder Mitarbeiter sollte gegenüber dem Beschwerdeführer Auskunft über den weiteren Verlauf der Beschwerdebearbeitung geben können. (Krypczyk 2013)

So müssen Ärzte und Pflegekräfte bei mündlichen Beschwerden auf Station z.B. zunächst prüfen, ob sie selbst für schnelle Beschwerdeabhilfe sorgen können, oder ob die Beschwerde an eine zentrale Bearbeitungsstelle weitergeleitet werden muss (Krypczyk 2013). Dafür müssen klare Verantwortungsstrukturen und prozessuale Anweisungen festgelegt werden; Abbildung 30 zeigt Auszüge einer solchen Verfahrenslogik.

Die effektive Annahme einer Beschwerde beinhaltet neben der Bereitstellung entsprechender Kanäle insbesondere die möglichst vollständige Aufnahme aller für die Bearbeitung des Beschwerdefalls relevanten Informationen. Die Gestaltung der erforderlichen Vorlagen und Erfassungsformulare (digital oder papierbasiert) hat fundamentale Auswirkungen auf die Effektivität des gesamten Beschwerdemanagements und insbesondere auf die nachfolgend dargestellten Prozessschritte des indirekten Beschwerdemanagements und sollte daher mit besonderer Sorgfalt erfolgen.

- Im Rahmen der Beschwerdeannahme (oder der nachfolgenden Bearbeitung) nicht erhobene Informationen und Daten zum Beschwerdeführer oder zum Beschwerdeinhalt können auch nicht im Controlling oder Reporting weiterverarbeitet werden.
  - Der gewünschte Umfang und Detailgrad des Beschwerdemanagement-Controllings und Reportings bestimmt die notwendige Struktur und Tiefe der zu erhebenden Beschwerdeinformationen.
- Das Erheben jeder Information erfordert Zeit (beim Patienten und/oder beim entgegennehmenden Mitarbeiter); für jede Information sollte daher die Frage des „Wozu“ und „Wer“ vorab geklärt werden.
  - Der Eingabeaufwand der geforderten Informationen (z.B. bei der Patienten-Selbsteingabe mit Pflichtfeldern in digitalen Formularen oder bei der Vorbereitung einer Beschwerdeweiterleitung an die zentrale Bearbeitungsstelle) bestimmt mit über die Artikulations-

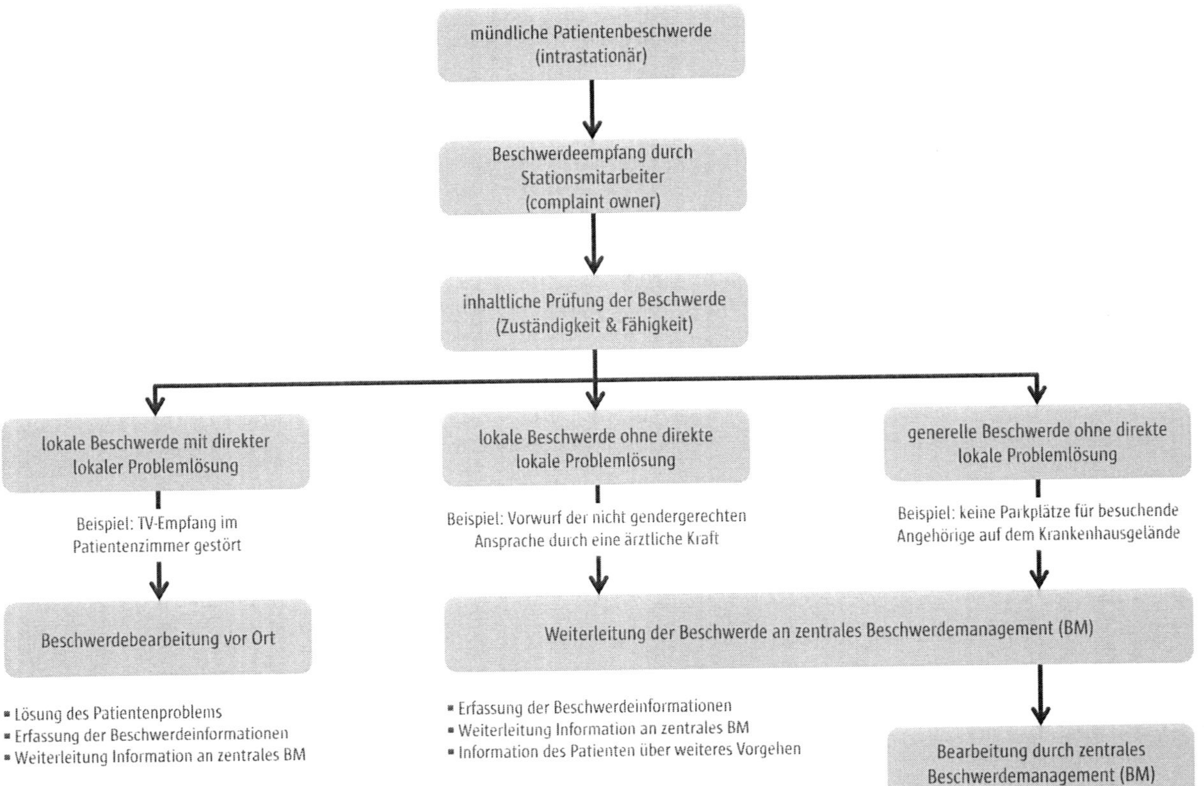

Abb. 30 Beispiel des Beschwerdeeingangsprozesses für mündliche Beschwerden (eigene Darstellung)

quote allgemein und die interne Weiterleitungsquote dezentraler Beschwerden.

Zur effektiven Beschwerdebearbeitung müssen nämlich verschiedene

- Beschwerdeinhalts-Informationen (Bei wem ist welches Problem an welchem Objekt aufgetreten?) und
- Beschwerdeabwicklungs-Informationen (Auf welche Weise wurde die Beschwerde angenommen, bearbeitet und gelöst?) erhoben, gespeichert und weiterverarbeitet werden (Stauss u. Seidel 2007) (s. Abbildung 31).

Bei kombinierter dezentraler und zentraler Beschwerdeannahme und -bearbeitung müssen teils unterschiedliche Informationsmerkmale erfasst

Typische Informationskategorien für die Beschwerdebearbeitung

Beschwerdeannahme-Informationen
- Eingangszeitpunkte
  - Artikulationsdatum
  - Eingangszeitpunkt im Krankenhaus
  - Eingangszeitpunkt im zentralen Beschwerdemanagement
  - Erfassungszeitpunkt
- Beschwerdeweg
- Entgegennehmender Mitarbeiter
- Adressat der Beschwerde

Beschwerdebearbeitungs-Informationen
- Bearbeitungsprozess
- Bearbeitungsverantwortlichkeit
- Bearbeitungsschritte

Beschwerdereaktions-Informationen
- Aspekte mit Einfluss auf die Reaktionsentscheidung
  - Erwartungshaltung des Patienten/Angehörigen
  - Haftpflicht- oder Kulanzfall
  - Reaktionsdringlichkeit
- Krankenhausreaktion
  - Zusagen an den Beschwerdeführer
  - Realisierte Problemlösungsleistung

Abb. 31 Typische Informationskategorien für die Beschwerdebearbeitung (in Anlehnung an Stauss u. Seidel 2014, 140)

und entsprechend individualisierte Formulare (z.B. Kurzformular für lokale Beschwerden mit lokaler Problemlösung, s. Abbildung 30 linke Seite) entwickelt werden.

Das Formular (bzw. die Eingabemaske) für schriftliche Beschwerden von Patienten oder Angehörigen sollte neben der Artikulationsmöglichkeit des Beschwerdehergangs in Prosaform vornehmlich kategoriale Fragen und Antwortmöglichkeiten enthalten, die der Patient durch einfaches Ankreuzen oder Auswählen setzen kann. Das erleichtert die Informationsweitergabe für den Patienten sowie die nachfolgende Auswertung und das Reporting innerhalb des indirekten Beschwerdemanagementprozesses. Auch sollte bei unterschiedlichen Formularen oder Formblättern auf eine kategoriale Kongruenz geachtet werden. Das folgende Formularbeispiel (s. Abbildung 32) stellt eine umfassende Struktur für Annahme-, Inhalts- und Bearbeitungsinformationen dar; einzelne Aspekte können durch den entgegennehmenden Krankenhausmitarbeiter, andere wiederum durch den Beschwerdeführer erfasst werden.

Gerade z.B. die Gestaltung einer internen Meldestruktur für dezentral aufgelaufene und auch dezentral abschließend bearbeitete Beschwerden ist herausfordernd, da Informationen zu solchen Beschwerden häufig nicht den Weg in die zentrale Beschwerdestelle finden und so z.B. ein institutionsweites Beschwerdemanagementreporting erschwert wird (Erler et al. 2011). Hier muss die Weitergabe so einfach und schnell wie möglich realisierbar sein, um ärztliche und pflegerische Kollegen neben der zeitlichen Belastung durch die Beschwerdebearbeitung selbst nicht auch noch mit aufwändigen Meldeprozessen zusätzlich zu stören (Becker u. Eder 2010). Denkbar ist z.B. die Integration eines strukturierten E-Mail-Versands direkt aus dem Krankenhaus-Informations-System (KIS) heraus, der beim Empfänger in der zentralen Beschwerdestelle automatisch in eine Beschwerdedatenbank einläuft. Für solche meist eher „kleinen" Beschwerden können z.B. aus dem Formularbeispiel (s. Abbildung 32) selektiv einzelne Informationskategorien als Pflichtfelder verwendet werden, um den Zeitbedarf einer Beschwerdemeldung möglichst gering zu halten.

6.6 Beschwerdebearbeitung und Beschwerdereaktion

Nach Entgegennahme der Beschwerde folgen interne Bearbeitungsschritte, die der Klärung und Lösung des Beschwerdefalls dienen. Am Ende der Beschwerdebearbeitung steht die externe, patienten- bzw. beschwerdeführer-gerichtete Beschwerdereaktion. Im Kern geht es deshalb bei der Bearbeitung um die Frage „Wer macht was bis wann in welcher Reihenfolge?" (Stauss u. Seidel 2007, 181), bei der Beschwerdereaktion dagegen um die konkrete Rückmeldung an den Beschwerdeführer. Aus Sicht des Beschwerdeführers sind dies die zentralen Elemente des Beschwerdemanagements. Sie müssen

Beschwerdeannahme (wird vom Krankenhausmitarbeiter ausgefüllt)

Entgegennehmende(r): ______ Eingangsdatum: ______ Eingangszeit: ______

Ort der Entgegennahme (Klinik, Station, Ambulanz, etc.): ______

Beschwerdeweg: ☐ Telefon ☐ Brief ☐ Persönlich ______ Sonstiges

Beschwerdeführer

Anrede, Name, Vorname: ______

Adresse/Kontaktdaten: ______

Beschwerdeführer ist: ☐ aktueller Patient (in) ☐ Angehörige(r) ______ Sonstiges

Name, Vorname, Geburtsdatum des Betroffenen (falls nicht selbst Beschwerdeführer) ______

Verärgerungsgrad des Beschwerdeführers: ☐ gering ☐ mittel ☐ hoch ☐ sehr hoch

Beschwerdeobjekt/Beschwerdekategorie

☐ Ärztliche Leistung/Versorgung ☐ Pflegerische Leistung/Versorgung ☐ Kommunikation/Information ☐ Wartezeiten/Organisation/Logistik ☐ Reinigung/Hygiene/Sauberkeit

☐ Gebäude/Unterbringung/Ausstattung ☐ Service/Hotelleistungen ☐ Telefon/TV/Internet ☐ Verpflegung/Küche ☐ Sonstiges

Beschwerdeproblem (wird vom Patienten/Beschwerdeführer ausgefüllt)

Ort des Problems (Klinik, Station, Ambulanz, etc.): ______

Datum des Problems: ______ Zeitpunkt/Uhrzeit des Problems: ______

☐ Erstbeschwerde ☐ Folgebeschwerde ☐ Lob ☐ Feedback

Schilderung des Falls:

______

☐ Telefonisch ☐ Schriftlich (Post) ☐ Schriftlich (Mail) ☐ Persönliches Gespräch Sonstiges ______

Beschwerdereaktion (wird vom Krankenhausmitarbeiter ausgefüllt)

Gegenüber dem Beschwerdeführer gemachte Zusagen:

______

Tatsächlich eingeleitete Maßnahmen zur Problemlösung:

______

Abb. 32 Beispiel für ein integriertes Beschwerdeerfassungs- und Bearbeitungsformular (in Anlehnung an Stauss u. Seidel 2014, 156f.)

für die sich beschwerenden Patienten oder Angehörigen möglichst transparent sein und eine möglichst hohe wahrgenommene Individualität bei der Lösungsfindung bieten. Es gilt also den Spagat zwischen systematischen, standardisierten Bearbeitungsschritten und einer individuellen Beschwerdebetrachtung zu meistern (Krypczyk 2013): So viel Individualität wie nötig – so viel Standard wie möglich (Niefind u. Wiegran 2010b)! Eine Formalisierung und Standardisierung ist für folgende Bereiche der Beschwerdebearbeitung sinnvoll und im Krankenhaus umsetzbar:

- generelle grafische (z.B. Flussdiagramm) oder schriftliche (z.B. Ablaufbeschreibung) Darstellung des Bearbeitungsablaufs und von zentralen Entscheidungsregeln und -grundlagen im Beschwerdemanagement
- Entgegennahme der Beschwerde über einheitliches Dialogformular
- Eingangsbestätigung bei schriftlichen Beschwerden (E-Mail/postalisch)
- Regelung der Weitergabe von Beschwerden (s. Abbildung 30) (Wer gibt was an wen weiter, Abgrenzung zwischen dezentralem und zentralem Beschwerdemanagement)
- Festlegung/Überwachung von Fristen/Reaktionszeiten zur Bearbeitung der Beschwerde
- Zwischenbescheide bei komplexen Beschwerden
- Benennung und Identifikation von Ansprechpartnern der jeweiligen betroffenen Fachbereiche (z.B. Speisenversorgung, Einkauf, Patientenmanagement, Buchhaltung/Abrechnung) und dezentrale Verantwortlichkeiten für die Bearbeitung von Beschwerden

Insbesondere der erstgenannte Punkt (Darstellung einzelner Bearbeitungsschritte in einem Prozessablauf oder Flussdiagramm) ist hilfreich, um das Standardisierungs- und Formalisierungspotenzial zu bestimmen (s. Abbildung 33).

Solche strukturierten Prozessdarstellungen können dann z.B. um Regelungen zu Reaktions- und Bearbeitungszeiten ergänzt werden; standardisierte Schriftstücke der Beschwerdebearbeitung können hier ebenfalls im Prozess zu einzelnen Schritten verortet werden (dargestellt durch die grau hinterlegte Formularspalte in Abbildung 33).

Auch für die Beschwerdereaktion und Beschwerdelösung sollten Regelungen und Standards entwickelt werden, die insbesondere Klarheit über

- die Entscheidungsgrundlagen für Beschwerdereaktionen,
- das „Corporate wording“ des Krankenhauses und
- die Handlungsfreiheiten der einzelnen Beschwerdebearbeiter (insbesondere dezentral) geben (Niefind u. Wiegran 2010b).

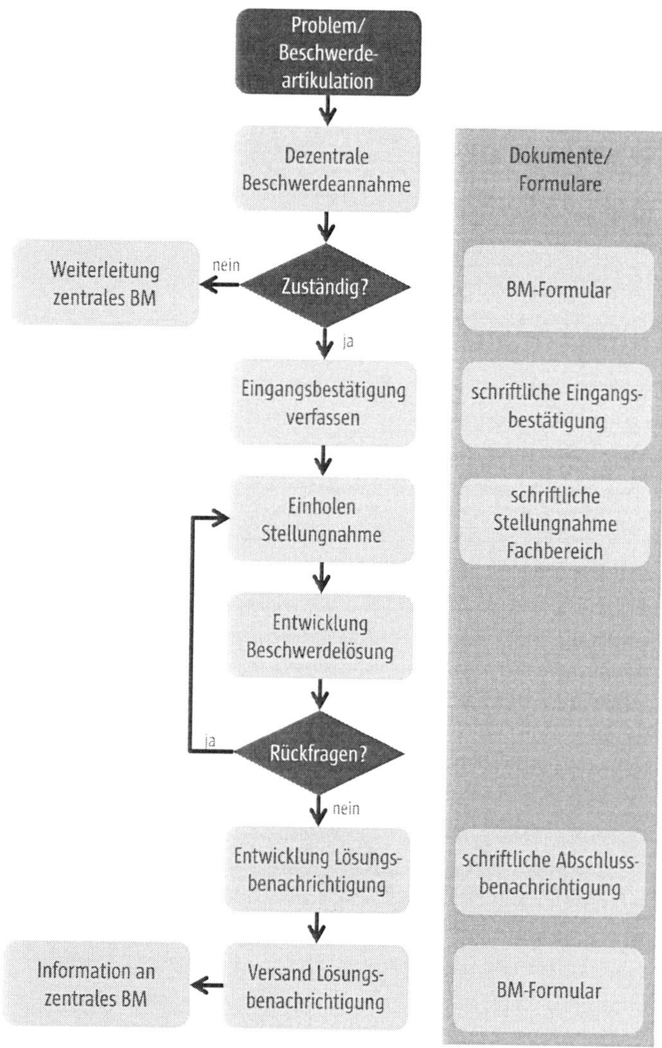

Abb. 33 Beispiel für Bearbeitungsprozess von dezentralen Beschwerden (eigene Darstellung)

Die Wahl einer möglichst patientenadäquaten Beschwerdereaktion wird im Krankenhaus durch die spezifischen Gegebenheiten des individuellen Behandlungskontextes eingeschränkt. Häufig ist eine echte Wiedergutmachung für eine vermeintlich beschwerdewürdige Leistungserstellung im Krankenhaus (z.B. eine unnötigerweise mit Schmerzen verbrachte Nacht) nicht möglich; klassische Beschwerdereaktionen aus der Produktwelt (z.B. Geldrückgabe, Aushändigung eines Ersatzproduktes, Umtausch, Preisnachlass etc.) sind nicht oder nur teilweise anwendbar. Umso wichtiger ist eine Beschwerdereaktion, die zumindest Zufriedenheit beim Beschwerdeführer hervorruft und als angemessen empfunden wird. Krankenhäuser sollten

Reaktionsformen für Beschwerden im Krankenhaus

Finanzielle Reaktionen	Materielle Reaktionen	Immaterielle Reaktionen
▪ Rechnungsnachlass ▪ Schadensersatz	▪ Nachbehandlung ▪ Geschenk	▪ Information/Erklärung ▪ Entschuldigung

Abb. 34 Reaktionsformen für Beschwerden im Krankenhaus (Stauss u. Seidel 2014, 218)

bei der Beschwerdereaktion auf eine Kombination unterschiedlicher Formen zurückgreifen (s. Abbildung 34) und insbesondere die immateriellen Reaktionsmöglichkeiten voll ausschöpfen, da sie meist das beste Verhältnis zwischen eingesetzter Ressourcen (hier: Zeit der eigenen Mitarbeiter) und (positiver) psychologischer Wirkung in Form von Zufriedenheit beim Beschwerdeführer haben (Bennett u. MacDougall 2008).

Durch Informationen und Erklärungen (z.B. auch durch persönliche Gespräche zwischen Patient/Angehörigem und behandelndem Arzt oder Chefarzt) können viele Beschwerden direkt und niederschwellig gelöst werden; Entschuldigungen seitens des Krankenhauses bedeuten eine klare Verantwortungsübernahme für das aufgetretene Problem und bauen die Unzufriedenheit von Patienten/Angehörigen auf emotionaler Ebene schnell ab. Wichtig ist in diesem Zusammenhang, dass Entschuldigungen, sofern über ein vorab definiertes „Corporate wording" formuliert, kein Schuldeingeständnis im juristischen Sinne darstellen müssen. Viele Krankenhäuser verzichten aber aufgrund von Haftungsängsten gerade auf emotional-affektive Beschwerdereaktionen und beschränken immaterielle Reaktionen auf sehr formalisierte, technokratische, schriftliche Informationen und Erklärungen (Schutzmechanismus). In vielen Fällen führt dies aber zu einer zusätzlichen Eskalation von Beschwerden bis hin zum Klagefall. Beispielhafte Beschwerdereaktionen aus der Krankenhauspraxis zeigt die Tabelle 5.

Die Gestaltung der Beschwerdebearbeitungs- und Reaktionsprozesse sollte mehrheitlich aus Patientensicht heraus erfolgen, auch wenn viele der erforderlichen Prozessschritte für den Patienten nicht sichtbar sind. Ein Blick auf die Erwartungshaltung eines Beschwerdeführers im Krankenhaus verdeutlicht, welche Aspekte dabei handlungsleitend sein sollten:

- Erreichbarkeit des Ansprechpartners
- Verständnis für das Anliegen
- Vertrauens(wieder-)aufbau
- zuverlässige Informationen
- schnelle Bearbeitung/Lösung
- Kulanz
- Einmaligkeit des Vorfalls (Niefind u. Wiegran 2010b).

Tab. 5 Beispiele für Beschwerden und Reaktionsoptionen (eigene Darstellung)

Beschwerdebeispiel	Reaktionen/Maßnahmen
Essensversorgung mangelhaft (Nicht-Beachtung des individuellen Menüwunsches des Patienten + Speisen kalt serviert)	■ Entschuldigung (immateriell) ■ 5 EUR Gutschein für den Kiosk (finanziell)
Diagnostiktermin fällt aufgrund organisatorischen Verschuldens aus, Patient ist trotzdem angereist.	■ Entschuldigung (immateriell) ■ Erstattung des Parktickets/Straßenbahntickets (finanziell)
Lärmbelästigung und Unannehmlichkeiten aufgrund einer Baumaßnahme	■ Entschuldigung (immateriell) ■ Informationsgespräch zu Baumaßnahmen (immateriell) ■ Erlass des Einzelzimmerzuschlags (finanziell)
Unzufriedenheit aufgrund der Erhöhung von Preisen für das Patiententertainment-Programm (TV/Radio)	■ Entschuldigung (immateriell) ■ Erklärung zu den gestiegenen internen Kosten (immateriell)
Versäumte Dokumentation eines Diagnostikergebnisses	■ Entschuldigung (immateriell) ■ Erklärung (immateriell) ■ kostenlose Wiederholung der Diagnostik (materiell)
Beinahe-Verwechselung eines Neugeborenen aufgrund falsch angelegtem Namensband	■ Entschuldigung (immateriell) ■ Erklärung und Information durch Chefarzt (immateriell) ■ Aushändigung eines Blumenstraußes als Dank für die angezeigten Organisationsdefizite (materiell)
Mangelnde Aufmerksamkeit des Pflegepersonals und dadurch Entstehung eines Druckgeschwürs	■ Entschuldigung (immateriell) ■ Erklärung und Information durch Pflegeleitung (immateriell)

Erreichbarkeit wird dezentral durch die Installation eines Complaint ownership-Konzepts möglich, bei dem die einzelnen Mitarbeiter entsprechend befähigt und befugt sind, Beschwerden entgegenzunehmen und zu lösen (Empowerment), ein zentrales Beschwerdemanagement braucht klare Erreichbarkeiten (telefonisch und persönlich). Schnelle Bearbeitungen von Beschwerden werden durch die vorherige Definition von Bearbeitungszeiten (z.B. Reaktionszeiten bei Stellungnahmen) sichergestellt; kulante Beschwerdereaktionen erfordern definierte Entscheidungsregeln (z.B. Verfügungsrahmen für jeden Mitarbeiter über Kulanzmaßnahmen in Höhe von 10 EUR/ Beschwerde). Verständnis und Vertrauen lassen sich insbesondere durch die Anwendung immaterieller Reaktionsoptionen aufbauen und wiederherstellen. Um die Einmaligkeit eines Beschwerdefalls zu gewährleisten („Das soll nach mir keinem anderen Patienten mehr hier in diesem Krankenhaus passieren, bitte sorgen Sie dafür!“) bedarf es eines effektiven indirekten

Beschwerdemanagementprozesses, der insbesondere den häufig vernachlässigten Schritt der Beschwerdeinformationsnutzung beinhaltet und abbildet. Auf diesen indirekten, krankenhausinternen Beschwerdemanagementprozess wird nachfolgend eingegangen.

6.7 Beschwerdeauswertung und -controlling

Mit einer für den Beschwerdeführer (im besten Falle) zufriedenstellenden Beschwerdereaktion ist zwar meist der direkte Beschwerdemanagementprozess abgeschlossen. Je nach gewählter Beschwerdemanagementstrategie können aber über die Ausgestaltung der indirekten Prozessschritte hinaus wertvolle Hinweise auf Schwachstellen in einzelnen Fachbereichen (oder dem ganzen Haus) abgeleitet werden. Dafür müssen bearbeitete Beschwerden gespeichert und inhaltlich ausgewertet werden. Diese Aufgabe sollte in jedem Fall an zentraler Stelle, also im zentralen Beschwerdemanagement, angesiedelt sein und in groben Zügen als Ablauf verbal oder grafisch-prozessual abgebildet werden. Dazu gehört auch die Klärung von Fragen wie:

- Wo werden die Beschwerden physisch und digital (datenschutzkonform) archiviert?
- Welche Mitarbeiter im zentralen Beschwerdemanagement werten die Beschwerdedaten quantitativ (statistisch) aus?
- Welche Befugnisse hat das zentrale Beschwerdemanagement (z.B. Erlass von Regelungen, Beauftragung von Projektgruppen)?
- In welchem Zeitraum und in welchen Gremien werden die Beschwerden zusätzlich „qualitativ" ausgewertet?

In Krankenhäusern bietet sich eine mehrstufige quantitative und qualitative Auswertung von Beschwerden an, deren Tiefe und Detaillierungsgrad davon abhängig sein sollte, wie ernst der Krankenhausleitung die Initiierung von Veränderungen aufgrund von Kundenbeschwerden ist (Beschwerdeinformationsnutzung). Grundsätzlich gilt dabei, dass Auswertungen auf die Datenkategorien beschränkt sind, die auch im Rahmen der Beschwerdeannahme und -bearbeitung erhoben und gespeichert wurden (s. Abbildung 32).

Quantitative Auswertungen helfen für einen ersten schnellen Überblick zur Beschwerdesituation und zur Priorisierung von Problemfeldern, die ggf. mit tiefergehenden qualitativen Analysen genauer betrachtet werden können. Mittels quantitativer Methoden wird also insbesondere die relative Bedeutung einzelner Patientenprobleme untersucht, die qualitative Auswertung identifiziert die genauen Ursachen der Patientenunzufriedenheit (Meffert u. Bruhn 2006).

Exkurs – Quantitative Fragestellungen bei der Beschwerdeauswertung

- Welche Beschwerdegründe treten wie häufig auf?
- Welcher Bereich (bzw. Klinik, Fachbereich, Station, Ambulanz, etc.) hat wie viele Beschwerden?
- Welche Beschwerdegründe treten in den einzelnen Bereichen mit welcher Häufigkeit auf?
- Häufen sich Beschwerden zu bestimmten Zeitpunkten im Jahresverlauf?
- Wie ist die Nutzungsintensität der einzelnen Beschwerdewege?
- Wer (bzw. welche Beschwerdeführer) beschwert sich wie oft?
- Welche Beschwerdereaktionen und Lösungsarten wurden wie häufig angewendet?

Für die Darstellung von Auswertungsergebnissen mit zeitlichem Bezug (z.B. Entwicklung von Beschwerdegründen im Zeitverlauf) eignen sich Histogramme oder Säulendiagramme (s. Abbildung 35); Einzelanteile an einer Grundgesamtheit (z.B. Anteile einzelner Beschwerdegründe an der Gesamtbeschwerdezahl) können gut in Kreisdiagrammen abgebildet werden.

Häufig ist es hilfreich, zwei oder mehr Datenmerkmale zusammen darzustellen (z.B. Beschwerdegründe und wahrgenommene Problemrelevanz) oder vergleichende Verhältnis-Kennzahlen zu bilden (z.B. Anzahl Beschwerden in

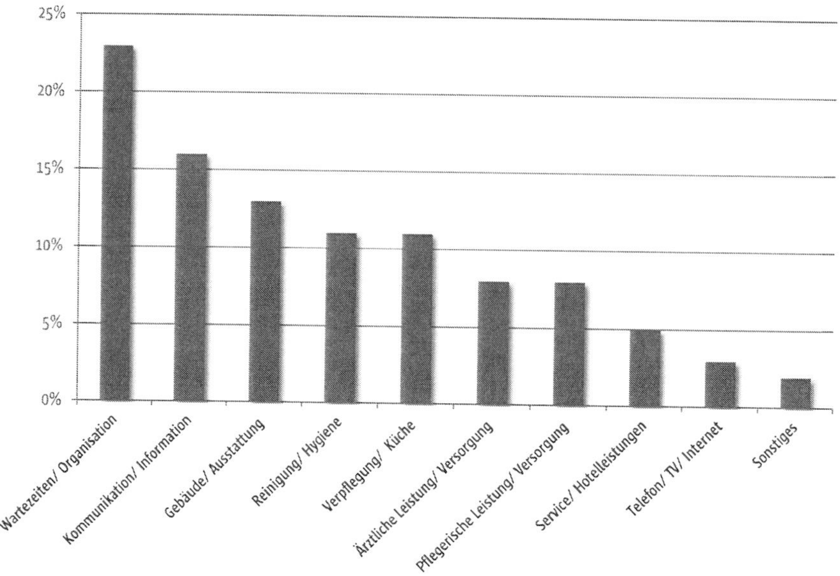

Abb. 35 Beispiel für Beschwerdekategorien und prozentuale Häufigkeitsverteilung (eigene Darstellung)

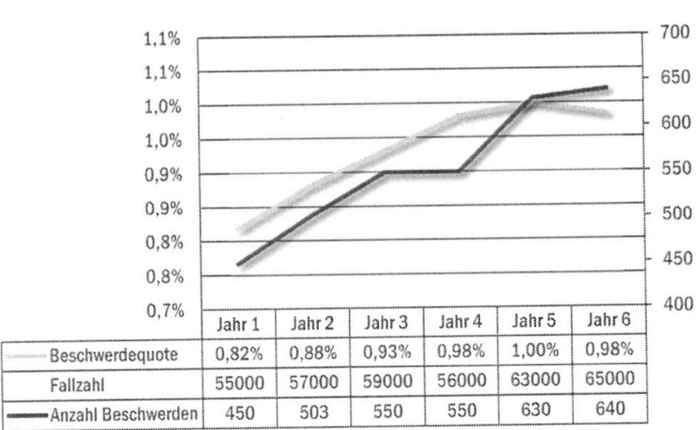

	Jahr 1	Jahr 2	Jahr 3	Jahr 4	Jahr 5	Jahr 6
Beschwerdequote	0,82%	0,88%	0,93%	0,98%	1,00%	0,98%
Fallzahl	55000	57000	59000	56000	63000	65000
Anzahl Beschwerden	450	503	550	550	630	640

Abb. 36 Beispiel für Verhältnis-Kennzahlen Beschwerdequote (eigene Darstellung)

Bezug zur Jahresfallzahl, s. Abbildung 36) (Brachetti u. Wiegran 2010). Für solche weitergehenden quantitativen Auswertungen müssen jedoch Hilfsvariablen und Daten berechnet werden (z.B. die Ableitung der Problemrelevanz aus dem vorher geschätzten Verärgerungsgrad des Patienten) und Bezugsgrößen für Kennzahlen klar und zeitlich stabil definiert werden (z.B. immer gleiche Berechnung der Fallzahlen nach InEK-Abrechnung [Institut für das Entgeltsystem im Krankenhaus]).

Dann können solche bi- oder multivariaten Analysemethoden gehaltvollere Informationen über das Beschwerdemanagement liefern als univariate Analyse- und Darstellungsmethoden. So ermöglicht die Berechnung von Beschwerdequoten z.B. das Benchmarking, also den übergreifenden Vergleich mit anderen Häusern oder den internen Vergleich mehrerer Häuser, Stationen

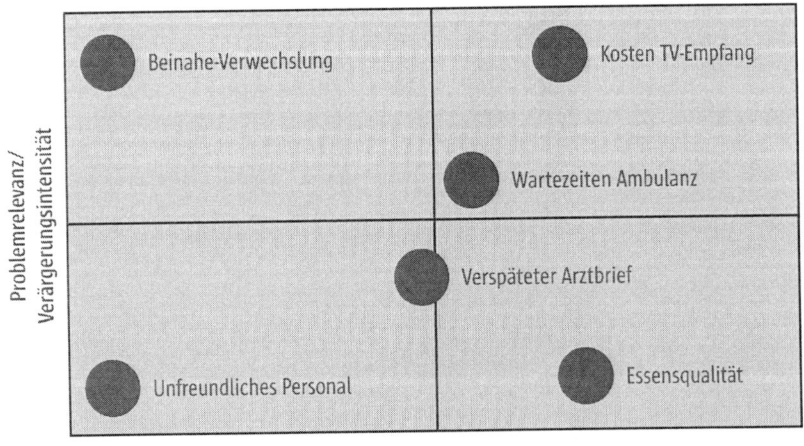

Abb. 37 Beispiel eines Frequenz-Relevanz-Diagrammes für Beschwerden (eigene Darstellung)

und Fachbereiche. Durch die kombinierte Analyse von Problemhäufigkeiten und Problemrelevanz (operationalisiert über die wahrgenommene Verärgerungsintensität des Patienten bei der Beschwerde) – auch „Frequenz-Relevanz-Analyse von Beschwerden“ (FRAB) genannt – können Dringlichkeiten von Patientenproblemen abgeleitet werden und damit Maßnahmen priorisiert werden (s. Abbildung 37).

Zur Beurteilung der betriebswirtschaftlichen Effektivität eines Beschwerdemanagements sollten zusätzlich zu inhaltlichen Auswertungen auch Überprüfungen der Beschwerdemanagementorganisation und -strategie im Rahmen eines Controllings erfolgen. Inwiefern ein Beschwerdemanagement koordiniert, geplant und nach klaren Regeln und Prozessen gesteuert abläuft, kann über die Berechnung weniger Kennzahlen belegt werden. Konkret sollte das Beschwerdemanagement-Controlling Auskunft zu folgenden Fragestellungen geben:

- **Evidenz-Controlling:** Wie gut gelingt es dem Beschwerdemanagement, Unzufriedenheit aufzudecken und wie präsent/bekannt ist das gegenwärtige Ausmaß unzufriedener Patienten und Angehörigen in der Krankenhausleitung und den klinischen Bereichen?
- **Aufgabencontrolling:** Wie effektiv und effizient werden die definierten Aufgaben, Prozesse und Leistungsstandards für die Beschwerdebearbeitung eingehalten und wie zufrieden sind die Patienten mit den Ergebnissen des direkten Beschwerdemanagementprozesses?
- **Kosten-Nutzen-Controlling:** Wie hoch ist der „Return on complaint management“, welche Nutzeneffekte können quantifiziert werden?

Bezugnehmend auf die Beschwerdeannahme und -bearbeitung können im Rahmen des Beschwerdemanagement-Controllings nur solche Kennzahlen berechnet werden, für die eine entsprechende Datenbasis besteht (z.B. Zahlen aus anderen Verwaltungsbereichen wie der Finanzbuchhaltung und der Personalabteilung) oder Daten während des direkten Beschwerdemanagementprozesses erhoben wurden. Hier sollte auf ein gesundes Verhältnis zwischen Erhebungsaufwand und Nutzen der Controlling-Kennzahlen geachtet werden, d.h. es sollte aus der Vielzahl möglicher Kennzahlen eine sinnvolle und steuerbare Selektion getroffen werden (s. Tabelle 6). Häufig dominieren in Krankenhäusern Kennzahlen des Evidenz-Controllings, obwohl gerade Aufgaben- sowie das Kosten-Nutzen-Controlling meist die interessanteren Erkenntnisse zum Beschwerdemanagement liefern.

6.8 Beschwerdereporting

Das Beschwerdereporting sollte auf Basis der im Beschwerdemanagement-Controlling und im direkten Beschwerdemanagementprozess erhobenen Beschwerdedaten und -informationen zielgruppengerechte Auswertungen

Tab. 6 Sinnvolle Kennzahlen im Beschwerdemanagement-Controlling (eigene Darstellung)

Kennzahl	Erklärung	Berechnung	Beispiel
Evidenz-Controlling			
Beschwerdequote	Anteil aller Patienten, die sich beschweren	$\frac{\text{Zahl der Beschwerdeführer}}{\text{Gesamtfallzahl}}$	1,6%
Nicht-Artikulationsquote	Umfang der verärgerten Patienten, die sich nicht beschweren	$\frac{\text{Zahl der Nicht-Beschwerdeführer unter den verärgerten Patienten}}{\text{Gesamtzahl verärgerter Patienten}}$	35%
Aufgabencontrolling			
Beschwerdewegquote (Telefon)	Anteil der telefonischen Beschwerden an allen Beschwerden	$\frac{\text{Anzahl der telefonischen Beschwerden}}{\text{Gesamtzahl Beschwerden}}$	12%
Bearbeitungsdauer	Dauer der aggregierten Bearbeitungsprozesse (Gesamtbearbeitungsdauer)	Dauer der einzelnen Bearbeitungsschritte oder Zeitraum von Beschwerdeeingang bis Bearbeitungsabschluss	15 Tage
Ersterledigungsquote	Beschwerden, die im ersten Kontakt mit dem Patienten ohne Weiterleitung an zentrale Stelle abschließend gelöst werden	$\frac{\text{Im Erstkontakt dezentral anschließend gelöste Beschwerden}}{\text{Gesamtzahl Beschwerden}}$	65%
Kosten-Nutzen-Controlling			
Gesamtkosten	alle Kosten (z.B. Personal), die mit der Organisation des BM anfallen	Kostenstellen- und Kostenträgerrechnung	145.000 EUR
Reaktionskosten	alle variablen Kosten, die mit den Beschwerdereaktionen in Bezug stehen (z.B. Rehospitalisations- oder Kulanzkosten)	Kostenstellen- und Kostenträgerrechnung	560.000 EUR
Klage-Vermeidungsquote	Teil der Beschwerden, die eine Klageintention aufwiesen und nicht zu Klagefällen wurden	$\frac{\text{Beschwerden mit Klagepotenzial}}{\text{Gesamtzahl Klagefälle}}$	37%
Organisationsentwicklung	Anzahl initiierter und abgeschlossener Verbesserungsmaßnahmen (lokal und das gesamte Haus betreffend)	qualitative Aggregation	135 (lokal) 56 (global)

dieses Managementbereichs generieren können. Diese bestehen in der Regel aus einer Kombination qualitativer und quantitativer Kennzahlen und Darstellungen. Dabei stellt sich eingangs die Frage, ob die Berichtsinhalte auch auf nicht-unzufriedenheitsbezogene Rückmeldungen wie Lobbekundungen oder allgemeines Feedback ausgedehnt werden sollen, oder ob eine klassische problemorientierte Auswertung erfolgen soll, die „nur“ Beschwerden umfasst. Empfehlenswert ist grundsätzlich eine globale Feedbackauswertung und -darstellung, z.B. inhaltlich differenziert in

1. Lob- und Zufriedenheitsbekundungen (u.a. zur internen Kommunikation und Motivationssteigerung),
2. Beschwerden und
3. allgemeines Feedback/Anregungen.

Daneben gilt es den Zielgruppenbezug unterschiedlicher Reportingdimensionen zu berücksichtigen und die Aggregationsniveaus von Reports zu bestimmen. So benötigt z.B. die Krankenhausleitung eher aggregierte, kennzahlenorientierte Berichte, die über den Zeitverlauf vergleichbar sind. Zentrale Funktionsbereiche der Verwaltung (z.B. Facility Management, Qualitätsmanagement, Controlling) hingegen sind häufig direkt oder indirekt durch Beschwerden tangiert und benötigen daher eher inhaltliche, qualitativ orientierte Auswertungen. Dezentrale Fachbereiche (also einzelne Kliniken, Stationen oder Ambulanzen), die ja auch dezentrale Beschwerden zur zentralen Bearbeitung weiterleiten, brauchen detaillierte Informationen, z.B. über Korrekturnotwendigkeiten oder bereits erfolgte Veränderungsmaßnahmen. Auch Patienten, Angehörige und andere Stakeholder des Krankenhauses entwickeln zunehmend Sensibilität für patientenorientiertes Handeln und zeigen daher Interesse an der Art und Weise, wie Krankenhäuser mit der Artikulation von Unzufriedenheit umgehen. Deshalb kann im Sinne einer Profil- und Markenbildung durchaus auch die externe Veröffentlichung eines Beschwerdemanagementberichts sinnvoll sein; die Hamburger Krankenhäuser setzen dies im Rahmen der „Hamburger Erklärung“ vorbildhaft um (Hamburgische Krankenhausgesellschaft 2015).

6.9 Beschwerdeinformationsnutzung

Eine der zentralen Aufgaben und Ziele des Beschwerdemanagements liegt in der Verbesserung der Leistungsfähigkeit und des Leistungsangebots im Krankenhaus durch aktive Nutzung der erfassten und ausgewerteten Beschwerdeinformationen (Johnston u. Clark 2005). In vielen kundenorientierten und teils reiferen Dienstleistungsbranchen wird der Wert von Beschwerdeinformationen gern mit dem Slogan „Jede Beschwerde ist ein Geschenk“ beschrieben. Damit wird zum Ausdruck gebracht, dass Beschwerden häufig einen nahezu kostenlosen Hinweis (mit Ausnahme der mit dem Beschwerdemanagement in Verbindung stehenden laufenden Kosten) auf Defizite in der Leistungserstellung aus Kunden- bzw. Patientensicht darstellen. Das Beschwerdemanagement kann also für das Qualitätsmanagement, aber auch für das klinische Risikomanagement wesentliche Veränderungsimpulse geben. Inwiefern solche Impulse gewünscht sind und auch in konkrete qualitätsverbessernde oder risikosenkende Maßnahmen übersetzt werden, hängt maßgeblich von der strategischen Ausrichtung des Beschwerdemanagements ab (s. Tabelle 3). Beispiele aus der Praxis zeigen, dass ein strukturierter Beschwerdemanagementprozess zu sehr konkreten Veränderungen führen kann, die die Zufriedenheit der Patienten und die Sicherheit und Qualität der Versorgung positiv beeinflussen (s. Tabelle 7).

Gerade aber das Lernen aus Fehlern und Beschwerden und damit das Eingeständnis, dass die bisherigen Verwaltungs- und Leistungsprozesse im Haus aus Sicht der zentralen Anspruchsgruppe Patient suboptimal organisiert sind, ist in vielen Krankenhäusern schwierig (Hsieh et al. 2005; Friele et al. 2008). Die Bandbreite der gezeigten Verbesserungsmaßnahmen macht deutlich, dass eine effektive Beschwerdeinformationsnutzung immer Aspekte des Veränderungsmanagements beinhaltet und deshalb häufig sinnvoll über temporäre Projektstrukturen (auch unter Zuhilfenahme externer Berater) realisiert werden kann. Die bisherige Projekthistorie eines Krankenhauses

Tab. 7 Beispiele für erfolgreiche Beschwerdeinformationsnutzung (eigene Darstellung)

Beschwerdekategorie	Ergriffene Maßnahmen (Beschwerdeinformationsnutzung)
Essensversorgung (nicht diätgerechte Kost)	■ Entwicklung eines Algorithmus für die standardisierte Hinzuziehung von Diätberatern auf allen onkologischen Stationen
Zimmerausstattung (TV defekt)	■ Reparatur von Fernsehterminals und Telefonen
Zimmerausstattung (Klima)	■ Anpassung der Steuerungstechnik der zentralen Heizungs- und Klimaanlage
Ausstattung (Sturz)	■ Begehung besonders sturzintensiver Bereiche und Installation zusätzlicher Handläufe ■ Entwicklung eines standardisierten Assessment-Instruments zur Sturzrisikoeinschätzung
Rahmenbedingungen (Lärm durch Putzwagen)	■ Hardware-Optimierung im Facility Management (Ausstattung der Putzwagen mit „Flüsterrollen“)
Fehlinformation bei Aufnahme (Preise für TV Empfang falsch deklariert)	■ Anpassung der Angaben in den Aufnahmebögen und Stationsinformationsbroschüren ■ Anpassung der FAQ-Seite im Internet
Behandlung (Entstehung eines Druckgeschwürs)	■ Anpassung des Assessment-Instruments für Dekubitusrisiko ■ personelle Aufstockung im Bereich Kinästhetik

ist deshalb ein guter Indikator, um das Realisierungspotenzial von geplanten Veränderungen im Vorfeld abzuschätzen. Mit der erfolgreichen Implementierung von Veränderungsmaßnahmen und einer entsprechenden Erfolgskontrolle (z.B. Überprüfung des neu eingeführten Diätberatungsprozesses durch Stationsaudits oder Auswertung von Anforderungsaufträgen aus dem KIS) ist der indirekte Beschwerdemanagementprozess abgeschlossen.

Literaturempfehlungen

Shaw JG (2011) Triple Customer Complaints, 2. Auflage, S. 145–170. Issaquah

Merlino J (2014) Service Fanatics: How to Build Superior Patient Experience the Cleveland Clinic Way. New York

Stauss B, Seidel W (2014) Beschwerdemanagement: Unzufriedene Kunden als profitable Zielgruppe, 5. Auflage. München

Hamburgische Krankenhausgesellschaft (2015) Die Hamburger Erklärung. URL: http://www.hkgev.de/hh-erklaerung.html (abgerufen am 31.03.2017)

7 Meldesysteme für kritische Ereignisse

7.1 Gründe und Ziele des Incident Reporting

Die vorab beschriebenen Maßnahmen des Qualitäts- und Risikomanagements, insbesondere Patientenbefragungen und das patientenorientierte Beschwerdemanagement, fokussieren den Patienten als Empfänger der Krankenhausleistung und können dessen Beobachtungen und Wahrnehmungen nutzen, um Defizite und Risiken innerhalb der pflegerischen und therapeutischen Versorgung zu erkennen. Krankenhäuser sind aber insbesondere auch auf solche Risikoinformationen angewiesen, die das eigene Personal dem Qualitäts- und klinischem Risikomanagement zuleitet (Thüss 2012). Die eigenen Mitarbeiter erleben die Gestaltung des Krankenhaussystems in der täglichen Arbeit und können deshalb sowohl die Risiken am scharfen Ende des Systems (d.h. in der konkreten Behandlungssituation des Patienten) als auch vorgelagerte Risiken, z.B. in administrativen Prozessen, gut erkennen. Um solche Risikoinformationen und Risikopotenziale mehr oder weniger systematisch innerhalb des Risikomanagementprozesses zu identifizieren, brauchen Krankenhäuser ein geeignetes Kommunikations- und Feedbacksystem für unerwünschte Ereignisse mit Patientenschädigungspotenzial, also ein „Critical incident reporting system".

Konzeptionell basieren solche Systeme auf der vor mehr als fünfzig Jahren entwickelten psychologischen Analyse von „Critical incidents" (Flanagan

1954) und wurden zuerst in Hochrisikobranchen wie der zivilen Luftfahrt angewendet. Im Zentrum dieser Systeme steht das Melden und Berichten von eigenen oder im Rahmen der Arbeitsverrichtung beobachteten sicherheitsrelevanten Ereignissen mit dem Ziel, aus den systematisch analysierten Meldungen zu lernen. Das erste Meldesystem für kritische Ereignisse im Krankenhaus wurde 1996 in der Schweiz am Universitätsspital Basel ins Leben gerufen (Staender et al. 2000); seit gut zehn Jahren sind vergleichbare Systeme auch in deutschen Krankenhäusern etabliert. In 2014 wurden Krankenhäuser gesetzlich verpflichtet, ein Fehlermeldesystem einzurichten und zu betreiben. U.a. im fünften Sozialgesetzbuch wird dies im Zusammenhang mit der Teilnahme an der externen Qualitätssicherung geregelt (Hervorhebung durch Verfasser).

§ 137a Abs. 1d SGB V

(1d) Der Gemeinsame Bundesausschuss bestimmt in seinen Richtlinien über die grundsätzlichen Anforderungen an ein einrichtungsinternes Qualitätsmanagement nach Absatz 1 Nummer 1 erstmalig bis zum 26. Februar 2014 wesentliche Maßnahmen zur Verbesserung der Patientensicherheit und legt insbesondere Mindeststandards für Risikomanagement- und Fehlermeldesysteme fest. Über die Umsetzung von Risikomanagement- und Fehlermeldesystemen in Krankenhäusern ist in den Qualitätsberichten nach Absatz 3 Nummer 4 zu informieren. Als Grundlage für die Vereinbarung von Vergütungszuschlägen nach § 17b Absatz 1 Satz 5 des Krankenhausfinanzierungsgesetzes bestimmt der Gemeinsame Bundesausschuss **Anforderungen an einrichtungsübergreifende Fehlermeldesysteme**, die in besonderem Maße geeignet erscheinen, **Risiken und Fehlerquellen** in der stationären Versorgung **zu erkennen, auszuwerten** und zur **Vermeidung unerwünschter Ereignisse** beizutragen.

Außergewöhnlich konkret formuliert der Gemeinsame Bundesausschuss die genauen Anforderungen an die Ausgestaltung solcher Meldesysteme in der Qualitätsmanagement-Richtlinie für Krankenhäuser in seiner ursprünglichen Fassung.

§ 5 Abs. 3–6 KQM-RL

(3) Ein Fehlermeldesystem muss für alle Mitarbeiter abteilungs- und berufsgruppenübergreifend niederschwellig zugänglich und einfach zu bewerkstelligen sein. Die Meldungen müssen freiwillig, anonym und sanktionsfrei durch die Mitarbeiter erfolgen können. Die Etablierung eines Fehlermeldesystems in der Einrichtung erfolgt auf Grundlage einer Zielplanung und eines strukturierten Projektmanagements, wobei die Führungskräfte aller Hierarchieebenen aktiv unterstützen und entsprechende Verantwortlichkeiten festlegen. Es sind sowohl Einführungen in den Umgang mit Fehlermeldesystemen als auch bei Bedarf regelmäßige Schulungen für die Mitarbeiter durchzuführen.

> (4) Auf der Grundlage eingegangener Meldungen erfolgt die Analyse der Prozesse, und nach zeitnaher Bearbeitung werden entsprechende Präventionsmaßnahmen abgeleitet und umgesetzt. Die Ergebnisse und Erkenntnisse aus dem Fehlermeldesystem, insbesondere die konkreten Maßnahmen, sollen zeitnah an alle Betroffenen zurückgespiegelt werden. Einrichtungsübergreifend relevante Meldungen können einrichtungsübergreifend in entsprechend bearbeiteter und anonymisierter Form veröffentlicht werden. Die Einzelheiten der Umsetzung und Organisation des Fehlermeldesystems fallen in die Verantwortung des Krankenhauses und sind an dessen speziellen Verhältnissen auszurichten.
>
> (5) Sowohl für das klinische Risikomanagement im Allgemeinen als auch für das Fehlermeldesystem im Besonderen ist eine entsprechende Dokumentation und Nachvollziehbarkeit des Systems erforderlich. Nach Implementierung von Maßnahmen sollen eine Evaluation und gemäß dem PDCA-Zyklus ggf. erforderliche Anpassungen erfolgen.
>
> (6) Um Risiken und Fehlerquellen in der Versorgung zu erkennen und alle Einrichtungen von den Erfahrungen anderer hinsichtlich deren Analyse und Präventionsmaßnahmen profitieren zu lassen, werden einrichtungsübergreifende Fehlermeldesysteme eingerichtet. Mindestanforderungen für die Teilnahme an solchen einrichtungsübergreifenden, ggf. bundesweiten Fehlermeldesystemen sind z.B. die Einhaltung von Anonymität und Sanktionsfreiheit bei der Meldung durch Mitarbeiter, die Freiwilligkeit der Teilnahme, entsprechende Schulungen der Mitarbeiter, die aktive Unterstützung durch Führungskräfte und die Ableitung von Präventionsmaßnahmen. Für die Beteiligung der Krankenhäuser an einrichtungsübergreifenden Fehlermeldesystemen, sofern diese den Festlegungen des Gemeinsamen Bundesausschusses nach § 137 Absatz 1d Satz 3 SGB V entsprechen, sind Zuschläge zwischen DKG und GKV-SV zu vereinbaren. Über die Umsetzung von Risikomanagement- und Fehlermeldesystemen in Krankenhäusern ist in den Qualitätsberichten nach § 137 Absatz 3 Nr. 4 zu informieren (Gemeinsamer Bundesausschuss 23.01.2014).

Die in der Richtlinie genannten Anforderungen an ein Fehlermeldesystem werden nachfolgend aufgegriffen und konkreter operationalisiert.

7.2 Funktionsweise und Aufbau von Meldesystemen

Im Kern ist ein Critical Incident Reporting System (CIRS) technisch betrachtet eine Datenbank, in der kritische oder sicherheitsrelevante Ereignisse, die während der Behandlung von Patienten auftraten, von Mitarbeitern nach einer mehr oder weniger standardisierten Struktur und Form dokumentiert werden können. Die Datenbank erhält einen Teil ihrer Informationskraft also durch die gemeldeten Ereignisse der Mitarbeiter in der Krankenversorgung. Im Anschluss werden die eingegebenen Berichte von einem (möglichst fach- und berufsübergreifenden) Expertenteam inhaltlich analysiert. Die

Ergebnisse dieser Ereignisanalyse (z.B. Darstellung vermuteter Auslöser und Vorschläge für Änderungsmaßnahmen) werden ebenfalls in die Datenbank eingespielt und ergänzen damit deren Informationsbasis. Nutzer können die Veränderungsvorschläge dann einsehen, prüfen und ggf. lokal umsetzen (Rohe et al. 2012). Informationen über umgesetzte Veränderungen können zusätzlich in die CIRS-Datenbank eingebunden werden, komplettieren den Informationsstand zu spezifischen sicherheitsrelevanten Ereignissen und ermöglichen so das eingangs postulierte Ziel von CIRS: Lernen aus sicherheitsrelevanten Ereignissen im eigenen Haus und über die institutionellen Grenzen hinweg. Konzeptionell betrachtet wird einem CIRS darüber hinaus die Rolle und Funktion eines Organisationsentwicklungs- und Change-Management-Instruments zugemessen, das die Fähigkeit besitzt, die Transparenz der Leistungserstellung durch Stärkung einer offenen Fehlerkultur zu erhöhen und durch eine veränderte Kultur des Umgangs Qualitätsverbesserungen zu ermöglichen (Köbberling 2005).

7.3 Führungsverantwortung, Fehlerkultur und strategische Zielsetzungen

Ob und inwiefern ein CIRS die eigenen Mitarbeiter erfolgreich für Sicherheitsthemen sensibilisieren und deren Wahrnehmungsfokus hin zum Erkennen individueller und systemischer Fehler und Risiken schärfen kann, ist eine Frage von dessen gewünschter strategischer Ausrichtung, der bisher gelebten Fehlerkultur (s. Kapitel 4) und seiner führungsseitigen Verankerung. In vielen Häusern wird das CIRS vom Pflegepersonal bereits gut genutzt, während im ärztlichen Bereich, insbesondere in den höheren Hierarchieebenen, häufig noch Überzeugungsarbeit geleistet werden muss (Weimann u. Weimann 2012).

Da Fehlermeldesysteme in Deutschland ein gesetzlich verpflichtendes Element des klinischen Risikomanagements darstellen, erübrigt sich eine Entscheidungsphase, die das Für und Wider (bzw. Stärken und Schwächen) der Einführung eines CIRS diskutiert: Jedes Krankenhaus muss ein internes Fehlermeldesystem installieren und betreiben und darüber hinaus auch die Beteiligung an einrichtungsübergreifenden Meldesystemen sicherstellen. Mit welcher Ernsthaftigkeit und welchem Anspruch ein solches Fehlermeldesystem betrieben wird, ist vom Gesetz hingegen nicht geregelt und obliegt daher der **Führungsverantwortung** einer Krankenhausleitung. Ähnlich wie die übrigen Maßnahmen und Instrumente dieses Buches hängt die Effektivität und der Nutzen eines CIRS deshalb maßgeblich davon ab, welche (echten) **strategischen Zielsetzungen** mit dessen Einführung und Betrieb verbunden und kommuniziert werden. Geht es lediglich um den pflichtgemäßen Nachweis einer CIRS-Existenz, wird dessen Ressourcenausstattung vermutlich eher niedrig sein und der Betrieb möglichst kostengünstig realisiert. Der strategische Fokus liegt dann auf der Erfüllung einer gesetzlichen Anforderung; weitere positive Effekte des CIRS werden als Mitnahmeeffekte gesehen, jedoch führungsseitig nicht systematisch gefordert und unterstützt. Soll ein CIRS hingegen ein ernsthaftes Instrument des klinischen Risikomanagements im Haus sein, bedarf es als erster Einführungsvoraussetzung einer vorbehaltlosen und uneingeschränkten Unterstützung durch die **Klinikleitung** (Möllemann et al. 2005). Wie sehr eine Klinikleitung einem CIRS strategische Bedeutung beimisst, ist wiederum abhängig von der vorherrschenden **Fehlerkultur** und dem generellen Stellenwert des Qualitäts-, Risiko- und Patientensicherheitsmanagements im Haus: Diese Themen müssen nicht nur als objektiv relevanter Tätigkeitsraum verstanden werden („Im Krankenhaus passieren Fehler und existieren Risiken für Mitarbeiter und Patienten, deshalb gibt es ein Risikomanagement.“), sondern sich auch in einem subjektiv wahrgenommenen Wandlungsbedarf und entsprechender Wandlungsbereitschaft niederschlagen („In **unserem** Krankenhaus existieren Risiken und passieren Fehler. An der Veränderung dieses Tatbestandes arbeiten **wir** ständig.“) (Löber 2011; Krüger 2014). Das Annehmen dieser Veränderungsbereitschaft bedeutet gleichzeitig den Beginn und die Akzeptanz eines Entwicklungsprozesses ohne fixes Ende, der täglich den dynamischen Anforderungen komplexer Leistungserstellungsprozesse im Krankenhaus gerecht werden muss. In diesem Sinne braucht ein CIRS auch das klare Bekenntnis der Leitung, als Lerninstrument für den dauerhaften Gebrauch installiert und weiterentwickelt zu werden. Die wichtigste Voraussetzung hierfür ist eine individuelle und organisationale Fehlerkultur, die den systemischen Charakter von kritischen Ereignissen anerkennt und verinnerlicht (Hübler et al. 2006) (s. Kapitel 4).

7.4 Gestaltung des Melde- und Verarbeitungsprozesses

Der zentrale Nutzen eines CIRS liegt in der Generierung von Risikoinformationen (Löber 2010), also im initialen Identifikationsschritt des Risikomanagementprozesses (s. Abbildung 12). Ähnlich dem Beschwerdemanagement müssen deshalb zunächst die grundlegenden organisatorischen Parameter (z.B. die Einordnung des CIRS in bestehende Qualitäts- oder Risikomanagementstrukturen) und die prozessuale Abwicklung von CIRS-Berichten definiert und geklärt werden (s. Abbildung 38).

Jedes CIRS beginnt mit der **Meldung** sicherheitsrelevanter oder kritischer Ereignisse durch die Mitarbeiter des Hauses (CIRS-Bericht). Zugleich ist dies der herausforderndste Aspekt eines jeden Meldesystems, da die Gestaltung des Meldeprozesses und seiner Rahmenbedingungen über das Potenzial des Systems entscheidet. Die Krankenhausleitung muss daher zunächst Regeln „verabreden“, die das Melden ermöglichen. In Anlehnung an die Empfehlungen der drei deutschsprachigen Patientensicherheitsorganisationen

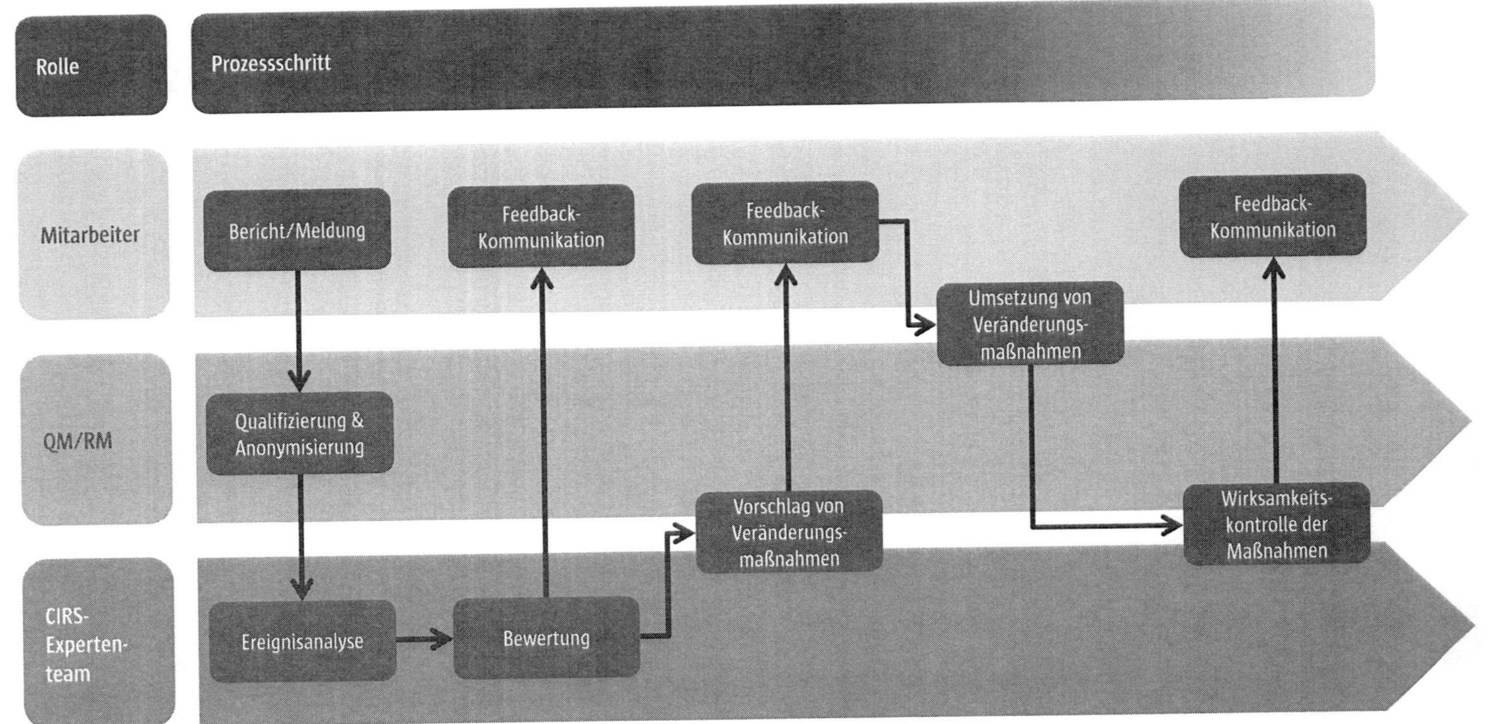

Abb. 38 Beispielhafter Ablaufprozess eines Critical Incident Reporting Systems (eigene Darstellung)

(Aktionsbündnis Patientensicherheit et al. 2016) sind insbesondere folgende Aspekte für den direkten Meldeprozess relevant und sicherzustellen:

- **Freiwilligkeit von Meldungen:** CIRS ist ein freiwilliges Instrument, dessen Nutzung zwar in jedem Fall erwünscht ist, jedoch keinem Nutzungszwang für Mitarbeiter unterliegt. Möglicherweise begünstigt eine offene Gesprächskultur und konstruktive Fehlerkultur die Meldefrequenz; Ergebnisse aus ersten Studien legen diesen Schluss nahe (Dominguez Fernandez et al. 2008).
- **Sanktionsfreiheit:** Durch das Einstellen von Berichten dürfen Mitarbeiter keine Nachteile erfahren, insbesondere keine Strafen oder negativen Konsequenzen am Arbeitsplatz. Davon nicht betroffen ist fahrlässiges und beabsichtigt regelwidriges Verhalten von Mitarbeitern, das – auch wenn nicht über das CIRS gemeldet – bei Auftreten von Patientengefährdungen oder gar Schädigungen durchaus sanktioniert werden muss (Euteneier 2014).
- **Vertraulichkeit:** Die Identität des meldenden Mitarbeiters sowie der ggf. in der Meldung genannten weiteren Mitarbeiter und Patienten wird vertraulich behandelt und nicht an Dritte, weder krankenhausintern noch extern, weitergegeben. Dazu sollte zwischen Klinikleitung und Krankenhauspersonal eine Vertraulichkeitsvereinbarung abgeschlossen werden (Thüss 2012), die für alle Mitarbeiter verständlich und einsehbar ist (z.B. im Intranet).
- **Anonymität:** Das System ermöglicht die vollständig anonyme Meldung ohne Speicherung von personenbezogenen Daten des Meldenden. Gleichwohl erschwert genau diese absolute Anonymität die umfassende Nutzung eines CIRS, da z.B. dann bei konkreten Ursachenanalysen keine detaillierten Rückfragen an den Meldenden gestellt werden können (Euteneier 2015b). Auch ist die Anonymität der stärkste Indikator für eine verbesserungswürdige Fehlerkultur: In anderen Risikobranchen wie z.B. der Luftfahrt oder dem Brandschutz sind Meldesysteme bereits seit langem offener gestaltet und erlauben das Eingeben des Namens des Meldenden. Auch erste Krankenhäuser haben ihre Meldemasken um ein freiwilliges (!) Namensfeld erweitert und damit positive Erfahrungen gemacht. Im Sinne einer konstruktiven Fehlerkultur ist dies wünschenswert und ein starkes Signal für Fehlertoleranz, Offenheit und systemisches Verständnis im Krankenhaus.
- **Unabhängigkeit:** Meldungen werden nur eingehen, wenn die Mitarbeiter den bearbeitenden Gremien die dazu notwendigen Kompetenzen zusprechen und annehmen, dass diese Gremien weisungsfrei unter Berücksichtigung der Verschwiegenheitsgebote agieren können (Horstmann et al. 2006). Auch dies sollte in einem CIRS-Konzept klar und deutlich formuliert und den Mitarbeitern zur Kenntnis gebracht werden.
- **Einfache Berichte und klare Definition der Berichtsinhalte:** Das Melden sicherheitsrelevanter Ereignisse ist meist noch eine unregelmäßige Aktivität für

Mitarbeiter und darf deshalb weder technisch noch inhaltlich kompliziert sein (Pham et al. 2013). Darüber hinaus muss eindeutig definiert und kommuniziert werden, welche Inhalte CIRS-würdig sind und welche Arten von Meldungen ggf. in anderen Systemen oder Kanälen verarbeitet werden sollen (s. Exkurs zu CIRS-Meldungsinhalten).

Ähnlich dem Beschwerdemanagement muss der direkte Meldeprozess so gestaltet sein, dass er das Einstellen von Berichten bestmöglich stimuliert. In diesem Zusammenhang kann durchaus auch darüber nachgedacht werden, externe Anreize für das Einstellen von Meldungen zu gewähren. Im Kern geht es um ein gesundes Verhältnis zwischen der Anzahl an eingegangenen Meldungen und deren Berichtsqualität: Ein mit unvollständigen oder oberflächlichen Berichten geflutetes CIRS erschwert die Qualifizierung und Weiterverarbeitung von Meldungen; Auswertungen und Klassifizierungen von Meldungen hingegen sind erst ab einer kritischen Menge von Meldungen statistisch sinnvoll. Die Meldebereitschaft wird stark durch die vorherrschende Fehlerkultur im Krankenhaus beeinflusst. Es bedarf einer konstruktiven, oder „aufgeschlossenen" Fehlerkultur, um Fehler oder Beinahe-Zwischenfälle entsprechend zu melden und aus ihnen zu lernen (Roeder u. Franz 2014). Die Beachtung der vorab beschriebenen Grundsätze ist ein großer Schritt in Richtung einer solchen Fehlerkultur.

Exkurs – CIRS-Meldungsinhalte

In einem Meldesystem für kritische Ereignisse und Fehler sollten nur solche Ereignisse berichtet werden, die der Definition eines kritischen Ereignisses entsprechen. Das sind ungewollte Ereignisse, die den Patienten gefährden und schädigen **können**, aber nicht tatsächlich schädigen.

Viele Ereignisse oder Umstände sind deshalb nicht relevant für ein CIRS und sollten nicht (oder nur pseudonymisiert oder anonymisiert) im CIRS verarbeitet werden:

Beschwerden von Patienten sind Äußerungen von Unzufriedenheit, jedoch häufig ohne Schädigungspotenzial. Gegenüber Mitarbeitern geäußerte Beschwerden sollten daher über den Weg des Beschwerdemanagements bearbeitet werden. Hierfür hilft auch eine hauseigene Definition darüber, was als Beschwerde angesehen wird und was nicht.

Auch Mitarbeiterbeschwerden oder kritische Feedbacks ohne konkretes Schädigungspotenzial für einen Patienten stellen keine melderelevanten CIRS-Inhalte dar. Hier sollten, sofern installiert, hauseigene Feedbackmanagementsysteme greifen oder klassische Wege über etablierte Hierarchie- und Kommunikationsstrukturen bestritten werden. Tauchen jedoch vermehrt solche Meldungen im CIRS auf (z.B. Überlastungsanzeigen von Pflegekräften), ist dies ein Indikator für geringes Mitarbeitervertrauen und für eine mangelhafte Mitarbeiterzufriedenheit und suboptimale Kommunikations- und Eskalationskultur am Arbeitsplatz.

Im CIRS sollen keine Fehler und Ereignisse gemeldet werden, die zu Patientenschädigungen geführt haben. Zentrales Charakteristikum von CIRS ist das Lernen aus (folgenlosen) Fehlern; kam es bereits zu einem Patientenschaden (unabhängig davon, ob der Patient dies bemerkt oder angezeigt hat) sollten die (hoffentlich) etablierten Prozesse des Schadensfallmanagements angestoßen werden. Ein solcher Schadensfall kann trotzdem nachträglich als Lernfall im CIRS dienen, muss dann aber inhaltlich dergestalt verändert werden, dass sprachlich einwandfrei nur ein Beinahe-Schaden erkennbar/lesbar ist und die Anonymität von Beteiligten nach wie vor gewährleistet wird.

Dem Meldungseingang folgen Schritte, die im weitesten Sinne die Meldungsverarbeitung und Ableitung von Konsequenzen umfassen. Dafür müssen die eingegangenen Berichte gesichtet und einer **Qualifizierung** unterzogen werden: Zunächst müssen solche Meldungen aus dem System de-selektiert werden, die nicht der Definition eines kritischen Ereignisses entsprechen (Qualifizierung). Im zweiten Schritt müssen, in Abhängigkeit des Umgangs mit dem Thema Anonymität, die verbliebenen Meldungen **de-identifiziert** werden. Das kann einerseits die Unkenntlichmachung von Personen und Orten sein, andererseits aber auch die Vernichtung der Originalmeldung nach der Auswertung (Kuhn u. Below 2003).

Bereits an dieser Stelle kann eine erste Feedback-Kommunikation hilfreich sein: Wird eine Meldung z.B. als nicht CIRS-relevant klassifiziert, sollte diese Information auf die Meldeplattform zurückgespielt werden, damit Meldende direkt verstehen können, aus welchen Gründen ihre Meldung nicht relevant ist. Spätestens jetzt muss auch geklärt werden, welche organisatorische Einheit diese Aufgaben des CIRS-Prozesses übernimmt; in Abbildung 35 wird dies beispielhaft dem Qualitäts- und klinischem Risikomanagement zugeordnet. Auch muss eine Aufbau- und Ablauforganisation für die folgende Meldungsbearbeitung geschaffen werden. Zu klären ist daher zunächst, wer im Haus über ausreichende (Experten-)Kenntnisse verfügt, um Meldungen strukturiert zu analysieren. Die Heterogenität eingehender Meldungen erfordert für deren Bearbeitung ein möglichst interdisziplinär besetztes Team mit weitreichenden methodischen und fachlichen Kenntnissen. Idealerweise setzt sich ein solches Team aus mindestens einer Pflegekraft, einem Arzt, einem Medizintechniker/Ingenieur und einem Betriebswirt und/oder Juristen aus dem eigenen Haus zusammen. Die Mitarbeiter des oder der CIRS-Team(s) müssen offiziell als CIRS-Koordinatoren bzw. -Moderatoren benannt sein und für die Analyse und Bearbeitung von Fällen aus dem Meldesystem zeitlich freigestellt werden. Die Allokation dieser Personalressourcen ist ein weiterer Indikator für die Ernsthaftigkeit des betriebenen Meldesystems: Je mehr Zeit (und Instrumente) dem CIRS-Team zur Analyse und Bearbeitung von Berichten gegeben wird, desto besser wird tendenziell die Effektivität der theoretisch abgeleiteten Verbesserungsmaßnahmen sein. Klar sollte daher auch beschrieben werden, mit welchen Analysetechniken und -instrumenten die

Ereignisanalyse betrieben wird und aufgrund welcher methodischen Grundlagen die anschließende Bewertung erfolgt. Typische Analysetechniken für die Fallanalyse sind Interviews, Begehungen, Literaturanalysen, Ishikawa-Diagramme und prozessorientierte Risikoanalysen (PORA), also Instrumente und Methoden, die teilweise hohe fachliche Anforderungen an ihre Durchführung stellen und deshalb nur durch geschulte und erfahrene Mitarbeiter übernommen werden sollten. Auch die organisatorischen Rahmenbedingungen jenseits der zeitlichen Freistellung des Analyseteams (Einrichtung fester Termine, Etablierung einer so weit als möglich standardisierten Vorgehensweise und Organisation strukturierter Besprechungsformate für die interne Fallbearbeitung) müssen geklärt und schriftlich fixiert werden.

Die **Bewertung** der Analyseergebnisse und Einordnung der identifizierten Risiken nach festen und verständlichen Kriterien ist eine nicht minder anspruchsvolle Aufgabe. Vermeintlich einfache Darstellungsmethoden wie Risikomatrizen erfreuen sich hier größer werdender Beliebtheit bei Krankenhäusern, CIRS-Anbietern und Haftpflichtversicherungsmaklern. Sofern auch CIRS-Fälle einer (hausweiten) Risikoverortung in einer Risikomatrix oder Risikotabelle unterzogen werden sollen, ist auf eine Kongruenz zu anderen bestehenden Risikoklassifikationsschemata zu achten (Deffland u. Löber 2015). Als Instrument des klinischen Risikomanagements muss ein CIRS daher in den bestehenden Risikomanagementprozess integriert werden (s. Abbildung 10).

Die Bewertung von CIRS-Berichten ist vornehmlich relevant, um die identifizierten Risiken sinnvoll zu klassifizieren. Die Klassifizierung wiederum hilft, Risiken nach ihrem Schadenspotenzial und ihrer Dringlichkeit zu priorisieren und schafft damit die Grundlage für eine fokussierte **Entwicklung von Bewältigungsmaßnahmen**. In jedem Fall sollte der wichtige Zwischenschritt der Fallbewertung bzw. dessen Ergebnis möglichst zeitnah nach Abschluss der Analyse und Bewertung in der Meldeplattform **kommuniziert** werden. Mit dieser Zwischenkommunikation ist der direkte Prozess eines Meldesystems im engeren Sinne zunächst abgeschlossen.

7.5 Einrichtung und Betrieb eines Meldesystems

Trotz gesetzlicher Verpflichtung zum Betrieb einer Meldeplattform für kritische Ereignisse sollte das Krankenhaus vor Einführung frühzeitig den Personal- bzw. Betriebsrat informieren und involvieren. Ein schriftliches CIRS-Fachkonzept bildet hierfür die Grundlage und sollte im Verlauf der Abstimmungen in einer Betriebsvereinbarung münden, die das Meldesystem formal auf Mitarbeiterebene etabliert (Blehle 2014).

Nach Klärung der organisatorischen und prozessualen Durchführungsvoraussetzungen muss die technische Funktion des Meldesystems bereitgestellt werden. Auch die Einrichtung von nicht-elektronischen Fehlermeldesystemen auf der Meldungserfassungsebene ist mittels papierbasierter Meldebögen grundsätzlich möglich. Da aber insbesondere die Anonymität des Meldenden durch Papiersysteme nur schwer sichergestellt werden kann (Hennke 2009), und zudem die indirekten Verarbeitungsprozesse von einzelnen Berichten in Papierform wesentlich ineffektiver und ressourcenintensiver ablaufen, wird dringend von Papiermeldebögen abgeraten. Die nachfolgenden Ausführungen beziehen sich deshalb stets auf elektronische, d.h. IT-gestützte Meldesysteme.

Die Auswahl der hierfür erforderlichen technischen Meldeplattform ist eine klassische „Make or buy“-Entscheidung für Krankenhäuser: Grundsätzlich kann eine rudimentäre elektronische Meldeplattform ggf. sogar durch eigene IT-Ressourcen entwickelt werden. Bereits bestehende Formularfunktionen auf der eigenen Intranet- oder Internetseite – z.B. Feedback- oder Beschwerdeformulare für Mitarbeiter und Patienten, bestimmte Bestell- oder Anmeldeformulare oder IT-Ticket-Systeme – sind technisch häufig mit CIRS vergleichbar. Eine Zweitverwendung oder ein customizing solcher bestehenden Lösungen ist dann mitunter einfacher und kostengünstiger möglich als die Anschaffung eines am Markt erhältlichen Systems. Zentrale Herausforderung bei der Verwendung von etablierten Formularsystemen ist hierbei die Sicherstellung von Anonymität und Nicht-Zurückverfolgbarkeit von eingehenden Meldungen. Die kommerzielle Verfügbarkeit von IT-gestützten CIRS ist mittlerweile gut; zahlreiche Anbieter haben entsprechende Lösungen, meist für den Stand-Alone-Betrieb, entwickelt (s. Exkurs zu CIRS-Systemen/-Anbietern). Bei der Auswahl einer solchen IT-Lösung sollte neben den etwaigen Kosten (Anschaffungs-, Lizenz- und Wartungskosten) auch die Schnittstellenfähigkeit zu (anderen) RM-Softwares berücksichtigt werden (Hennke 2009). Das ist umso relevanter für eine Vernetzung unterschiedlicher Risikomanagementperspektiven und Informationsquellen zu einem integrierten oder ganzheitlichen Risikomanagement (Deffland u. Löber 2015). Da technisch auch die Anbindung oder zumindest Teilnahme an einrichtungsübergreifenden Fehlermeldesystemen gesetzlich vorgeschrieben ist (und auch über Vergütungszuschläge honoriert wird), können durch die Auswahl eines passenden Systems (mit möglichst gleichem zugrundeliegenden Datenstrukturmodell) Synergien gehoben werden. Insbesondere für kleine Krankenhäuser kann es sinnvoll sein, sich trotz höherer Initialkosten an ein bestehendes CIRS-Netz (z.B. das von ÄZQ, APS, DKG und Deutschem Pflegerat betriebene Krankenhaus-CIRS-Netz Deutschland www.kh-cirs.de) anzuschließen (Euteneier 2015b).

Exkurs – Verschiedene CIR-Systeme und -Anbieter

- Inworks/Intrafox Health Care: http://health-care.inworks.de/
- H-CIRS smart: http://hcirs-smart.new-win.ch/ www.new-win.ch
- Hecari: http://www.hecari.de

- CIRS medical: http://www.cirsmedical.de/
- Riskop CIRS: https://www.grb.de/beratungsleistungen/riskop/
- CIRS AINS: www.cirs-ains.de
- KH CIRS Netz Deutschland: http://www.kh-cirs.de/
- R2C_CIRS & Complaints: https://www.schleupen.de
- Intrexx CIRS: http://www.unitedplanet.com/
- CRMS CIRS: https://www.patientsafety.com/solutions/incident-management
- Nexus/Curator CIRS: www.nexus-ag.de
- CIRS für Hausarztpraxen: www.jeder-fehler-zaehlt.de
- Share-Center CIRS: http://www.gimtec.de
- E-CIRS: www.e-cirs.ch
- proCIRS: http://anaquestra.de/de/loesungen/audit_plattform/feedback_cirs_beschwerden_ideen/

Neben den Ramp-up-Kosten für die technische Umsetzung einer Meldeplattform sind Schulungs- und Kommunikationsmaßnahmen für die Mitarbeiter ein häufig unterschätzter Kostenfaktor (Pham et al. 2013), dessen Umfang wiederum von der eingangs eingeschlagenen CIRS-Strategie abhängig ist. Während Schulungskosten für die Softwarenutzung durch Auswahl eines Systems mit hoher Benutzerfreundlichkeit mehrheitlich vermieden werden können, sind Informations- und Sensibilisierungsveranstaltungen für Mitarbeiter von zentraler Bedeutung und sollten als fester, unabdingbarer Bestandteil in die Onboarding-Konzepte für neue Mitarbeiter integriert werden (und auch im Rahmen der Kosten- und Nutzenbetrachtung eines Meldesystems adäquat abgebildet sein).

Zur Stimulation von Meldungen nach technischer Freischaltung des Systems und Schulung der Mitarbeiter sollten insbesondere beim ersten Einsatz eines CIRS regelmäßig Elemente der Öffentlichkeitsarbeit genutzt werden. Beispiele für solche meldungsfördernden Maßnahmen können sein:

- Plakate in Stationszimmern und Funktionsräumen mit Hinweisen zum CIRS (s. Abbildung 39)
- Informationsflyer und Taschenkarten für Mitarbeiter
- mehrfache Kreuz-Verlinkung der Intranet-Zugangsseite zum CIRS und Hyperlink-Bezüge im Intranet
- Etablierung eines CIRS-Newsletters oder Übernahme bestehender Newsletter- und Alert-Kommunikationen von CIRS-Anbietern (z.B. die cirsmedical.de-Info der vom ÄZQ betriebenen Meldeplattform)
- interne Veröffentlichung erster Veränderungsmaßnahmen (s. Abbildung 40)

In Anbetracht der immer größer werdenden und von Krankenhausmitarbeitern kaum noch bearbeitbaren Informations- und Wissensflut sollten interne CIRS-bezogene Kommunikationsmaßnahmen auf ein sensibles und

RETTUNGSDIENST | WWW.ROTESKREUZ.AT/CIRS
AUS FEHLERN LERNEN
Das Critical-Incident-Reporting-System (CIRS) ist ein Berichtssystem zur anonymen Meldung von kritischen Ereignissen und Beinahe-Schäden.
Wir laden Dich ein: Schau rein ins CIRS-Rettungsdienst, berichte und lerne!
Jeder berichtete Fehler oder kritische Ablauf – also ein Beinahe-Fehler – hilft mit, den Rettungsdienst des Roten Kreuzes noch besser zu machen!
www.roteskreuz.at/cirs
ÖSTERREICHISCHES ROTES KREUZ
Aus Liebe zum Menschen.

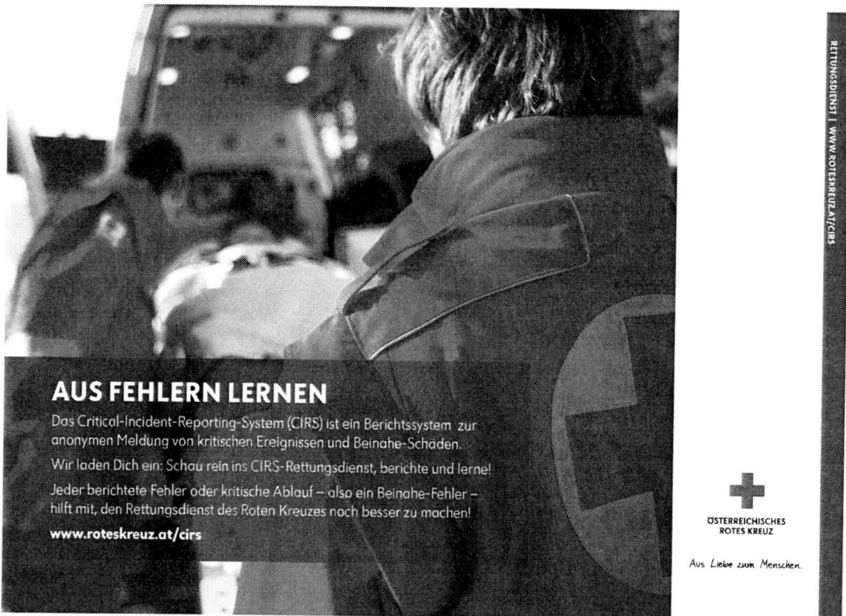

Abb. 39 Beispiel für ein „plakatives" CIRS-Kommunikationsinstrument (Österreichisches Rotes Kreuz, Thomas Holly Kellner, http://www.roteskreuz.at/fileadmin/_migrated/content_uploads/A3_CIRS_Plakat_2014_quer_dr.pdf)

relevantes Maß beschränkt werden und mit anderen Kommunikations- und Reportinginhalten und Frequenzen aus dem klinischen Qualitäts- und Risikomanagement und der Unternehmenskommunikation abgestimmt sein (s. Kapitel 11).

7.6 Relevanz von Veränderungsvorschlägen und Maßnahmenumsetzung

Liefert ein im Krankenhaus installiertes CIRS Informationen, aus denen risikoreduzierende oder risikovermeidende Konsequenzen abgeleitet werden können und unterlässt das Krankenhaus die Durchführung dieser Konsequenzen, kann es in Schadenshaftung genommen werden, sofern ein Patient aufgrund unterlassener Reaktionspflichten (Konsequenzen aus einer CIRS-Meldung) gesundheitliche Schäden erleidet (Hart 2009). Juristisch wird in diesem Fall von Organisationshaftung gesprochen (Aktionsbündnis Patientensicherheit 2007). Dieser Umstand macht das demaskierende Potenzial eines (anonymen) Meldesystems deutlich: Ein CIRS kann ungeliebte Wahrheiten und Realitäten zu Tage befördern und die Auseinandersetzung mit ihnen im Rahmen von Veränderungsmaßnahmen und -projekten ungeplante Ressourcen beanspruchen. Generell werden Ressourcen und Kosten für die Analyse von Meldungen und die Ableitung und Umsetzung von Verbesserungsmaßnahmen häufig unterschätzt und deshalb unterdimensioniert.

Gerade wenn aber nach dem Meldungseingang nicht weiter reagiert wird, hat das CIRS nur Arbeit und Geld gekostet, leistet keinen konkreten Mehrwert (Merkle 2014) und stellt mitunter sogar noch ein juristisches Haftungsrisiko dar. Das Vorschlagen, die Kommunikation und Umsetzung von Verbesserungsmaßnahmen oder Vermeidungsstrategien sind deshalb die eigentlich zentralen Hilfsfunktionen eines CIRS im Rahmen des klinischen Risikomanagements. Unbedingt zu klären ist in diesem Zusammenhang, wie mit aufbereiteten CIRS-Fällen umgegangen werden soll und in welcher Form sie dem allgemeinen Risikomanagementprozess zugeführt werden sollen bzw. inwiefern sie zu weiteren Projekten und Maßnahmen für Veränderungen im Organisationsgefüge führen. Durch die Berücksichtigung eines konkreten Geldbetrags in der Budgetplanung eines Krankenhauses für die Umsetzung von CIRS-Maßnahmen kann bereits a priori ein positiver Beitrag für eine verbesserte Sicherheitskultur im Haus geleistet werden. Die Zusage von Ressourcen zur Initiierung von Veränderungen kann aber jenseits einer monetären Budgetierung oder Rückstellung auch über die Zurverfügungstellung interner personeller Ressourcen erfolgen. Zentrale Bereiche eines Hauses wie z.B. die IT, das Patientenmanagement, die Hygiene, das klinische Qualitäts- und Risikomanagement oder die Unternehmensentwicklung können bereits in ihren Jahresplanungen aufgefordert werden, Puffer und (Personal-)Ressourcen für zukünftige CIRS-getriggerte Maßnahmen zu bestimmen. Nicht unüblich ist neben der Berechnung von Personalressourcen für den CIRS-Betrieb die pauschale Bereitstellung von mehr oder weniger fest zugesagten Projekt- oder Beratungstagen (z.B. „60 Manntage Projektmanagement pauschal pro Kalenderjahr für die Umsetzung von Maßnahmen, die aufgrund von CIRS-Berichten ergriffen werden").

Leider können Vorschläge für Verbesserungsmaßnahmen häufig nur auf relativ abstraktem und generischem Niveau erfolgen, da die Anonymität und De-Personalisierung eine detaillierte Analyse und Ableitung konkreter Verbesserungsmaßnahmen erschweren. Auch die Einbindung von (ggf. betroffenen) Mitarbeitern oder hauseigenen Experten zur Planung und Umsetzung von Verbesserungen ist bei anonym geführten Meldesystemen schwierig. Das ist eine zentrale Schwäche von (anonymen) Meldesystemen, die jedoch durch die Bereitstellung ausreichender Ressourcen und Gelder für Verbesserungsprojekte ansatzweise geheilt werden kann.

Über die Inhalte von Verbesserungen können keine generischen Aussagen getroffen werden; klassische Instrumente des Projektmanagements und der Organisationsentwicklung bestimmen darüber, wie und mit welchem Erfolg ein Krankenhaus Veränderungen initiiert, konzipiert, mobilisiert, umsetzt und verstetigt.

7.7 Effektivität von Meldesystemen und deren Kennzahlen

Als Instrument des Risikomanagements bedarf ein installiertes CIRS einer regelmäßigen Evaluation in Bezug auf seinen Nutzenbeitrag für eine sichere Patientenbehandlung. Gleichzeitig kann das Leitungspersonal über regelmäßige Evaluationen gut in das CIRS eingebunden werden und erhält so Rückmeldungen zu diesem Risikoidentifikationssystem. Ähnlich dem Beschwerdemanagement geht es also darum,

- Berichte aus dem Meldesystem zu gehaltvollen und aussagekräftigen Auswertungen zu bündeln,
- Auskunft über die Effektivität und Nutzen des Meldesystems zu geben (Controlling) und
- diese Informationen adressatengerecht zu kommunizieren (Reporting).

Inwiefern der Betrieb von Fehlermeldesystemen tatsächlich einen relevanten Mehrwert für die Patientensicherheit in Krankenhäusern leisten kann, wird in der Wissenschaft und Praxis intensiv diskutiert (Shojania 2008; Mahajan 2010; Pham et al. 2013). So betonen Autoren z.B. die Schwierigkeit der Messung und plädieren dafür, spezifische klinisch unerwünschte Ereignisse (wie z.B. die neonatale Blutstrominfektionsrate, die Dekubitusrate oder die beatmungsassoziierte Pneumonie) bzw. deren Reduktion zu messen anstatt meldungsanzahlbezogene Größen zu betrachten (Subhedar u. Parry 2010). Deutlich wird hier das häufig und seit langem ignorierte Phänomen des massiven Unterreportings oder diskontinuierlichen Meldeverhaltens (Shojania 2008): Melderaten von unter 10% gelten als seriöse Schätzung. Die Gründe hierfür sind ebenfalls hinlänglich bekannt (Vincent et al. 1999), lassen sich aber aufgrund der Rahmenbedingungen in deutschen Krankenhäusern nur begrenzt abstellen. Absolute Meldezahlen (oder deren Veränderungen) geben also keinerlei belastbaren Hinweis auf die reale Epidemiologie sicherheitsrelevanter Ereignisse im Haus (Rohe et al. 2012) und eignen sich daher nur bedingt als patientensicherheitsrelevante Erfolgskennzahl eines CIRS. Gleichwohl können aus Melderaten aber Rückschlüsse über die generelle Akzeptanz eines CIRS als Risikoidentifikationsmethode innerhalb eines Krankenhauses gewonnen werden (Orlicek 2011). Ebenso wenig kann durch die inhaltliche und kategorisierte Auswertung von CIRS-Fällen (z.B. nach Ort des Auftretens oder nach der Beteiligungsrate unterschiedlicher Berufsgruppen) auf Risiko-Hotspots geschlossen werden, da freiwillige Meldesysteme immer nur einen Teil der systembedingten Risiken und Faktoren erkennen können (Hübler et al. 2006). So werden bestimmte unerwünschte Ereignisse wie z.B. Stürze häufig gemeldet (teils haben Krankenhäuser dies bereits in pflegerische/ärztliche Routinedokumentationssysteme aufgenommen), andere Ereignisse, beispielsweise unerwünschte Arzneimittelereignisse, hingegen aufgrund ihrer schlechten Wahrnehmbarkeit tendenziell selten (Pham et al. 2013). Ebenso bekannt ist, dass die Berufsgruppe der Pflegenden intensiver von Meldesystemen Gebrauch macht als der ärztliche Dienst (Kingston et al. 2004).

In der Konsequenz verbleibt ein Großteil der gegenwärtig erstellten CIRS-Auswertungen in Krankenhäusern auf eher deskriptiv-statistischem Niveau, beschränkt sich auf Häufigkeits- und Anteilszählungen und liefert kaum belastbaren Aussagen darüber, wie gut ein Meldesystem als Instrument des klinischen Risikomanagements funktioniert. An dieser Stelle wird auf eine tiefergehende Darstellung solcher Auswertungen verzichtet; sie finden sich insbesondere in Krankenhäusern, die ein Meldesystem erst seit kurzer Zeit betreiben. Auch die in kommerziellen CIRS-Plattformen und Lösungen eingebauten standardisierten Auswertungsmöglichkeiten sind häufig statisch, meist nicht ausreichend individuell konfigurierbar und deshalb nur bedingt geeignet, um ein Meldesystem ganzheitlich zu evaluieren.

Fokussiert wird deshalb hier das CIRS-Controlling vorgestellt und auf beispielhafte Vorschläge für ein „gutes" Reporting eingegangen. Natürlich kann auch ein solches Controlling und Reporting für ein Meldesystem nicht vollständig auf anzahlbezogene Kenngrößen verzichten: Durch die Kategorisierung von Meldungen können Hinweise auf vermeintliche Häufungen, sich wiederholende Ereignisse oder andere statistische Phänomene gesammelt und dargestellt werden. Ergänzend sollten Häufigkeitsauswertungen in Bezug zu strukturellen Größen des Hauses gesetzt werden, um mehr oder weniger belastbare Vergleiche über die Zeit zu erhalten (s. Tabelle 8). Dabei muss, zumindest für eine längerfristige Zeitraumbetrachtung, der Nenner der Verhältniskennzahl klar, zurechenbar und stets gleich berechnet sein. Eine mitarbeiterbezogene Meldungsquote z.B. kann nur solche Mitarbeiterzahlen im Nenner beinhalten, die auch praktisch Zugriff auf das CIRS haben und sollte nur die Netto-Mitarbeiterzahl aufweisen, die eine Schulung bzw. Einführung zu CIRS erhalten hat.

Auch prozessbezogene Kennzahlen können im Rahmen des Aufgabencontrollings für ein CIRS erhoben werden. Bei optionaler Anonymität kann z.B. eine Anonymitätsquote über die Zeit berechnet werden, die in sich einen Gradmesser für die hausweite Fehlersensibilisierung und Fehler- bzw. Sicherheitskultur darstellt: Je weniger anonyme Fälle im CIRS eingehen, desto reifer ist die zugrundeliegende Sicherheits- und Fehlerkultur. Da die Feedback-Kommunikation mit den Meldenden zentralen Einfluss auf die Meldefrequenz hat, sollte auch hier eine zeitbezogene Messgröße im Aufgabencontrolling definiert werden. Das kann z.B. die Bearbeitungsdauer zwischen fixen Prozesspunkten sein. Eine Qualifizierungs- oder Weiterbearbeitungsquote zeigt, wie gut Mitarbeiter in der Funktionsweise des Meldesystems geschult sind und wie eindeutig Mitarbeiter Ereignisse als relevanten CIRS-Fall erkennen oder nicht (s. Exkurs zu CIRS-Meldungsinhalten).

Tab. 8 Verschiedene Kennzahlen für Meldesysteme (eigene Darstellung)

Kennzahl	Erklärung	Berechnung	Beispiel
Evidenz-Controlling			
Meldungsanzahl	Anzahl aller eingegangenen Meldungen	Summe der eingegangenen Meldungen	356
Meldungsquote (MA)	Anzahl der Meldungen im Verhältnis zur Anzahl klinisch tätiger Mitarbeiter	$\frac{\text{Anzahl der eingegangenen Meldungen}}{\text{Anzahl der klinisch tätigen Mitarbeiter}}$	4%
Meldungsquote (PA)	Anzahl der Meldungen im Verhältnis zur Patientenfallzahl (ambulant + stationär)	$\frac{\text{Anzahl der eingegangenen Meldungen}}{\text{kumulierte Patientenfallzahl}}$	2%
Aufgaben-Controlling			
Anonymitätsquote	Anteil der anonym eingegangenen Meldungen an allen eingegangenen Meldungen	$\frac{\text{Anzahl der anonymen Meldungen}}{\text{Gesamtzahl Meldungen}}$	96%
Bearbeitungsdauer bis Erst-Feedback	Dauer der aggregierten Bearbeitungsprozesse (Qualifizierung, Anonymisierung, Ereignisanalyse, Bewertung) bis zum ersten Melder-Feedback	Dauer der einzelnen Bearbeitungsschritte oder Zeitraum von Meldungseingang bis Veröffentlichung Erst-Feedback im System	45 Tage
Qualifizierungsquote/Weiterbearbeitungsquote	Anteil aller Meldungen, die im Rahmen der Qualifizierung als relevante CIRS-Meldung klassifiziert werden	$\frac{\text{Anzahl der qualifizierten Meldungen}}{\text{Gesamtzahl Meldungen}}$	78%
Kosten-Nutzen-Controlling			
Betriebskosten	alle Kosten, die mit der Organisation und dem Betrieb des CIRS anfallen (ohne Bezug der Meldungszahl)	Kostenstellen- und Kostenträgerrechnung	67.000 EUR
Artikulationskosten	durchschnittlicher Kostenaufwand pro Meldung (Zeit) in Abhängigkeit der meldenden Berufsgruppe (Arzt vs. Pflegekraft) in Summe	Kostenstellen- und Kostenträgerrechnung	23.000 EUR
Organisationsentwicklung	Anzahl initiierter und abgeschlossener Verbesserungsmaßnahmen (individuell, lokal und das gesamte Haus betreffend)	qualitative Aggregation/Schätzung	15 (individuell) 25 (lokal) 3 (zentral)

Besonders interessant erscheinen Kennzahlen, die die Kosteneffektivität von Meldesystemen oder deren konkreten Nutzen messen. Sie sind schwierig zu operationalisieren, da es sich bei Meldesystemen um ein Instrument des präventiven Risikomanagements handelt. Pham et al (Pham et al. 2013) formulieren deshalb treffend: Bei den meisten präventiven Maßnahmen sind die erreichten Effekte theoretischer Natur, die angefallenen Kosten jedoch real. Zu diesen Kosten eines Meldesystems zählen:

- Entwicklungskosten
- Implementierungskosten
- Schulungskosten
- Fixkosten des Betriebs
- variable Kosten des Betriebs
- Follow-up-Kosten durch angestoßene oder umgesetzte Projektmaßnahmen

Die vier erstgenannten Kostenarten können relativ problemlos erhoben und summiert werden. Die variablen Kosten eines Meldesystems hängen hingegen von der Anzahl der eingegangenen Meldungen und der Anzahl weiterverarbeiteter Meldungen ab, und beschreiben vornehmlich die Opportunitätskosten der meldenden Mitarbeiter (Wieviel Zeit nimmt eine Meldung in Anspruch, was ist der durchschnittliche Kostensatz für einen Arzt/für eine Pflegekraft, welche Erlöse entgehen, weil der Mitarbeiter meldet und keine abrechnungsrelevanten Leistungen erbringen kann?).

Schwierig wird die Taxierung des Nutzens, der den realen Kosten gegenübergestellt werden muss. Dieser Nutzen kann z.B. monetär geschätzt werden, indem die vermiedenen durchschnittlichen Kosten für kritische Ereignisse oder juristische Auseinandersetzungen fiktiv den realen Kosten des Meldesystems gegenübergestellt werden (Moffatt-Bruce et al. 2017). Einen realen Nutzen erfährt ein Meldesystem aber erst durch die Umsetzung von Verbesserungsmaßnahmen und dem damit geleisteten realen Beitrag zur Organisationsentwicklung des Hauses. Die Bandbreite möglicher Maßnahmen (sowohl in Bezug auf ihren Inhalt als auch in Bezug auf ihre Reichweite) erschwert dabei die „Berechnung“ einer aggregierten Kennzahl; unmöglich ist dies trotzdem nicht. Eingeleitete Maßnahmen können z.B. nach ihrer Reichweite (individuell, lokal, systemisch) klassifiziert und differenziert werden (s. Abbildung 40, oberer Teil). So kann gezeigt werden, wie gut bzw. effektiv Risiken durch ein CIRS aufgedeckt und einer priorisierten Defizitbehandlung zugeführt werden. Gleichzeitig kann damit der mitunter unterschiedlichen „organisationalen Wertigkeit“ von Verbesserungsmaßnahmen Rechnung getragen werden: Tendenziell haben Interventionsmechanismen wie z.B. individuelle Schulungen eher geringere Wirkeffekte in Bezug auf eine systematische Risikoreduktion, krankenhausweite oder gar konzernweite (systemische) Maßnahmen (wie z.B. die flächendeckende Einführung einer OP-Checkliste, s. Kapitel 8) dagegen meist eine größere Hebelwirkung.

Wirkungsgrad der Maßnahme	Erklärung	Beispiel
individuell	Verbesserungsmaßnahmen, die z.B. auf eine Verhaltensänderung einzelner Mitarbeiter abzielen und eine meist begrenzte Reichweite/Wirkung haben	medizintechnische Nachschulung des Pflegepersonals auf einer Station zur fehlerfreien Anwendung der eingesetzten Medizintechnik
lokal	Verbesserungsmaßnahmen, die einen (Teil-)Prozess in einem Bereich (z.B. Station) optimieren und lokal wirken	Austausch von Akkus in mobilen Transportmonitoren der Rettungsstelle
systemisch	Verbesserungsmaßnahmen, die einen (Teil-)Prozess für das gesamte Krankenhaus neu definieren oder optimieren und global wirken	Einführung standardisierter Spritzenetiketten nach DIVI-Standard auf allen bettenführenden Stationen

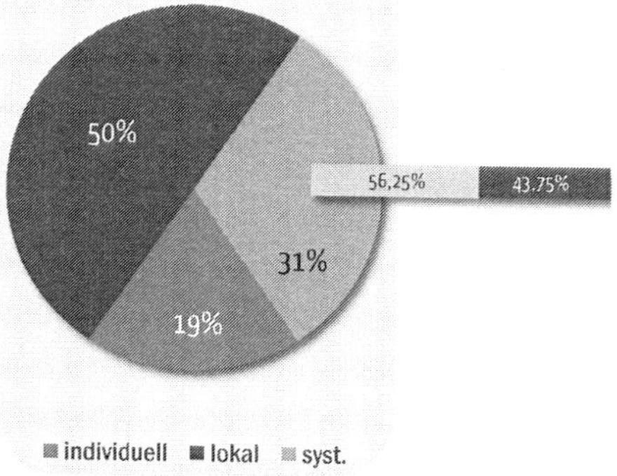

Umsetzungsgrade von systemischen Maßnahmen

Umsetzungsgrad	Erklärung
U1: 25 %	geplant
U2: 50 %	getestet/pilotiert
U3: 75 %	in Ausrollung
U4: 100 %	voll umgesetzt

kumulierter Umsetzungsgrad Wirkungsgrad „systemisch"

1. Schätzung des individuellen Umsetzungsgrads jeder globalen Maßnahme
2. Addition der einzelnen Maßnahmengrade (z.B. Maßnahme 1 x U1 + Maßnahme 2 x U1 + Maßnahme 3 x U4 + Maßnahme 4 x U3)
3. Produkt aus Summe Umsetzungsgrade und Anzahl Globalmaßnahmen

➔ kumulierter Umsetzungsgrad (z.B. 56,25 %)

Abb. 40 Beispiel für die Operationalisierung der CIRS-Kennzahl „Organisationsentwicklung" (Löber 2016, 8)

Insbesondere aber die vollständige Umsetzung solcher systemischen oder global wirksamen Maßnahmen kann mitunter mehrere Zeitperioden in Anspruch nehmen. Für eine nochmals präzisere Darstellung der Maßnamenumsetzung kann, bei entsprechend vielen in der Umsetzung begriffenen globalen Verbesserungsmaßnahmen und -projekten, ein Umsetzungsgrad für jede einzelne dieser Maßnahmen und kumuliert für alle systemischen Maßnahmen geschätzt und im Rahmen eines CIRS-Reportings oder Risikomanagement-Reportings grafisch dargestellt werden (s. Abbildung 40, unterer Teil). Bei ausreichend professionell gestaltetem Projektmanagement könnten auch die Follow-up-Kosten durch angestoßene oder umgesetzte Projektmaßnahmen in einer solchen Darstellung erfasst und präsentiert werden. Die Komplexität und Tiefe des CIRS-Controllings ist dann jedoch bereits für bestimmte Zielgruppen im Haus zu hoch bzw. steht ggf. nicht mehr im „gesunden“ Verhältnis zum Nutzen des Instruments.

Neben der Kommunikation von CIRS-bezogenen Daten in Form der oben beschriebenen Kennzahlen (z.B. für die Krankenhausleitung) sollten Feedbackprozesse in Richtung Krankenhausmitarbeiter gestaltet werden, die die Relevanz des Meldesystems aus unterschiedlichen Quellen und Hierarchiestufen belegen. Führungskräfte sollten deshalb immer wieder kommunikativ, insbesondere im direkten Kontakt mit den eigenen Mitarbeitern, die Wichtigkeit des Meldesystems betonen und konkrete Beispiele dafür liefern, dass das Meldesystem des eigenen Hauses wahrhaftig und tatsächlich die Patientensicherheit durch Veränderung von Strukturen und Prozessen fördert. Dies setzt jedoch ein entsprechend ernsthaftes Commitment der Leitung voraus und wird maßgeblich durch die strategische Stoßrichtung des installierten Meldesystems bestimmt.

Zur abschließenden Betrachtung von CIRS als Instrument des klinischen Risikomanagements soll ein Richtwert aus Untersuchungen die vermeintliche Aussagekraft von Meldesystemen illustrieren: Lediglich zwischen 2% und 5% der unerwünschten und kritischen, d.h. sicherheitsgefährdenden Ereignisse werden im Schnitt durch Berichte in Meldesystemen wie CIRS detektiert (Sari et al. 2007; Christiaans-Dingelhoff et al. 2011). Die Quote abgeleiteter Maßnahmen (im Verhältnis zu den eingegangenen Meldungen) dürfte noch geringer ausfallen. Meldesysteme können deshalb nur ein einzelner Baustein – wenngleich gesetzlich verpflichtend in Deutschland – für die möglichst umfassende Detektion von Risiken und unerwünschten und sicherheitsgefährdenden Ereignissen im Behandlungskontext sein. Die alleinige Existenz eines solchen Systems bringt dem Krankenhaus nur geringe Vorteile; als Qualifizierungs- und Priorisierungsmechanismus für Maßnahmen des klinischen Qualitäts- und Risikomanagements hingegen ist es gut geeignet.

Literaturempfehlungen

Thüss J (2012) Rechtsfragen des Critical Incident Reportings in der Medizin. Unter besonderer Berücksichtigung krankenhausinterner Fehlermeldesysteme. Berlin

Pham JC, Girard T, Pronovost PJ (2013) What to do with healthcare incident reporting systems. In: Journal of Public Health Research, Jg. 2, Nr. 3, S. 154–159

Zacharowksi K (2015) Pssst ... AINS-Secrets!: Wissenswertes zum Weiterflüstern. Stuttgart

Löber N (2016) Effektivität von Meldesystemen und Kennzahlen zur Evaluation. In: Qualitas, Jg. 15, Nr. 4, S. 4–9

8 Checklisten und Risiko-Screenings

8.1 Gründe und Ziele von Checklisten

Die medizinische und pflegerische Versorgung in modernen Gesundheitseinrichtungen hat einen Spezialisierungs-, aber auch Komplexitätsgrad hervorgebracht, der nur durch genaue Steuerung von Prozessen und einzelnen Prozessschritten der Therapie und Pflege ausgenutzt und beherrscht werden kann. Im OP-Bereich beispielsweise interagieren verschiedenste Berufsgruppen und müssen die häufig komplexen Eingriffe mit höchstmöglichem Patientensicherheitsgrad bei gleichzeitiger Berücksichtigung von wirtschaftlichen und logistischen Rahmenbedingungen vornehmen (Behar et al. 2016). Die menschliche und auch technische Fähigkeit zur Beherrschung solcher und auch anderer Situationen im Alltag des Gesundheitsbetriebs ist begrenzt (s. Abbildung 8) und erfordert schlichtweg unterstützende Instrumente und Arbeitshilfen, die die systeminhärente Unvorhersehbarkeit des sozio-technischen Systems Krankenhaus bestmöglich reduzieren. Checklisten und Prüfalgorithmen sind solche Arbeitshilfen und können für viele (und nicht ausschließlich hochkomplexe) Prozesse und Bereiche der klinischen Versorgung eingesetzt werden. Sie funktionieren nach einem ähnlichen Prinzip wie Verfahrensanweisungen und verfolgen in der Regel auch ähnliche Ziele:

- Vereinfachung von Arbeitsabläufen und Handlungsunterstützung für Krankenhausmitarbeiter
- Verhindern von Aufmerksamkeitsfehlern und Irrtümern
- Verstetigung und Ritualisierung von sinnvollen Verhaltensweisen
- Etablierung von Prüfpunkten zur nachträglichen Kontrolle eines bestimmten Prozessablaufs

Eingesetzt werden sie häufig dort, wo evidenzgestützt eine erhöhte Fehleranfälligkeit bekannt ist oder Systemdefizite bestehen und erwiesenermaßen Schäden, z.B. körperlicher, finanzieller, haftungsrechtlicher oder imageschädigender Natur, entstehen können oder bereits in der Vergangenheit entstanden sind (Johannes u. Wölker 2012). Durch Definition von Standards sollen in solchen Situationen Entscheidungsoptionen vorweggenommen werden und eine gewisse Gleichförmigkeit im Handeln erreicht werden (Hofinger 2015).

Unterschieden werden kann in Checklisten und Handlungsalgorithmen für den Normal- und Routinebetrieb und solche für Problemsituationen (St. Pierre et al. 2011). Vertiefend dargestellt werden hier einzelne Checklisten für den Normalbetrieb im Krankenhaus, genauer statische sequenzielle Checklisten (OP-Checkliste) und dynamische Checklisten iterativer und diagnostischer Natur (Risikoscreening Dekubitus/Sturz und MRE). Die vorgestellten Checklisten sind in ihrer patientensicherheitsfördernden Natur nicht erschöpfend, stellen aber mittlerweile indiskutable Bereiche des Patientensicherheitsmanagements dar und sollten daher in jeder stationären Gesundheitseinrichtung – auch unabhängig etwaiger gesetzlicher und haftungsrechtlicher Verpflichtungen – zum Standard gehören. Es sind zudem Checklisten, deren Anwendung vom Patienten beobachtet werden kann (oder sogar dessen aktive Einbeziehung erfordert) und die neben objektiv sicherheitsförderlicher Wirkung deshalb auch die Wahrnehmung des Patienten bezüglich patientensicherheitsrelevanter Teilbereiche der Leistungserstellung und sein generelles Vertrauen in das Krankenhaus erhöhen können (s. Tabelle 20).

8.2 Sichere chirurgische Eingriffe durch Checklisten

Ein großer Teil der (vermeidbaren) unerwünschten Ereignisse im Krankenhaus ist mit chirurgischen Interventionen assoziiert (Leape 1994; Braun u. Barnhardt 2014). Begründbar ist dies mit der teils sehr hohen Komplexität von chirurgischen Eingriffen (Ezeh u. Harris 2007). Zu den unerwünschten, aber häufig vermeidbaren Ereignissen chirurgischer Interventionen zählen z.B. anästhesiebezogene Sicherheitskomplikationen (Cooper et al. 1978), Sentinel events wie Verwechselungen des Patienten, des Eingriffsorts oder des Implantats (Makary et al. 2006; Michaels et al. 2007) und zurückgelassene Instrumente oder Operationsmaterialien (Piltz u. Lob 1998). Da chirurgische Eingriffe oft sichtbare Spuren am Körper des Patienten hinterlassen, können Fehler hier meist gut erfasst und beurteilt werden (Weiss u. Zieres 2008) und zählen zu den sichtbarsten Folgen mangelnder Patientensicherheit.

Die Anwendung eines speziellen, checklistenunterstützten, multidisziplinären Prozesses zur Vermeidung von Eingriffsverwechselungen (SURPASS) hat z.B. in den Niederlanden die OP-bedingte Komplikationsrate (hier: Mortalität) nachweislich um 50% reduziert (von 1,5% vor Einführung der Checkliste auf 0,8% nach erfolgreicher Intervention) (Haynes et al. 2009). Eine andere, an 25.000 Patienten retrospektiv durchgeführte Analyse zeigte, dass die Mortalität nach Einführung der Checkliste von 3,13% auf 2,85% reduziert werden konnte (van Klei et al. 2012).

Eine Übernahme des holländischen SURPASS-Modells, der WHO-Checkliste oder einer ggf. sensibel und mit Vorsicht auf die lokalen Gegebenheiten adaptierte perioperative Checkliste ist eine der wenigen wirklich evidenzbasierten und erfolgversprechenden Maßnahmen der Patientensicherheit und darf deshalb in keinem Krankenhaus bzw. keiner Gesundheitseinrichtung mit chirurgischem Leistungsangebot fehlen. Obwohl vielerorts eingeführt, bleiben die Erwartungen nach der Einführung einer OP-Checkliste und bei deren Anwendung unerfüllt; dies belegen zahlreiche internationale Studien und Literaturreviews (Borchard et al. 2012; Fourcade et al. 2012; Pickering et al. 2013). Dabei fördert die OP-Checkliste durch Einbezug aller Professionen und Hierarchieebenen die im chirurgischen Gesundheitsbetrieb so wichtige Kommunikation, Teamzusammenarbeit und schnittstellenübergreifende Informationsweitergabe (Heidecke et al. 2015). Darüber hinaus kann sie helfen, Erinnerungs- oder Aufmerksamkeitsfehler und Fehler bei der Ausführung von Kontrollen bzw. Unterlassung von indizierten Kontrollschritten zu vermeiden (s. Abbildung 8). Welche Aspekte für die Implementierung einer OP-Checkliste im klinischen Arbeitsalltag besonders relevant sind, wird beispielhaft in der später folgenden Anleitung zur Entwicklung und Implementierung von Checklisten erläutert.

Ergänzend zur perioperativen WHO-Checkliste können zusätzliche postoperative Checklisten und Maßnahmen die Behandlungssicherheit in der Chirurgie erhöhen. Beispielhaft genannt sei hier die Durchführung von Zählkontrollen als Maßnahme zur postinterventionellen Kontrolle (Lux 2015) und die Erkennung postoperativer Zustandsverschlechterungen anhand einfacher klinischer Kriterien oder Checklisten (Brederlau u. Popken 2014).

8.3 Checklisten zur Vermeidung von Druckgeschwüren und Stürzen

Die veränderten demografischen Rahmenbedingungen konfrontieren Krankenhäuser mit zunehmend multimorbiden und älteren Patienten, für die spezielle Sicherheitsmaßnahmen, beispielsweise Sturz- und Dekubitusprophylaxe indiziert sind (Warnecke u. Rieping 2011). Sinnvoll ist eine gemeinsame Betrachtung dieser unerwünschten Ereignisse, da sie beide vornehmlich pflege-spezifische Bereiche tangieren und gewissermaßen Gegenpole der patientenindividuellen Bewegungsfähigkeit darstellen: Dekubitalgeschwüre entstehen, einfach ausgedrückt, durch mangelnde Mobilisierung und auftretende Scher- und Druckkräfte, Stürze hingegen meist, weil Patienten unkontrolliert oder eingeschränkt mobil sind.

Stürze und das Auftreten von Dekubitalgeschwüren können dann effektiv vermieden werden, wenn im Vorfeld auch besonders sturz- und dekubitusgefährdete Patienten identifiziert werden (z.B. durch eine Checkliste oder Arbeitsanweisung zur Risikoeinschätzung), um pflegeseitig adäquate Prophylaxemaßnahmen zur Verringerung der Sturz- und Dekubituswahrscheinlichkeit zu ergreifen. Dass im deutschen DRG-System einzig die Dekubitusprophylaxe als „pflegerischer Generalindikator" für die Qualität der Gesundheitsversorgung im Rahmen der externen Qualitätssicherung erhoben wird, ist ein weiterer Grund, die Dekubitusprophylaxe ernsthaft zu betreiben. Dekubitalgeschwüre sind zudem ein deutlich sichtbarer (und patientenseitig auch fühlbarer) Mangel in der (Pflege-)Qualität eines Krankenhauses und werden von Patienten, Angehörigen und nachbehandelnden Einrichtungen und Ärzten als Defizit in der Minimalerfüllungsqualität wahrgenommen. Gleiches gilt für das unerwünschte Ereignis eines Patientensturzes: Auch hier sind dessen Auswirkungen und Folgen nahezu immer fühl- und sichtbar und werden meist von Familienangehörigen des Patienten als grobe Mängel in der Betreuung wahrgenommen. Stürze und Druckgeschwüre bzw. deren Folgen sind also, im Gegensatz zu vielen anderen medizinischen und pflegerischen Defiziten, die der Patient nicht beurteilen und wahrnehmen kann, sowohl ein subjektives als auch objektives Defizit der Patientensicherheit.

Es gibt jedoch erfolgreiche und evidenzbasierte Maßnahmen zur Reduktion von Dekubitalgeschwüren und Patientenstürzen (Shekelle et al. 2011). Sie funktionieren als Checklisten oder Risiko-Screenings wie ein patientenindividueller Risikomanagementprozess auf der Mikroebene: Durch eine standardisierte Abfrage und Identifikation von möglichen Risikofaktoren wird – mehr oder weniger automatisch und basierend auf Expertenstandards und hauseigenen Erfahrungen – ein patientenindividuelles Dekubitus- bzw. Sturzrisiko anamnestisch erfasst. Möglichst standardisierte Maßnahmenbündel, die im Einzelfall durch weitere individuelle Maßnahmen ergänzt werden können, sollen dann das vorher identifizierte Risikopotenzial dergestalt bewältigen, dass die unerwünschten Ereignisse Dekubitus und Patientensturz nicht eintreten. Abbildung 41 zeigt diese grundlegende „Mechanik" des Checklisten-basierten Risikomanagements für Dekubitalgeschwüre.

Ausgehend von der Höhe des eingeschätzten Risikos werden abgestufte pflegerische Präventionsmaßnahmen eingeleitet (z.B. regelmäßige Hautinspektionen, Mobilisierungsmaßnahmen und Fersenfreilagerung), die bis hin zu kinästhetischen Maßnahmen reichen können. Die Ausgestaltung solcher Maßnahmen ist vornehmlich von den innerhalb der Organisation verfügbaren Personalressourcen und Kompetenzen, also einem zentralen Aspekt der medizinischen und pflegerischen Strukturqualität, abhängig. In jedem Fall sollten die vorab in der Checkliste bzw. resultierenden Therapieplanung fixierten und angewendeten therapeutischen und pflegerischen „Interven-

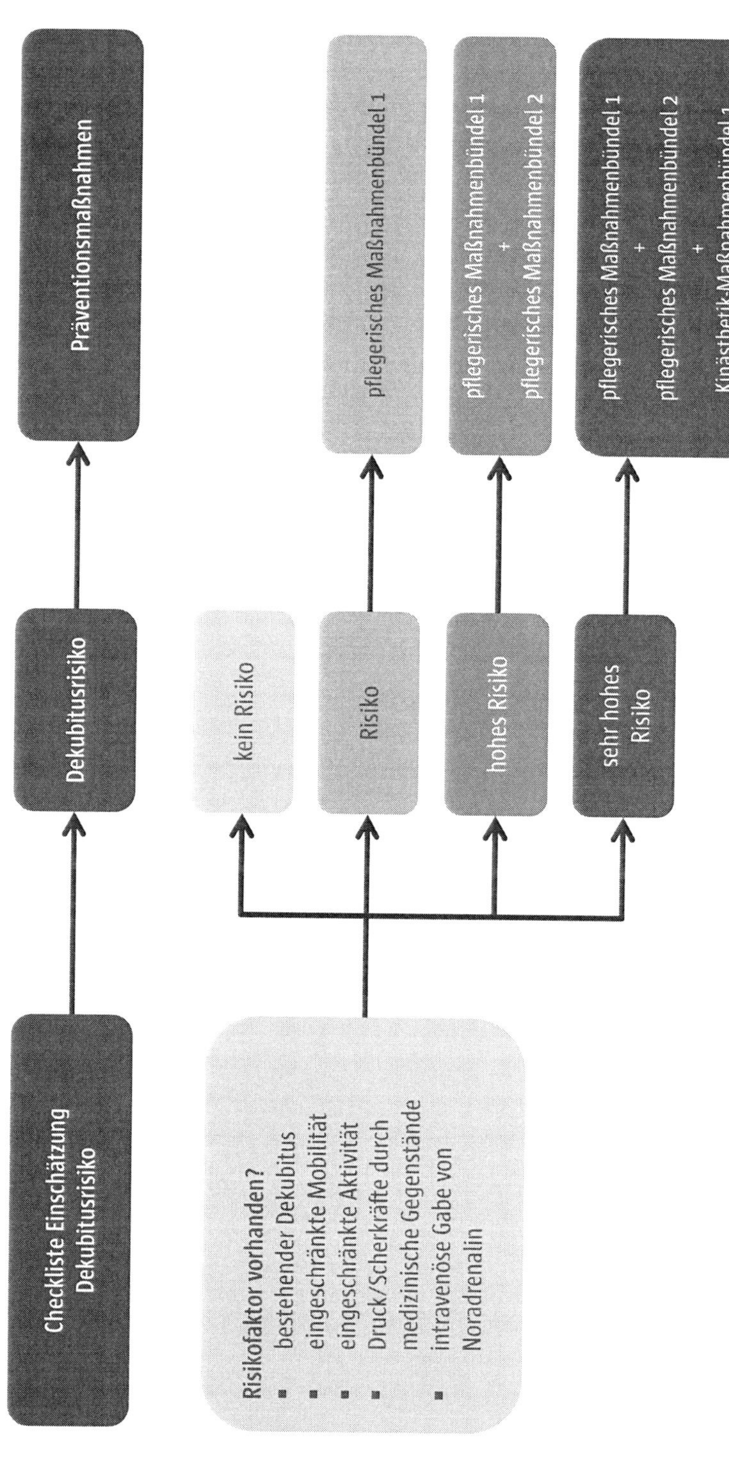

Abb. 41 Beispiel-Checkliste Dekubitusprophylaxe (in Anlehnung an Hauss et al. 2016, 21)

tionen" einem strengen, vergleichenden Blick mit der aktuellen Studienlage zu diesem Thema standhalten. Für das Dekubitusmanagement sei an dieser Stelle der Expertenstandard für Dekubitusprophylaxe in der Pflege vom DNQP exemplarisch genannt (Deutsches Netzwerk für Qualitätsentwicklung in der Pflege 2010), der regelmäßig dem aktuellen Stand der Literatur angepasst wird und für den gut dokumentierte Implementierungshilfen in der Literatur beschrieben sind (Schmidt 2016). Denn leider werden in vielen Häusern ritualisierte Pflegemaßnahmen durchgeführt, die mitunter z.B. das Dekubitusrisiko sogar erhöhen anstatt es zu senken (Bienstein 2010).

Zur Verhinderung von Stürzen innerhalb der Gesundheitseinrichtung ist grundsätzlich ein ähnliches Checklisten-artiges Risiko-Screening denkbar. Denn auch die Sturzwahrscheinlichkeit kann – vergleichbar dem Dekubitusrisiko – anhand weniger Prädiktoren geschätzt werden, um darauf aufbauend ggf. sturzverhindernde Maßnahmen zu ergreifen (Garten 2014). Für die Präventions- bzw. Maßnahmenebene der Sturzvermeidung sei erneut auf die entsprechenden Empfehlungen bzw. den Expertenstandard des DNQP verwiesen, der aus der Literatur konkrete Maßnahmen(-bündel) zur Sturzprävention ableitet und empfiehlt (Deutsches Netzwerk für Qualitätsentwicklung in der Pflege 2013). Dass diese Maßnahmen tatsächlich das Sturzrisiko verringern, zeigt z.B. eine bereits etwas ältere vergleichende Studie aus Deutschland, in der die Sturzrate geringfügig gesenkt werden konnte (Borchelt et al. 2006). Im Rahmen der Studie und des dahinterstehenden Forschungsprojektes wurde zudem ein vollständig operationalisierbarer, prozessorientierter Standard für die Sturzprävention entwickelt und evaluiert, der mit wenigen Mitteln analog oder in ein bestehendes KIS implementiert werden kann. Abbildung 42 zeigt schematisch, wie ein Checklisten-basiertes Risikomanagement zur Sturzprävention aufgebaut werden kann.

Die konkrete Operationalisierung einer systematischen Sturzprophylaxe, z.B. nach den Empfehlungen des DNQP, erfordert die Ausarbeitung zahlreicher Dokumentations- und Organisationsmittel (Schmidt 2016) und ist wiederum stark von der lokal gegebenen (aber entwickelbaren) pflegerischen Strukturqualität (also vornehmlich Personaldecke und Fachexpertise) abhängig. Empfehlungen wie die des DNQP (oder auch der internationalen Dekubitusorganisationen National Pressure Ulcer Advisory Panel, European Pressure Ulcer Advisory Panel, Pan Pacific Pressure Injury Alliance) müssen deshalb immer auch als solche verstanden werden; sie präsentieren einen (internationalen) „Goldstandard", der in deutschen Krankenhäusern im Risikomanagementprozess unter strenger Abwägung der konkreten Risikoexposition der Patienten und der vorhandenen Ressourcen zunächst lokal angepasst werden muss, bevor er als sinnvoller Mikro-Risikomanagementprozess im Stationsalltag etabliert werden kann.

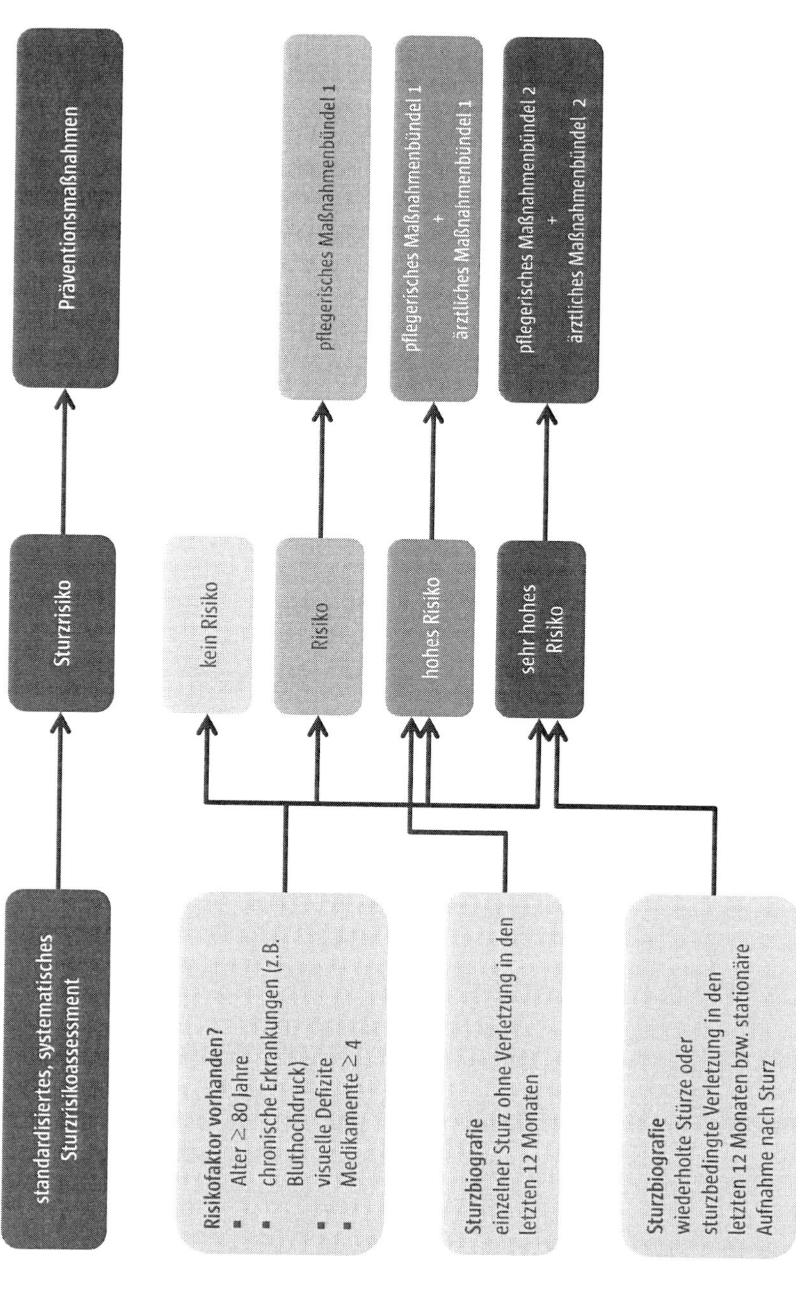

Abb. 42 Schematische Darstellung eines Sturzmanagements (eigene Darstellung)

8.4 Schutz vor multiresistenten Erregern durch Screening-Checklisten

Krankenhäuser und andere Gesundheitseinrichtungen sind nach § 23 Infektionsschutzgesetz (IfSG) verpflichtet, wirksame Maßnahmen zu unterhalten, um das Ausbreiten von nosokomialen Infektionen und (multiresistenten) Krankheitserregern zu verhindern. Des Weiteren fordert der Paragraf u.a. die Beachtung der regelmäßig von der Kommission für Krankenhaushygiene und Infektionsprävention (KRINKO) am Robert-Koch-Institut herausgegebenen Empfehlungen zur Infektionsprävention und die Überwachung und Bewertung des Antibiotikaverbrauchs. Neben dem Infektionsschutzgesetz wird das Thema Hygiene über zahlreiche weitere Gesetze (wie z.B. das Medizinproduktegesetz [MPG], die Medizinprodukte-Betreiberverordnung [MPBetreibV], die Biostoffverordnung [BioStoffV] sowie Hygieneverordnungen der Länder) geregelt, die an dieser Stelle jedoch nicht vertiefend betrachtet werden.

Unbestrittenermaßen ist die Hygienesituation auch im hoch entwickelten deutschen Gesundheitssystem in Krankenhäusern und Akutbehandlungseinrichtungen noch verbesserbar: Das deutsche Bundesministerium für Gesundheit berichtet in einer Pressemeldung aus dem Jahre 2011, dass sich jährlich ca. 400.000 bis 600.000 Patienten in Zusammenhang mit einer stationären oder ambulanten medizinischen Behandlung eine Infektion zuziehen und geschätzt zwischen 7.500 und 15.000 daran versterben (Bundesministerium für Gesundheit 08.07.2011). In einer Übersichtsarbeit aus dem Deutschen Ärzteblatt wird z.B. bei Infektionen mit multiresistenten gramnegativen Erregern eine bis zu 21% erhöhte Letalität aus der internationalen Studienliteratur abgeleitet; Patienten mit ESBL-bedingten Bakteriämien weisen mit 64% eine deutlich höhere Letalität auf als Patienten mit nicht ESBL-Bildern (14%) und alle genannten Infektionen gehen mit verlängerter stationärer Verweildauer und erhöhten Kosten einher (Mattner et al. 2012). Nosokomiale Infektionen sind also ein relevantes Handlungs- und Problemfeld des Patientensicherheitsmanagements.

Zwar hat sich die Anzahl nosokomialer Infektionen in Deutschland mengenmäßig in den vergangenen 20 Jahren nicht signifikant verändert, die Öffentlichkeit ist aber stärker für dieses Thema sensibilisiert und lastet das Auftreten einer solchen Infektion – oft zu Unrecht – der behandelnden Einrichtung als Fehler und mangelnde Sorgfaltspflicht an (Gastmeier 2015). Da ungeachtet der „Quelle", Ursache und auch zurechenbarer Verantwortlichkeit von nosokomialen Infektionen selbige immer einen pflegerischen und therapeutischen Mehraufwand mit sich bringen (der im DRG-System meist nur unbefriedigend kompensiert wird) sollten Krankenhäuser auch jenseits gesetzlicher Verpflichtungen eine intrinsische Motivation zur Verringerung dieses unerwünschten Phänomens haben. Negative Medienberichte aus der jüngeren Vergangenheit und die damit verbundenen kritischen Effekte für das Image, die Reputation und Auslastung von Krankenhäusern (Paula 2007) belegen die Managementrelevanz dieses ungeliebten Themas (Scharf 2016).

Neben dem sog. „Antibiotic stewardship“ (Kontrolle und rationaler Einsatz von Antibiotika) und einer guten und schnellen mikrobiologischen Diagnostik sind insbesondere Checklisten bzw. Risiko-Screenings zur Erkennung von Erregerträgern und zur anschließenden Ausbreitungsprävention eine sinnvolle und erfolgversprechende Maßnahme des Hygienemanagements. Sie werden auch im ersten Punkt des „10-Punkte-Plans zur Vermeidung behandlungsassoziierter Infektionen und Antibiotika-Resistenzen“ des Bundesministeriums für Gesundheit neben anderen Maßnahmen zur „Ausbreitungsverhinderung“ genannt (Bundesministerium für Gesundheit 2015), und sind in Deutschland durch die Empfehlungen der KRINKO operationalisierbar. Die Tabellen 9 und 10 zeigen die beispielhafte Operationalisierung eines Screening-Algorithmus für typische multiresistente Erregerkategorien im Krankenhausbetrieb.

Da viele stationär behandelte Patienten bereits bei Aufnahme keimbesiedelt sind, resultieren – bei systematisch durchgeführtem Screening – daraus ggf. notwendige Patientenisolationen, die auch bei optimaler logistischer Planung und Kohortenisolierung zwangsläufig zu Bettensperrungen führen. Neben den Labor- und Arbeitskosten eines systematischen Erregerscree-

Tab. 9 Screening-Algorithmus für multiresistente Erreger (Teil 1) (eigene Darstellung)

<table>
<tr><th>Risikofaktor</th><th>Screeningkonsequenz: Screening auf …</th><th>Abstrichorte</th><th>weitere Risikopräventionsmaßnahmen</th></tr>
<tr><td colspan="4">bei vorhandenen Erregerinformationen (aus eigenem KIS oder gesichertem Vorbefund)</td></tr>
<tr><td>MRSA</td><td>MRSA</td><td>▪ bekannte Nachweisorte
▪ Nase und Rachen
▪ wenn vorhanden: Wunde</td><td rowspan="5">▪ Isolierung
▪ ggf. Aktualisierung KIS
▪ Kennzeichnung Patientenzimmer
▪ Informationsbroschüre „MRE“ an Patient ausgeben und Aufklärungsgespräch führen
▪ Informationsbroschüre „Kittelpflege“ an Angehörige ausgeben</td></tr>
<tr><td>VRE</td><td>VRE</td><td>▪ bekannte Nachweisorte
▪ rektal</td></tr>
<tr><td>3MRGN</td><td>3MRGN</td><td>▪ bekannte Nachweisorte
▪ rektal
▪ bei P. Aeruginosa oder A. Baumannii zusätzlich Rachen oder Trachealsekret</td></tr>
<tr><td>4MRGN</td><td>4MRGN</td><td>▪ bekannte Nachweisorte
▪ rektal und Rachen oder Trachealsekret
▪ wenn vorhanden: Wunde</td></tr>
<tr><td>ESBL</td><td>3MRGN</td><td>▪ bekannte Nachweisorte
▪ rektal</td></tr>
</table>

Tab. 10 Screening-Algorithmus für multiresistente Erreger (Teil 2) (eigene Darstellung)

Risikofaktor	Konsequenz: Screening auf …	Abstrichorte	weitere Risikopräventionsmaßnahmen
Zusätzlich bei stationärer Aufnahme jedes Patienten			
stationärer Krankenhausaufenthalt (> 3 Tage) in den letzten 12 Monaten	MRSA	▪ Nase und Rachen ▪ wenn vorhanden: Wunde	▪ ggf. Aktualisierung KIS
Versorgung in stationärer Gesundheitseinrichtung im Ausland in den letzten 6 Monaten	4MRGN	▪ rektal und Rachen oder Trachealsekret ▪ wenn vorhanden: Wunde	▪ Isolierung ▪ ggf. Aktualisierung KIS ▪ Kennzeichnung Patientenzimmer ▪ Informationsbroschüre „MRE“ an Patient ausgeben und Aufklärungsgespräch führen ▪ Informationsbroschüre „Kittelpflege“ an Angehörige ausgeben
chronische Pflegebedürftigkeit Dialysepflichtigkeit Brandverletzungen Hautulcus, Gangrän, chronische Wunde, tiefe Weichteilinfektion Antibiotikatherapie in den vergangenen 6 Monaten liegende Katheter (z.B. PEG-Sonde oder Harnblasenkatheter)	sofern mind. 2 der 6 Faktoren zutreffen: MRSA	▪ Nase und Rachen ▪ wenn vorhanden: Wunde	▪ ggf. Aktualisierung KIS

nings sind diese Opportunitätskosten nicht zu unterschätzen. Auch zeigen die Abbildungen nur das initiale Screening; zur Feststellung einer etwaigen erfolgreichen Dekolonisierung (und Aufhebung einer Isolation) müssen, in Abhängigkeit des Erregers, weitere Abstrichserien genommen werden.

Bereits die relative Komplexität der hier gezeigten beispielhaften Screening-Instrumente für das Erkennen von multiresistenten Erregern macht die Schwierigkeit der organisatorischen Umsetzung einer solchen Checkliste bzw. Patientensicherheitsmaßnahme deutlich. Denn neben dem systematischen anamnestischen Screening ist auch die flächendeckende Kommunikation daraus resultierender Risikoinformationen (und -konsequenzen) häufig eine operative Herausforderung im Stationsalltag. Das beginnt bei einer geeigneten und gut sichtbaren äußeren Kennzeichnung von Patientenzimmern mit entsprechenden Warnhinweisen, Verhaltensanweisungen bei Eintritt (z.B. Anweisungen zur Kittelpflege) und vor bzw. in den Zimmern bereitgestellten Hygieneutensilien (z.B. Kittel, Einmalhandschuhe, Mund-/Nasenschutz, Desinfektionsmittel, spezieller Mülleimer). Bei zunehmend digital geführter Stamm- und Behandlungsdatenorganisation sollten die relevanten Risikoinformationen (bzw. Risikofaktoren) zu multiresistenten Erregern auch entsprechend prominent und aktuell im Klinischen Arbeitsplatzsystem (KAS) verfügbar und einsehbar sein (Scharf 2016) (s. Abbildung 43 und Abbildung 44).

Sie können so auch prozessual für standardisierte Hygieneüberleitungsbögen genutzt werden, um weiterbehandelnden Einrichtungen relevante Informationen (z.B. zu bestehenden Erregerbesiedlungen) strukturiert zu übermit-

Zimmer	Bett	Pat...	BKat.	Begleitp.	Risikoinformation
M201A_01	M20...	Xaae...	BPN		
	M20...	Xaae...	BML1	X	
M201A_02	M20...	Xaae...	BML2		
	M20...	Xaae...	BML2		
M201A_03	M20...	Xaaei...	BML2		
	M20...				
M201A_04	M20...				
	M20...	Xaae...	BML2		
M201A_05	M20...				
	M20...				

Abb. 43 Beispiel für hygienerelevante Risikoinformationen – Stationssicht (Charité – Universitätsmedizin Berlin)

Risikoinformationen pflegen: Risikofaktoren

Name | Geschl. M | Einr.

Geb.

Patient

Risikofaktoren

M	Rsf	Bezeichnung	Bemerkung		AnlegeDat.	Angelegt von
	21	3MRGN_1	E-Coli,rekt.,tracheal,04.08.16		15.08.2016	
	22	3MRGN_2	Klebs.pneum. Rek. 25.10.16		28.10.2016	
	31	4MRGN_1	Acinet.baum.TBS 28.07.16 ext.		05.08.2016	

Abb. 44 Beispiel für hygienerelevante Risikoinformationen – Patientensicht (Charité – Universitätsmedizin Berlin)

teln (Scharf 2016). Die organisatorische Umsetzung in einem IT-basierten, standardisierten und entscheidungsunterstützenden Workflow ist daher insbesondere auch aufgrund der Integrationsnotwendigkeit mikrobiologischer Befunddaten nahezu zwingend. Sie ist generell aufwändig und teuer, trägt aber sicherlich zu mehr Patientensicherheit bei (Tübbicke 2012).

8.5 Entwicklung und Einführung von Checklisten

Im Kern können Checklisten und Prüfalgorithmen als Instrumente des Prozessmanagements betrachtet werden, konkreter als Instrumente zur Sicherstellung von Prozesskonformität (Euteneier 2015c). Sie helfen also, wichtige Aspekte im hektischen Behandlungsprozess nicht zu übersehen und können als Strukturierungshilfen für klinisch tätige Mitarbeiter angesehen werden (Merkle 2014). Trotz ihrer theoretisch einfachen Anwendung zeigen sich in der Realität jedoch häufig Schwierigkeiten und Widerstände oder eine unvollständige/falsche Anwendung. Zentral für den Erfolg von Checklisten und ähnlichen Verfahrensanweisungen ist deren sinnvolle und vollständige Integration bzw. Einbettung in einen organisatorisch nachvollziehbaren und realisierbaren Prozess, der die vorherrschende Kultur, Kommunikation an Schnittstellen, Status und Hierarchie sowie etwaige Medienübergänge berücksichtigt (Hofinger 2015). Soll dies gelingen, ist die Betrachtung von drei Ebenen und Aspekten erforderlich:

1. Einführung einer Checkliste als formales Organisationsinstrument, um bestimmten Umweltanforderungen gerecht zu werden
2. Vorstellungen über die latente Frage, welche Entwicklung und welches Schicksal eine Checkliste innerhalb der Organisation nehmen soll
3. Antizipieren von etwaigen Implementierungshürden (Grasekamp 2015)

Anhand der Einführung einer perioperativen Checkliste lassen sich diese Ebenen gut verdeutlichen:

1. Vor Entwicklung und Einführung einer Checkliste oder eines ähnlich handlungsleitenden Prozessinstruments muss immer sensibel geprüft werden, ob sie tatsächlich die beste Lösung darstellt, um den adressierten Anforderungen gerecht zu werden (Hales et al. 2008; Gawande 2013). Alternativlos (da gesetzlich gefordert) und daher einfach zu treffen ist z.B. die Entscheidung zur Einführung der WHO-Checkliste für chirurgische Eingriffe (Pateisky 2010). In vielen anderen Fällen ist – abhängig vom gesetzten strategischen Ziel der Veränderungsmaßnahme – durchaus der Einsatz alternativer Interventionen denkbar, da Checklisten immer auch die (gefühlte) Handlungsautonomie der eigenen Mitarbeiter einschränken und ggf. zu Aversion und Reaktanz führen (vgl. dazu auch Punkt 3).

2. Sowohl für die Einführung als auch die regelmäßige Evaluation des Einsatzes von Checklisten und Risikoscreenings ist die klare Zieldefinition der Checkliste (und deren Anwendungsprozess) zentral und die strategische Relevanz von Patientensicherheitsthemen im Haus maßgeblich: Werden Checklisten und Evaluationsprüfungen um ihrer selbst willen eingeführt, ist die mangelnde Compliance der Anwender quasi vorprogrammiert. Die nachfolgend beispielhaft gezeigte Ziel- und Evaluationsdefinition wäre daher im Verständnis einer konstruktiven Fehlerkultur unzureichend:
   Ziel: Pilotierung einer perioperativen OP-Checkliste gemäß den WHO-Kriterien und Einführung in der gesamten Einrichtung binnen 12 Monaten
   Evaluation: Messung des Anwendungsgrads durch Stichproben nach 6 und 12 Monaten
   Hier weisen weder Ziel noch Evaluationssystematik der Checkliste einen klaren Patientensicherheitsbezug auf und können daher von den Anwendern wohl nur schwerlich als sicherheitsfördernd verstanden und wahrgenommen werden. Den „Wertbeitrag" einer OP-Checkliste treffender drückt ggf. folgendes Einführungsziel aus (mit sensibler Auswahl relevanter Qualitätsindikatoren in Abhängigkeit der durchgeführten Operationsmengen):
   Ziel: Reduktion schwerwiegender, intraoperativer Ereignisse mit unerwünschtem Ergebnis für den Patienten
   Evaluation: Datenanalyse von Sentinel events nach DRG-System mit chirurgischem Bezug (z.B. QI-ID 50824 „Sterblichkeit im Krankenhaus bei geringem Sterblichkeitsrisiko" im Leistungsbereich Cholezystektomie)
3. In vielen Implementierungsstudien wird von (ärztlichem) Widerstand bei der Einführung einer Checkliste berichtet (Rivero García et al. 2012) und dem teils unmöglichen Versuch, Mitarbeiter von ihrer Sinnhaftigkeit zu überzeugen (Baberg 2014). Solche Widerstände können bis zu einem gewissen Grad antizipiert werden und sind in der Regel umso größer, je stärker die geplante Checkliste das bisherige Verhalten und die Arbeitsweise der Mitarbeiter verändern soll und wird. In keinem Fall kann eine Checkliste die Mitarbeiter zwingen, sie auch anzuwenden (Gawande 2013). Also sollten im Vorfeld für mögliche Szenarien mit Mitarbeiterreaktanz generelle organisatorische Coping- bzw. Reaktionsstrategien entwickelt werden (z.B. Maßnahmen zur erneuten Sensibilisierung der Mitarbeiter und Anwendungsschulung bis hin zu disziplinarischen Konsequenzen).

Konkreter kann die Veränderung von Prozessen und Verhaltensweisen durch Einführung von Checklisten und Risiko-Screenings anhand eines klassischen Vorgehens organisiert werden, das nachfolgend kurz beschrieben wird und sich grundsätzlich für alle hier genannten Checklisten und ähnliche, die Patientenbehandlung strukturierende Prozesse, anwenden lässt.

Der Einführung einer Checkliste oder eines anderen Risiko-Screening-Instruments muss immer die substantiierte Risikoanalyse vorausgehen, d.h. ein Risiko muss erst klar erkannt und quantifiziert werden (s. Abbildung 11), bevor mögliche Bewältigungsinstrumente thematisiert werden. Dieser Prozess der **Zieldefinition** lässt sich hier meist auf eine einzelne Frage und deren Beantwortung herunterbrechen:

Was soll/kann die Checkliste/das Screening realistisch „leisten"?

Eine solide Hintergrundrecherche, insbesondere zu evidenzgestützten Einführungsstudien und Berichten aus der Anwendungspraxis (Best practices), kann diese Frage – unter Berücksichtigung und Abschätzung der hauseigenen Rahmenbedingungen – bereits grundlegend beantworten und gleichzeitig für die folgende **initiale Checklisten-Entwicklung** genutzt werden. Denn ähnlich dem an anderer Stelle dieses Buches erwähnten Beispiel der Patientenzufriedenheitsfragebögen gibt es in der Literatur und Praxis häufig etablierte Vorbilder, die als Blaupause oder zumindest Grundlage für das eigene Haus genutzt werden können. In jedem Fall sollte dem kreativen Entwicklungsprozesses einer Checkliste eine beobachtende Analyse des betreffenden Arbeitsumfeldes vorangestellt werden, damit im Ergebnis eine erste robuste und zugleich schlanke Anwendungspraxis zumindest theoretisch möglich erscheint. Dafür sollte in einem interdisziplinären Projektteam (aus allen von der Checkliste betroffenen Berufsgruppen und Experten im Prozessmanagement) ein erster Workflow skizziert werden, der die Anwendung der Checkliste theoretisch sinnvoll in den klinischen Arbeitsalltag integriert. Eine zentrale Herausforderung ist darüber hinaus die grafisch und inhaltlich möglichst reduzierte Gestaltung der Checkliste. Die leider vielfach überstrapazierten und falsch interpretierten Parallelen zwischen der modernen zivilen Luftfahrt und dem chirurgischen Betrieb sind an dieser Stelle tatsächlich zielführend. Das folgende Beispiel zeigt schematisch die Notfall-Checkliste für ein fliegendes Flugzeug bei Rauchentwicklung, in der einige der nachfolgend genannten Grundprinzipien, insbesondere aber die klare inhaltliche und grafische Aufbereitung der Handlungsanweisung, gut erkennbar sind (s. Abbildung 45).

So ist z.B. die wichtigste Handlungsanweisung im Falle von Feuer oder Rauchentwicklung während des Flugs noch vor den konkreten Einzelchecks in dicker Schrift deutlich hervorgehoben: **LAND ASAP** (Flugzeug umgehend landen). Auch das Format (hochkant und in schmaler Form im engen Cockpit gut lesbar) und die klare Anordnung erleichtern das Erfassen der relevanten Handlungsschritte: Links ist das zu betätigende Instrument/das zu prüfende Phänomen genannt; rechts der notwendige Einstellgrad der Instrumente (z.B. „OVRD" – override oder „ON") bzw. die jeweils erforderliche Handlung (z.B. „ESTABLISH").

SMOKE/FUMES/AVNCS SMOKE

LAND ASAP

IF PERCEPTIBLE SMOKE APPLY IMMEDIATELY:
BLOWER ____ OVRD
EXTRACT ____ OVRD
CAB FANS ____ OFF
GALY & CAB ____ OFF
SIGNS ____ ON
CKPT/CAB COM ____ ESTABLISH

- **IF REQUIRED:**
  CREW OXY MASKS ____ ON/100%/EMERG
- **IF SMOKE SOURCE IMMEDIATELY OBVIOUS, ACCESSIBLE, AND EXTTINGUISHABLE:**
  FAULTY EQPT ____ ISOLATE
- **IF SMOKE SOURCE NOT IMMEDIATELY ISOLATE:**
  DIVERSION ____ INITIATE
  DESCENT (FL 100, or MEA, or minimum obstacle clearance altitude)
  ____ INITIATE

- **AT ANY TIME of the procedure, if SMOKE/FUMES becomes the GREATEST THREAT:**
  SMOKE/FUMES REMOVAL ____ CONSIDER
  ELEC EMER CONFIG ____ CONSIDER
  Refer to the end of the procedure to Set ELEC EMER CONFIG

Abb. 45 Beispiel einer Notfall-Checkliste aus der Luftfahrt (mit freundlicher Genehmigung der Deutschen Lufthansa AG)

Ebenfalls müssen **einrichtungsspezifische Anwendungsdetails** der Checkliste geklärt werden, vornehmlich zeitliche und organisatorische Fragen:

- Zu welchem Zeitpunkt, in welchem Moment einer Situation soll die Checkliste aufgerufen werden und Anwendung finden und wer ist für das Abarbeiten der Checkliste verantwortlich (St. Pierre et al. 2011)?
- Wie kann die hierarchieüberspannende Anwendung und Kommunikation im Rahmen der Checklisten-Anwendung unterstützt werden und deren Verbindlichkeitsgrad gefestigt werden (Euteneier 2015a)?
- Soll die Checkliste in einer Papierform oder in einem (bestehenden) IT-System elektronisch abgebildet werden (Kramer u. Drews 2016)?
- Welcher Checklistenfokus und -typ, welche Checklistensystematik ist hilfreich und sinnvoll für das eingangs definierte Checklistenziel? Scriven (Scriven 2000) hat hierfür eine Checklistentypologie entwickelt, die auch für den Gesundheitskontext angewendet werden kann (s. Tabelle 11).

Die Anwendungsdetails können jetzt meist noch nicht final fixiert werden, müssen aber zur Vorbereitung des nachfolgenden Pilotierungsversuchs im

Tab. 11 Typologie von Checklisten (eigene Darstellung)

Checklisten-Fokus	Checklisten-Typ	Erklärung	Beispiel
Taxonomisch	Lange Liste („Laundry list“)	Elemente, Aufgaben und Kriterien der Checkliste sind in thematischen Kategorien ohne feste Reihenfolge aufgeführt.	Checkliste zur Überprüfung eines medizintechnischen Geräts
Prozessual	sequenzielle Checkliste	Gruppierung, Reihenfolge und „Fluss“ der einzelnen Elemente, Aufgaben und Kriterien sind relevant, um ein gewünschtes Outcome zu erhalten.	Prozeduren-Checkliste (Bestimmtes Material muss für die Durchführung einer Prozedur zusammengestellt werden, OP-Checkliste)
	iterative Checkliste	Elemente, Aufgaben und Kriterien der Checkliste werden wiederholt durchgeführt oder überprüft, da frühe Prüfpunkte ggf. durch Ergebnisse späterer Prüfpunkte alteriert werden.	wiederholte Überprüfung von Puls und Blutdruck in klinischen Algorithmen, wiederholte Screening-Serien zum Besiedlungsausschluss
	diagnostische Checkliste	Elemente, Aufgaben und Kriterien der Checkliste sind in einem Prozessbild oder Flowchart formatiert, um klinische Schlussfolgerungen zu ziehen	klinische Algorithmen (Screenings zum Dekubitus- und Sturzrisiko)
Evaluativ	evaluative Checkliste („Criteria of merit“)	Gruppierung, Reihenfolge und Informationsfluss der einzelnen Elemente, Aufgaben und Kriterien sind von höchster Wichtigkeit, um verlässliche Outcomes zu erhalten.	Richtlinie der Bundesärztekammer zur Feststellung des endgültigen, nicht behebbaren Ausfalls der Gesamtfunktion des Großhirns, des Kleinhirns und des Hirnstamms nach § 3 Abs. 2 Nr. 2 TPG

Echtbetrieb in einer ersten vorläufigen Arbeitsanweisung bzw. Anwendungsanleitung schriftlich und verständlich zusammengefasst sein. Häufig wird dieser wichtige Schritt nur unzureichend oder gar nicht durchgeführt, sodass die anwendenden klinischen Mitarbeiter (zunächst) mit der Anwendung überfordert sind. Dabei sollte eine solche Prozessbeschreibung oder gangbarer Workflow ja zu Beginn in gemeinsamer Projektarbeit entwickelt werden. An diesem kritischen Punkt erfolgt zum ersten Mal die bereits angesprochene „Konfrontation“ der Mitarbeiter mit einem neuen Handlungsmuster, welches bekannte und tradierte Verhaltensweisen mitunter stark infrage stellt. Typische Reaktanzargumente des klinischen Personals sollten daher durch persönliche Begleitung der Anwendung und ggf. zeitliche Freistellung und Entlastung des Personals von anderen Aufgaben (mit entsprechender personeller Kompensation) antizipiert und aufgefangen werden. Denn häufig wird eine mangelnde Compliance im Rahmen der Pilotierung (oder auch im nachfolgenden Regelbetrieb) mit Argumenten des Zeitmangels begründet oder verläuft sich in einer generellen Diskussion zur Sinnhaftigkeit der entsprechenden Checkliste. Gawande spricht in diesem Zusammenhang davon, dass die traditionelle Sicht des Arztes als kühner Experte, „Held der Nation" durch Checklisten und Standard-OP-Situationen verwässert wird und Mediziner darunter verständlicherweise leiden (Gawande 2013).

Besonders wichtig ist deshalb die Evaluation der Anwendungsergonomie im Echtbetrieb durch unterschiedliche flankierende Maßnahmen und Instrumente: Zum einen die tatsächliche Beobachtung des realen Anwendungsszenarios und zum anderen die anschließende Befragung der betroffenen Anwender durch Interviews und ggf. schriftliche, anonyme Erhebungsinstrumente. Meist ergeben Erstbewertungen eines Pilotbetriebs die Notwendigkeit mehr oder weniger umfangreicher Veränderungen an den inhaltlichen oder organisatorischen Parametern der Checkliste. Frühere Prozessschritte des hier beschriebenen Einführungsmodells müssen daher ggf. iterativ wiederholt werden, wobei ein gewisser „Wear-out"-Effekt bei den anwendenden Mitarbeitern und ggf. auch den Projektmitarbeitern eintreten kann.

Sofern die eingangs geforderte robuste und schlanke prozessuale Integration der Checkliste in den klinischen Arbeitsbetrieb schlussendlich zufriedenstellend im Pilotbetrieb gelingt, sollte – rekurrierend auf die Zieldefinition der Checkliste – deren Zielerreichungsgrad evaluiert werden. Das ist durch Messung „harter" Qualitäts- und Patientensicherheitsindikatoren meist erst mittel- bis langfristig möglich, zudem ergeben sich möglicherweise statistische Verzerrungseffekte, wenn nur geringe Fallzahlen bzw. Anwendungsfälle der Checkliste zur anschließenden Evaluation vorliegen oder überprüft werden. Die Klinikleitung muss deshalb langfristiges Engagement bei der Checklistennutzung zeigen und den Veränderungsprozess aktiv begleiten. Die Prozesstreue bei der Nutzung, der generelle Umsetzungsgrad einer Checkliste oder deren positive Wirkung auf die bestehende Sicherheitskultur können zusätzlich mit verschiedenen laufenden oder punktuellen Evaluationsinstrumenten ansatzweise erfasst werden (Habsieder u. Bachinger 2012). Trotz der genannten Schwierigkeiten darf die Evaluation in keinem Fall fehlen, da sonst die Sinnhaftigkeit der Checkliste (und die Investitionen in deren Anwendung) nicht schlüssig vor dem klinischen Personal und der Hausleitung gerechtfertigt werden können.

Ggf. schon vor Abschluss einer mehrjährigen Evaluationsphase kann die Entscheidung getroffen werden, gute Pilotierungserkenntnisse auf die gesamte Organisation auszurollen. Im klinischen Kontext muss die Checkliste vor dem Rollout dafür von den relevanten medizinischen und pflegerischen Entscheidungsautoritäten (z.B. Ärztliches Direktorat, Pflegedirektion, Qualitätsmanagement, etc.) gewünscht und „geprüft" worden sein (Hales et al. 2008). Dann bestimmen allgemeine Projektmanagementfähigkeiten und vorhandene Budgets über die Schnelligkeit und den Erfolg des Rollouts, wobei dem Thema Schulung/Training der Mitarbeitenden eine zentrale Rolle bei der Nachhaltigkeit einer Checklisteneinführung zukommt: Auch wenn Checklisten intuitiv einfach erscheinen, muss ihre Funktionsweise allen betroffenen Mitarbeitenden vermittelt und im Rahmen eines Trainings oder einer Schulung vermittelt werden. Da die fehlende „Unterstützung" bei der Umsetzung oder Anwendung einer Checkliste ein weiteres, gern angeführtes Argument gegen die Nutzung bei Mitarbeitenden darstellt, sollte die Bereitstellung von Ressourcen für das Training der Checkliste oder des Risikoassessment-Instruments eine Selbstverständlichkeit sein. Denn nur so kann die Struktur- und Prozessqualität (in Bezug auf die Reduktion einzelner Risikoaspekte) auch tatsächlich durch ein Checklisten-Instrument verbessert werden.

Ob bereits im Haus bestehende Checklisten oder ähnliche Instrumente, die die Behandlungsrisiken von Patienten zu senken suchen, organisatorisch und prozessual gut integriert sind und als ernstzunehmende Maßnahmen des Patientensicherheitsmanagements angesehen werden können, lässt sich in einem ersten Schritt mit einer „Checkliste" taxieren (s. Tabelle 12).

Tab. 12 Checkliste zur Analyse bestehender Checklisten (in Anlehnung an Hales et al. 2008, 28; Gawande et al. 2010)

Merkmale einer Checkliste im Risikomanagement	Merkmal vorhanden und implementiert?	
	ja	nein
Die Checkliste ist kompakt und umfasst – bei papierbasierten Checklisten – nicht mehr als eine Seite.	☐	☐
Die Checkliste beinhaltet nur Aspekte und Punkte, die eine tatsächliche Gefährdungsrelevanz für Patienten, Angehörige oder Mitarbeitende aufweisen.	☐	☐
Die Checkliste kann im Echtbetrieb innerhalb weniger Minuten angewendet werden.	☐	☐
Die Checkliste erlaubt die Modifikation des vorgesehenen Prozesses, sofern es bei der Anwendung zu Abweichungen oder unvorhersehbaren Ereignissen kommt.	☐	☐
Sofern die Checkliste die Durchführung kritischer Handlungen umfasst, sind Prüfabfragen vor der jeweiligen kritischen Handlung platziert.	☐	☐
Die Checkliste ist an die lokalen Gegebenheiten, die Kultur und die Rahmenbedingungen vor Ort angepasst.	☐	☐
Es erfolgt eine kontinuierliche Evaluation und ggf. Anpassung der Checkliste.	☐	☐
Das Erlernen der Checkliste (bzw. deren Anwendung) ist durch Unterweisungen, Schulungen oder dergleichen hausweit institutionalisiert und nachvollziehbar.	☐	☐
(Positive) Effekte der Checklistenanwendung werden gemessen und kommuniziert.	☐	☐

Existierende Checklisten und Screening-Instrumente sollten in jedem Fall einer solchen „Prüfung" unterzogen werden, bevor neue Checklisten – wenn möglich nach dem hier beschriebenen Vorgehen – als weitere Lösungsansätze für Risiken und Patientensicherheitsdefizite in Betracht gezogen werden. Denn Checklisten können immer nur ein Hilfsmittel sein; wenn sie nicht helfen, stimmt etwas nicht mit ihnen (Gawande 2013). Andere Mechanismen und Projektansätze wie die im nachfolgenden Kapitel beschriebene Umgestaltung des physischen Umfelds, die ebenfalls die objektive und subjektive Patientensicherheit verbessern, können die Mitarbeitenden vielleicht an einigen Stellen besser motivieren, aktiv an der Mitgestaltung sicherer Umgebungen und Behandlungsbedingungen mitzuarbeiten als durch die Entwicklung und Anwendung von Checklisten.

Literaturempfehlungen

Hales B, Terblanche M, Fowler R, Sibbald W (2008) Development of medical checklists for improved quality of patient care. In: International Journal for Quality in Health Care, Jg. 20, Nr. 1, S. 22–30

Habsieder W, Bachinger R (2012) Perioperative Patientensicherheit am Krankenhaus der Barmherzigen Schwestern Ried In: Qualitas, Jg. 11, Nr. 2, S. 8–10

Gawande A (2013) Checklist-Strategie. München

9 Sichere Gestaltung des physischen Umfelds

9.1 Bedeutung und Ziele des physischen Umfeldmanagements

Die Ausführungen zu Dimensionen und Bestandteilen der Krankenhausqualität aus Sicht des Patienten haben deutlich gezeigt, dass emotionale und betreuungsrelevante Faktoren (wie z.B. die Freundlichkeit oder Hilfsbereitschaft des Krankenhauspersonals), aber auch die Wahrnehmung des physischen Umfelds und der darin für ihn und seine Angehörigen angebotenen Leistungen eine wichtige Rolle bei der Qualitätsbeurteilung spielen, auch wenn sie mit der medizinisch-pflegerischen Qualität einer Krankenhausbehandlung nicht auf ein und demselben Bedürfnis- und damit Beurteilungsniveau liegen (s. Abbildung 4). Da diese „Service"-Elemente der wahrgenommenen Leistung aber patientenseitig besser als z.B. die Fachkompetenz der Krankenhausmitarbeiter beurteilt werden können, besitzen sie bei der Gesamtbewertung der Qualität dennoch ein vergleichsweise hohes Gewicht (Roeder u. Franz 2014).

Das physische Umfeld hat aus Patientensicht eine generelle Attributionsfunktion zur Qualitätsbeurteilung: Da es für Patienten schwierig ist zwischen den tangiblen und intangiblen Leistungsbestandteilen einer Gesundheitsleistung adäquat und objektiv zu differenzieren, haben vernachlässigte Gebäudestrukturen und Anlagen einen tendenziell negativen Effekt auf die Qualitätsbeurteilung und das Sicherheitsgefühl des Patienten; eine komfortable, freundliche und sicherheitsspendende Erfahrung des Umfelds für Patienten hingegen führt häufig zu positiveren Beurteilungen der wahrgenommenen Gesamtqualität der Gesundheitsleistung (Kotler 1973; Baker u. Lamb 1992). Aus Sicht des Patienten ist zudem tendenziell die Bedeutung des physischen Umfelds als Qualitäts- und Zufriedenheitsindikator größer, da er innerhalb des Krankenhauses eine signifikante Zeit (meist mehrere Tage) verbringt (Wakefield u. Blodgett 1994). Insbesondere in funktional gestalteten Dienstleistungsunternehmen wie es Krankenhäuser sind, hat das räumliche Umfeld auch hohe Relevanz für die objektive Qualität und Sicherheit, da die Integration des Patienten in den Behandlungsprozess und die Leistungsfähigkeit der Mitarbeiter mehr oder weniger stark von der Ausgestaltung des baulichen und technischen Umfelds beeinflusst werden.

Das sog. „Servicescape"-Modell der US-amerikanischen Dienstleistungsforscherin Bitner (s. Abbildung 46) erklärt, wie einzelne Aspekte der (Krankenhaus-)Umwelt ein holistisches Wahrnehmungsbild für Patienten, Angehörige und Krankenhausmitarbeiter schaffen, das im Sinne eines Reiz-Reaktions-Verständnisses zu bestimmten grundlegenden Verhaltens- oder Handlungsorientierungen führen kann, die wiederum einen positiven oder negativen Effekt auf die subjektive und objektive Qualität und Sicherheit des Behandlungsprozesses haben können.

Zu den Umweltdimensionen zählen die Umgebungsbedingungen (z.B. laute Geräusche oder der „Corporate scent" des Hauses [Papenhoff u. Platzköster 2010]), die wahrnehmbare Funktionsarchitektur (z.B. die Anordnung von Gebäuden/Bereichen, Möblierung und Einrichtung) und die Symbol- und Interaktionsebene des Krankenhauses (z.B. Zeichen und Beschriftungen oder die im Raum agierenden Menschen, meist Krankenhausmitarbeiter und andere Patienten oder Angehörige). Alle diese Umweltaspekte wirken als Reize auf die Patienten (und die Mitarbeiter) und werden ganzheitlich, also holistisch wahrgenommen. So bilden sie die sog. „Servicescape" bzw. wahrgenommene Umgebung, in der Patienten Leistungen des Krankenhauses in Anspruch nehmen. Diese Umwelt beeinflusst sowohl Mitarbeiter und Patienten und deren kognitiven, emotionalen und physiologischen Zustand als auch deren Aktionen und Verhalten, die in der wahrgenommenen Umwelt als soziale Interaktionen (bzw. konkreter Leistungserstellungsprozesse) durchgeführt werden. Vereinfacht ausgedrückt führen die inneren kognitiven, emotionalen und physiologischen Reaktionen (weiter beeinflusst durch individuelle Moderatoren) entweder zu eher annähernden oder zu ablehnenden externen Reaktionen. Soziale Interaktionen im Rahmen der Behandlung wiederum werden maßgeblich von diesen grundlegenden Reaktionsformen beeinflusst und haben naturgemäß entweder eher förderliche oder für die Qualität und Patientensicherheit schädliche Wirkungen. Auch die Kommunikationsebene der Mitarbeiter ist Teil der patientenseitig wahrgenommenen Servicescape. Empfindet der Patient die Zusammenarbeit der

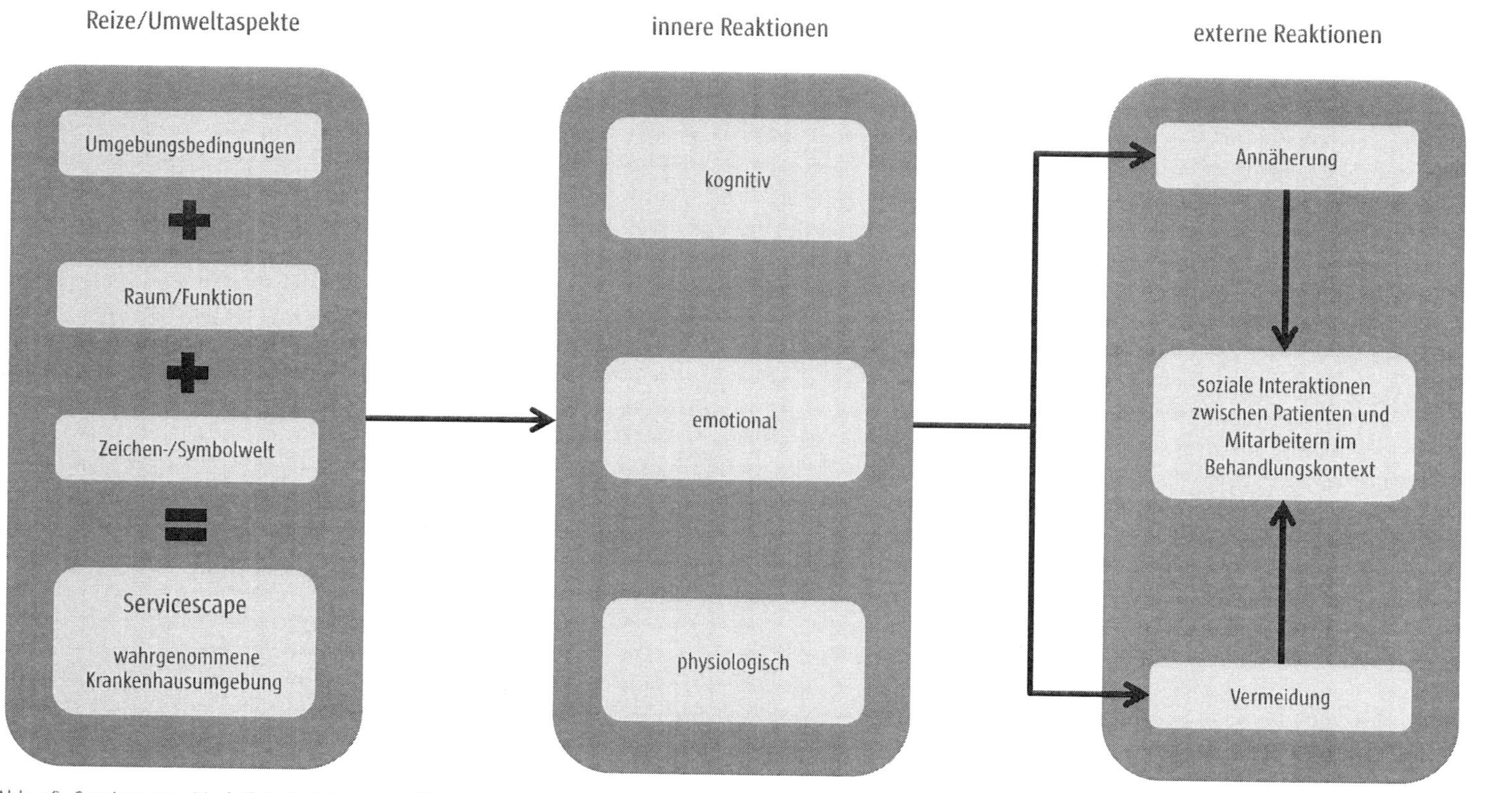

Abb. 46 Servicescape-Modell (in Anlehnung an Bitner 1992)

verschiedenen Berufsgruppen z.B. als koordiniert und konstruktiv, wird dies auf der emotionalen Ebene eher Gefühle der Sicherheit und des Vertrauens auslösen (Ennker u. Pietrowski 2009). Gleiches gilt für aus Patientensicht sicherheitsstiftende Artefakte der Krankenhausbehandlung wie z.B. Patientenidentifikationsarmbänder. Zur Gestaltung der Servicescape gehören im Zeitalter moderner Kommunikations- und Interaktionskanäle darüber hinaus die sog. „e-scapes“, also Onlinekanäle und andere Self-Service-Umgebungen, in denen sich der Patient informieren oder Teile der Dienstleistung (virtuell) erleben kann (Ezeh u. Harris 2007). In Kapitel 11 wird hierauf weiter eingegangen.

Die hohe Arbeitsteiligkeit im Krankenhaus und eine häufig existierende räumliche Gebundenheit von Mitarbeitern (z.B. der Einsatz in wenigen, immer gleichen Funktionsräumen auf derselben Station) reduziert mitunter die umfassende Wahrnehmung eines Krankenhauses als komplexes und verbundenes, interagierendes Konstrukt mit zahlreichen räumlichen Umfeldaspekten. In einem systemischen Licht betrachtet können die einzelnen Elemente dieses physischen Produktionssystems Krankenhaus und seine Beziehungen untereinander konkretisiert und besser verstanden werden (Zborowsky u. Kreitzer 2009). Nutzer (Patienten, Mitarbeiter, Angehörige, etc.) interagieren im Rahmen von Prozessen innerhalb eines physischen Produktionssystems oder Gebäudesystems (Standort, Raumplanung, Struktur, Materialien, Ausstattung, Services, etc.) und erbringen bzw. erfahren dort nutzerbezogene oder gebäudebezogene Leistungen. Von besonderer Relevanz sind dabei die nutzerbezogenen Leistungen, die einigen der Erwartungen der zentralen Anspruchsgruppen im Krankenhaus – also Patienten/Angehörige und Mitarbeiter – entsprechen, z.B.:

- Fehlerfreiheit,
- Sicherheit,
- Kontrolle,
- Privatsphäre,
- Komfort,
- Angehörigenunterstützung,
- Organisation und Funktionalität und
- technische Unterstützung (Ulrich et al. 2004; Ulrich et al. 2008; Huisman et al. 2012).

Aus diesen Leistungen können auch die relevanten generischen Ziele des physischen Umfeldmanagements abgeleitet werden:

- Gewährleistung/Förderung der Patienten- und Mitarbeitersicherheit,
- Unterstützung der Therapiesituation/Förderung der Leistungseffizienz,
- Unterstützung der (Gesamt-)Zufriedenheit von Patienten, Angehörigen und Mitarbeitern und
- Erhöhung der objektiven Leistungs-/Ergebnisqualität (Braun u. Barnhardt 2014).

Inwiefern die Gestaltung von Architektur und Räumlichkeiten tatsächlich diese und andere positive Wirkungen auf die Leistungserbringung im Krankenhaus haben, wird international seit langem untersucht (Stichler 2007) und zunehmend auch mit belastbaren Studienergebnissen bewiesen (Huisman et al. 2012; Wu et al. 2013; Devlin et al. 2015).

9.2 Gestaltungsansätze des physischen Umfelds

Konzepte des evidenzbasierten Designs und die Ergonomieforschung haben für Gesundheitseinrichtungen den Begriff der „Healing architecture“ bzw. der „Optimal healing environments“ etabliert, um auszudrücken, wie das Umfeld den Heilungsprozess positiv beeinflussen kann. Abbildung 47 zeigt die zentralen Erkenntnisse eines Meta-Reviews von Ulrich et al. (2008), welches Studien zur konkreten Wirkung einzelner spezifischer Designinterven-

Aspekt des physischen Umfelds / Sicherheitswirkung	Einzelzimmer	Zugang zu Tageslicht	adäquate Beleuchtung	Naturansichten	Angehörigenzone im Patientenzimmer	Bodenbeläge	geräuschreduzierende Oberflächen	Patientendeckenlifte	pflegeoptimierte Stationsgestaltung	dezentrale Materialversorgung	funktionsveränderbare Patientenzimmer
Reduktion nosokomialer Infektionen	●●										
Reduktion von Behandlungsfehlern	●		●				●				
Reduktion von Patientenstürzen	●		●		●	●			●		
Reduktion von Schmerz		●	●	●●			●				
verbesserter Schlaf	●●	●	●								
Reduktion von Depressionen		●●	●●	●	●						
Reduktion der Verweildauer		●	●	●							
verbesserte Privatsphäre	●●				●		●				
verbesserte Patienten-Angehörigen-Kommunikation	●●				●		●				
verbesserte Patientenzufriedenheit	●●	●	●	●	●	●	●				
Verringerung von Mitarbeiterunfällen								●●			●
verringerter Mitarbeiterstress	●	●	●	●			●				
Verbesserung der Arbeitseffizienz	●		●				●		●	●	●
Verbesserung der Mitarbeiterzufriedenheit	●	●	●	●							

Abb. 47 Physische Umfeldaspekte und Wirkung auf Patienten- und Mitarbeitersicherheit (Ulrich et al. 2008)

tionen auf objektive und subjektive Aspekte der Patientensicherheit und der Leistungsqualität zusammenfasst.

Einfach gesetzte Punkte in der Matrix stehen für Studien und Forschungsarbeiten, die auf eine Beziehung zwischen den jeweiligen Designaspekten (Spalten) und den gewünschten Effekten (Zeilen) hinweisen; doppelte Punkte symbolisieren eine starke empirische Evidenz, nachgewiesen durch multiple Studien (mehrheitlich Designinterventionen).

Insbesondere solche Maßnahmen, die viele der in der linken Spalte genannten Aspekte berühren, sollten in allen Krankenhäusern angedacht werden bzw. deren ggf. bereits erfolgte (Teil-)Implementierung überprüft werden. So sprechen beispielsweise viele patientenbezogene und auch mitarbeiterbezogene Gründe für **Einzelzimmer**, die flächendeckende Umsetzung dieser wünschenswerten Maßnahme in allen Krankenhäusern ist freilich eine Utopie, die aufgrund der derzeitigen ökonomischen Rahmenbedingungen unserer Gesundheitssysteme nicht realisierbar ist. Andere Maßnahmen hingegen wie die Förderung von **tageslichtspendenden** Architekturelementen und die generelle Sicherstellung **guter Beleuchtung** erscheinen da schon greifbarer und fördern die Patienten- und Mitarbeitersicherheit und -zufriedenheit auf vielen Ebenen (Fong 2003; Fong u. Losnegard 2004). Manch vermeintliche Sparmaßnahme in weniger oder energiesparendere Lampenkörper erscheint so unter klinischen Risikogesichtspunkten zu kurz gegriffen. Häufig verbunden mit der Frage nach Tageslicht ist die Größe der Sichtfläche durch Fenster. Sichtachsen, die (simulierte) **Naturansichten** beinhalten, können z.B. das Schmerz- und Stressempfinden nachweislich lindern (Ulrich 1984; Dijkstra et al. 2008; Kline 2009; Vincent et al. 2010). Da Naturansichten aber wohl in den meisten Fällen nur begrenzt durch landschaftsarchitektonische Gestaltungsmaßnahmen oder Simulationen verfügbar sein können, sollten sie möglichst in medizinischen Bereichen mit hohem therapeutischem Nutzwert für den Patienten (z.B. in der Chirurgie, Onkologie, Psychiatrie oder Palliativmedizin) zum Einsatz kommen. Der Besuch von **Angehörigen** hat für die wahrgenommene Sicherheit der Patienten und ihre „Psychohygiene“ (und der Psychohygiene der Angehörigen) eine positive Wirkung (Astedt-Kurki et al. 1997). Dafür sind insbesondere bei intensiv therapierten Patienten **ausreichende Platzangebote** innerhalb des Patientenzimmers oder in naher räumlicher Umgebung sinnvoll (Verhaeghe et al. 2005; Thompson et al. 2012). Selbst Details wie **Bodenbeläge** können die Verweildauer von Angehörigen und Besuchern beeinflussen (Harris 2000). Sie könnten aber auch eine sicherheitsfördernde Wirkung bei Patienten haben, da sie mitunter die Sturzwahrscheinlichkeit senken. Bodenbeläge und Oberflächen haben auch Einfluss auf die mikrobiologische Keimsituation (Hart 2009) und können durch **geräuschhemmende Materialien** die Arbeitsbedingungen für die Mitarbeiter und das Wohlgefühl der Patienten verbessern. **Patientendeckenlifte** reduzieren das Risiko für Mitarbeiterverletzungen und erhöhen damit die Arbeitsplatzsicherheit für Pflegende (Tiesman et al. 2003), haben aber vielleicht in der Patientenwahrnehmung nur eine geringe Relevanz. Auch **dezentral organisierte Pflegestützpunkte** können zwar die Arbeitseffizienz des Pflegepersonals erhöhen und z.B. die Überwachung und damit Sicherheit von Patienten verbessern (Stichler 2007; Feiler u. Stichler 2011), werden jedoch häufig in ihrer protektiven Wirkung nicht von Patienten wahrgenommen. Das gilt in gewissem Maße auch für **funktionsveränderbare Patientenzimmerarchitektur**, die die Arbeit für Ärzte und Pflegekräfte erleichtert und dadurch Fehlersituationen vermeidet (Hendrich et al. 2004).

Inwiefern einzelne Elemente der Servicescape (s. Abbildung 46) und des physischen Umfelds diese oder andere förderliche und gewünschte Wirkungen haben, ist trotz aller Empirie und Evidenz aus Wissenschaft und Forschung für jedes Krankenhaus individuell zu prüfen. Dabei muss berücksichtigt werden, dass viele Faktoren nicht isoliert, sondern nur im Zusammenspiel wirken (Lowers 1999). Bauliche und architektonische Veränderungsmaßnahmen sollten daher stets in professionell geführten Projekten angegangen werden (s. Abbildung 20) und einem systematischen Vorgehen folgen.

9.3 Vorgehen zur Umgestaltung des physischen Umfelds

Die zielgerichtete Veränderung des physischen Umfelds innerhalb eines Krankenhauses oder Teilen davon ist ein komplexer Prozess, der umfassende Planung, systemisches Denkvermögen und die Berücksichtigung zahlreicher Faktoren erfordert (Wu et al. 2013). Zu betrachtende Aspekte und Schritte sind dabei:

- Definition des Veränderungsraums und relevanter Bereiche des physischen Umfelds
- Konkretisierung von Zielen der physischen Umfeldumgestaltung
- Berücksichtigung von Patientenrückmeldungen
- Einbeziehung der betroffenen Mitarbeiter
- Erkenntnisanreicherung durch Literaturstudien und Identifikation von Best practices
- Budgetierung und Klärung von Investitionspotenzialen
- Entwicklung von Ideen und Machbarkeitsprüfung
- Projektierung und Umsetzung
- Evaluation der Umfeldumgestaltung

Bevor Veränderungen am Gebäudesystem vorgenommen werden, sollte der konkret zu betrachtende **physische Veränderungsraum** genau definiert bzw. **eingegrenzt** werden. Das eingangs des Kapitels aufgezeigte Modell der Servicescape (s. Abbildung 46) und auch die Betrachtung von Krankenhauseinrichtungen als Gebäudesystem helfen hier für eine erste Fokussierung der gewünschten Betrachtungsebene.

Am Beispiel großer Häuser mit teils komplexen Wertschöpfungsketten und Beteiligung von Fremdfirmen wird die Wichtigkeit der „räumlichen Klärung" deutlich: Durch Outsourcing von Teilen der Leistungserstellung (z.B. Facility- und Gebäudemanagement, Wegeleitsysteme, Beschriftungskonzepte) muss teils vor einem Projekt eruiert werden, welche Einheiten oder Tochtergesellschaften für bestimmte Gebäudebereiche verantwortlich sind. Ggf. kann so der angedachte Veränderungsraum des physischen Umfelds gar nicht direkt angegangen werden, da er außerhalb des „juristischen" Machtbereichs des Hauses liegt.

In der Regel handelt es sich bei Umgestaltungsmaßnahmen jedoch um Gebäudebereiche im direkten Patienten- und Mitarbeiterkontakt, also zumeist Patienten- und Angehörigenbereiche und Arbeitsbereiche für das ärztliche und pflegerische Personal. Diese Bereiche umfassen aus Patientensicht vornehmlich

- die unmittelbare Kontaktzone (Möbelstücke und Raumausstattung mit direktem haptischem Kontakt wie Bett, Nachttisch etc.),
- die mittelbare Raumzone (Patientenzimmer und dessen Eigenschaften/ Ausstattung, Therapie- und Diagnostikbereiche) sowie
- die periphere Umfeldzone (Wege zum und Wege innerhalb der Gebäude) (Fischer 2015).

Neben den Patientenzonen zählen zudem

- klinische Unterstützungszonen,
- Verwaltungs- und Lagerzonen des Bereichs und
- Familien- und Besucherzonen (Thompson et al. 2012)

zu den relevanten Betrachtungsebenen im physischen Umfeldmanagement. Anhand von Gebäudeplänen lassen sich die einzelnen Bereiche und Zonen leicht visuell und grafisch voneinander abgrenzen (s. Abbildung 48).

Untrennbar verbunden mit der Eingrenzung des Veränderungsraums ist die **Konkretisierung von Zielen** der physischen Umfeldgestaltung. Globale Zielformulierungen nach Art „Das Krankenhaus soll schöner und freundlicher für Patienten und Mitarbeiter werden!" mögen zwar Aktions- und Veränderungswillen beim Personal erzeugen; hilfreicher und zielführender sind konkrete, eng definierte und klar umrissene Zielstellungen (unter Berücksichtigung der eingangs als relevant erachteten Teilbereiche des physischen Umfelds). Geht es z.B. um die Optimierung (d.h. meist Verkürzung) von Versorgungswegen für das pflegerische Personal auf Station, wird der räumliche Fokus stärker auf der klinischen Unterstützungszone sowie den Verwaltungs- und Lagerbereichen und den dort verrichteten Prozessen liegen. Sollen hingegen Patienten- und Angehörigenzufriedenheit und das Wohlfühlen des

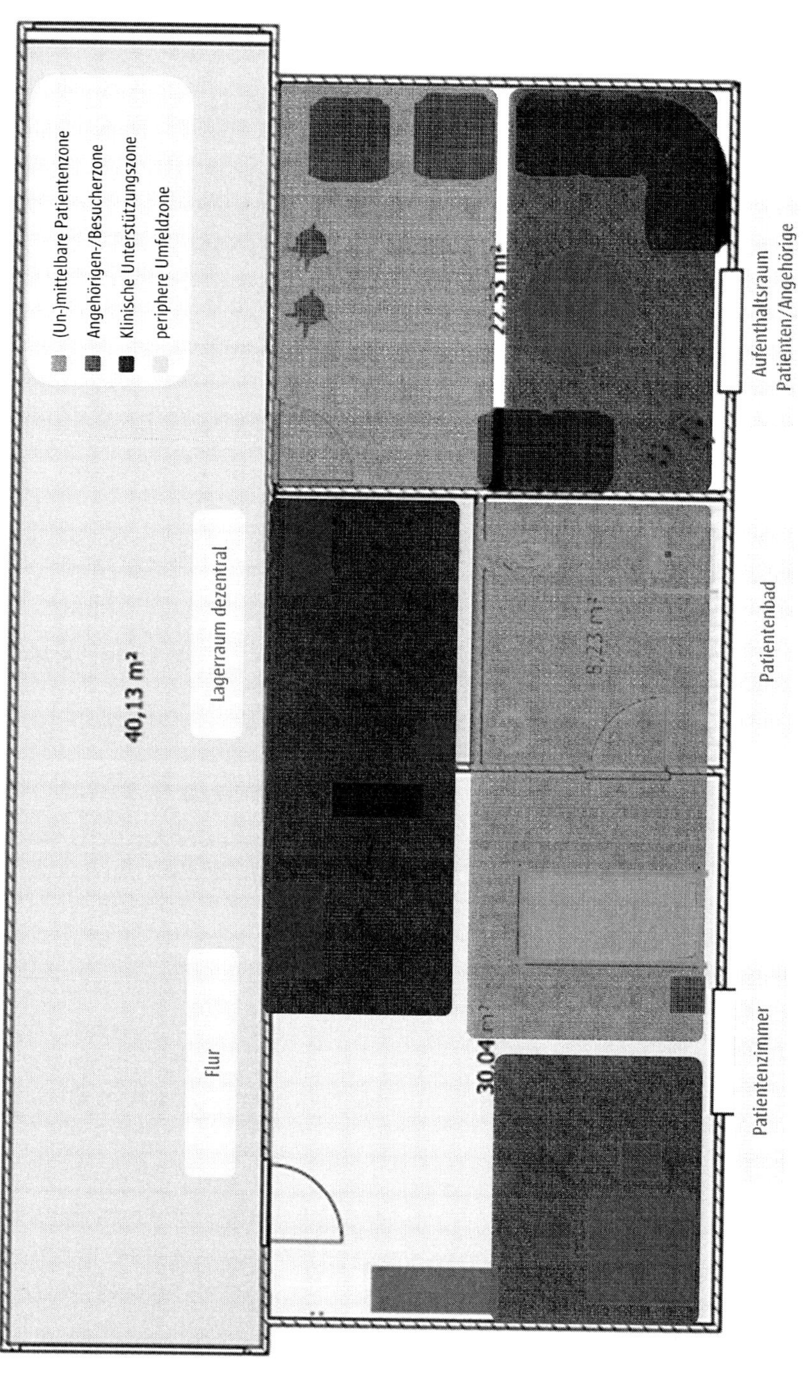

Abb. 48 Beispiel für Zonen im patientenbezogenen Gebäudeumfeld (eigene Darstellung)

Tab. 13 Beispiel der Zielkonkretisierung bei der Umfeldumgestaltung (eigene Darstellung)

Zielkategorie	Zielkonkretisierung	Mögliche Maßnahmen
Patientensicherheit	Senkung der Dekubitusinzidenz	Test von Wechseldruckmatratzensystemen
Patientensicherheit/ Mitarbeitersicherheit	Verbesserung des Überwachungsschutzes im Wartebereich der Notaufnahme	Installation einer Videoüberwachungsanlage und Erhöhung der Streifenfrequenz des Wachdienstes
Arbeitseffizienz	Verkürzung von Laufwegen	Einrichtung eines dezentralen Laborbereichs mit basaler Labortechnik (Pulsoxi, Virusschnelltest, etc.)
Patientenzufriedenheit	Erhöhung der wahrgenommenen Raumkontrolle	Installation von Lichtschalter + Dimmer am Patientenbett
Ergebnisqualität	Reduktion des Lärmpegels auf Station	Tausch der Rollen an Essens- und Reinigungswagen

Patienten gesteigert werden, sind in erster Linie die verschiedenen Patientenzonen sowie Angehörigen- und Besucherzonen relevant (s. Tabelle 13).

Unabhängig von Zielkategorie und Zielkonkretisierung können ggf. weitere zentrale Faktoren und Nebenbedingungen der zielgerichteten Umfeldgestaltung für die spätere Strukturierung und inhaltliche Bearbeitung infrastruktureller Veränderungsprojekte betrachtet werden:

- Licht/Orientierung
- Farbe/Materialien
- Geräusche/Lärm
- Gerüche/Aroma (Fischer 2015)

Häufig ergeben sich Ziele oder Zielkorridore der physischen Umfeldumgestaltung bzw. Anzeichen für Optimierungspotenziale bereits durch die **systematische Auswertung von Rückmeldungen aus Patienten- und Angehörigenbefragungen**, die in den meisten Fällen auch Fragen(-blöcke) zum physischen Umfeld beinhalten. Darüber hinaus finden sich Rückmeldungen zur (mangelhaften) räumlichen Ausstattung häufig auch in Freitextkommentaren von Fragebögen; deren Analyse ist zwar aufwändig, aber für die Fokussierung von Umgestaltungsprojekten und für die anschließende kreative Lösungsfindung hilfreich. Denkbar ist auch die Durchführung themenspezifischer Patienten- oder Angehörigenbefragungen zum physischen Umfeld und zur Ausstattung oder die temporäre Ergänzung eines bestehenden Zufriedenheitsfragebogens um einzelne Fragen zu Umfeld und Ausstattung. Unter Rückbezug auf die unterschiedlich patientenseitig wahrgenommene Relevanz einzelner Behandlungsaspekte (s. Abbildung 4) ist dann die Verwendung eines Befragungsinstrumentes mit Zweikomponentenansatz empfehlenswert.

Exkurs – Zufriedenheitsmessung mittels Zweikomponentenansatz

Um die Wichtigkeit einzelner Dimensionen für die Gesamtzufriedenheit des Patienten adäquat zu erfassen, sollten die Patienten nicht nur nach der subjektiven Einschätzung einzelner Behandlungsdimensionen gefragt werden, sondern auch nach der gefühlten und selbst eingeschätzten Relevanz dieser Dimensionen. Nur so kann das Krankenhaus die Bedürfnispyramide und -struktur seiner Patienten einschätzen und – sofern statistisch und methodisch möglich – Hypothesen über die Wichtigkeit einzelner Dimensionen für die Gesamtzufriedenheit (oder Weiterempfehlungsbereitschaft) ableiten.
Für die differenzierte Einschätzung einzelner Aspekte der Krankenhausbehandlung sind deshalb zufriedenheitsorientierte, direkte, multiattributive Messungen bzw. Befragungen sinnvoll. Multiattributive Messverfahren gehen von der Annahme aus, dass globale Qualitätseinschätzungen von Patienten das Ergebnis einer individuellen Einschätzung verschiedener Qualitätsmerkmale sind. Dies deckt sich z.B. mit dem in Abbildung 3 gezeigten Beispiel einer prozessual empfundenen Krankenhausleistung. Im Zweikomponentenansatz können solche Messungen nach folgendem Schema definiert werden:

$Q_{ij} = Z_{ijk} \times B_{ik}$
Q_{ij} = Globale Wahrnehmung der Qualität der Krankenhausleistung j durch den Patienten i
Z_{ijk} = Zufriedenheit des Patienten i der Qualitätseigenschaft k der Krankenhausleistung j (k = 1, ..., n)
B_{ik} = Bedeutung der Eigenschaft k aus Sicht des Patienten i

Eine nach diesem Verständnis durchgeführte Patientenbefragung zur Einschätzung des physischen Umfelds, der Ausstattung, Services und anderer Aspekte kann in der Auswertung (z.B. in einem Stärken-Schwächen-Portfolio) zu interessanten Erkenntnissen führen (s. Abbildung 49).

Mitunter zeigt sich dann, dass der Patient eben doch auch objektiv qualitätsrelevante Aspekte und insbesondere mitarbeiterbezogene Fähigkeiten als besonders relevant für seine Gesundung einschätzt und andere, z.B. servicebezogene Aspekte, als weniger wichtig erachtet. Solche Erkenntnisse können zentral sein, wenn z.B. Investitionsüberlegungen angestellt oder Projektmaßnahmen geplant werden, die (vermeintlich!) die Qualität, Zufriedenheit und Patientensicherheit verbessern sollen. Im oben gezeigten Beispiel erscheinen also gerade Maßnahmen im physischen Umfeld weniger indiziert, weitere Verbesserungen der ärztlichen und pflegerischen Behandlungsleistungen hingegen langfristig zielführend.

Kritisch wahrgenommene Aspekte des physischen Umfelds verbergen sich mitunter auch in Beschwerden von Patienten oder Angehörigen. Hier fällt eine Analyse relevanter Beschwerdeinhalte leichter, sofern die Beschwerdeannahme über passende Beschwerdeobjekte/Beschwerdekategorien verfügt (s. Abbildung 32). Auch Beschwerden als patientenseitige Artikulationen von Unzufriedenheit sollten in ihrer Relevanz korrekt gewichtet und eingeschätzt

zweidimensionale Patientenzufriedenheitsbefragung (Beispiel)

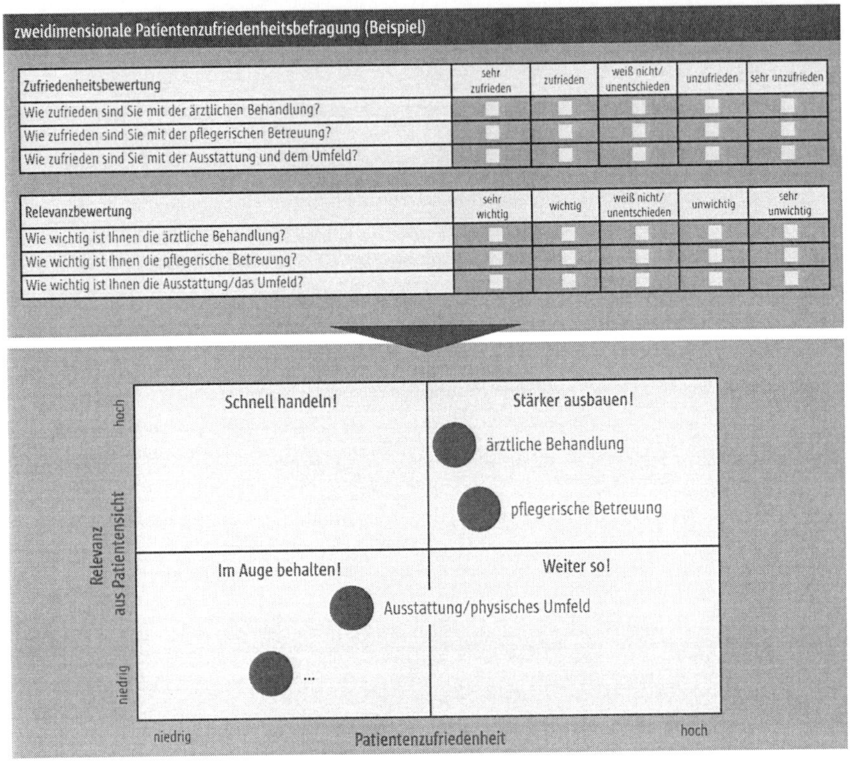

Zufriedenheitsbewertung	sehr zufrieden	zufrieden	weiß nicht/ unentschieden	unzufrieden	sehr unzufrieden
Wie zufrieden sind Sie mit der ärztlichen Behandlung?					
Wie zufrieden sind Sie mit der pflegerischen Betreuung?					
Wie zufrieden sind Sie mit der Ausstattung und dem Umfeld?					

Relevanzbewertung	sehr wichtig	wichtig	weiß nicht/ unentschieden	unwichtig	sehr unwichtig
Wie wichtig ist Ihnen die ärztliche Behandlung?					
Wie wichtig ist Ihnen die pflegerische Betreuung?					
Wie wichtig ist Ihnen die Ausstattung/das Umfeld?					

Schnell handeln!
Stärker ausbauen!
ärztliche Behandlung
pflegerische Betreuung
Im Auge behalten!
Weiter so!
Ausstattung/physisches Umfeld
...
Relevanz aus Patientensicht
hoch
niedrig
Patientenzufriedenheit
niedrig
hoch

Abb. 49 Beispiel eines mehrdimensionalen Befragungsansatzes (eigene Darstellung)

werden. Eine Handvoll Beschwerden zum Thema Lärm in einem Kalenderjahr in einem Krankenhaus mittlerer Größe mit 40.000 bis 50.000 Fällen im Jahr ergeben so mitunter noch keinen dringenden Handlungsimpuls für ein großangelegtes infrastrukturelles Umbauprojekt zur Lärmreduktion.

Für **Krankenhausmitarbeiter** hat die Gestaltung des Arbeitsumfelds zentrale Bedeutung für die eigene Arbeitssicherheit, Motivation und Arbeitszufriedenheit. Mitarbeiter sind die wichtigste Ressource im Krankenhaus, „verursachen" gut 2/3 der Kosten und sollten insbesondere auch im Licht der demografischen Veränderungen in einem nutzerorientierten Umfeld arbeiten können (Fechner u. Merker 2014). Ihre frühzeitige und umfassende Integration ist deshalb erfolgskritisch bei der (Um-)Gestaltung des physischen Umfelds (Stichler 2007). Die Beteiligung der Mitarbeiterschaft in konkreten Projektsettings sollte abhängig von definierten Zielen und Veränderungsraum des physischen Umfelds bestimmt werden. Handelt es sich z.B. um ganze Bereiche (wie eine Intensivstation oder umfassende bauliche und gestalterische Veränderungsmaßnahmen), sollte ein Projektteam die folgenden Gruppen umfassen:

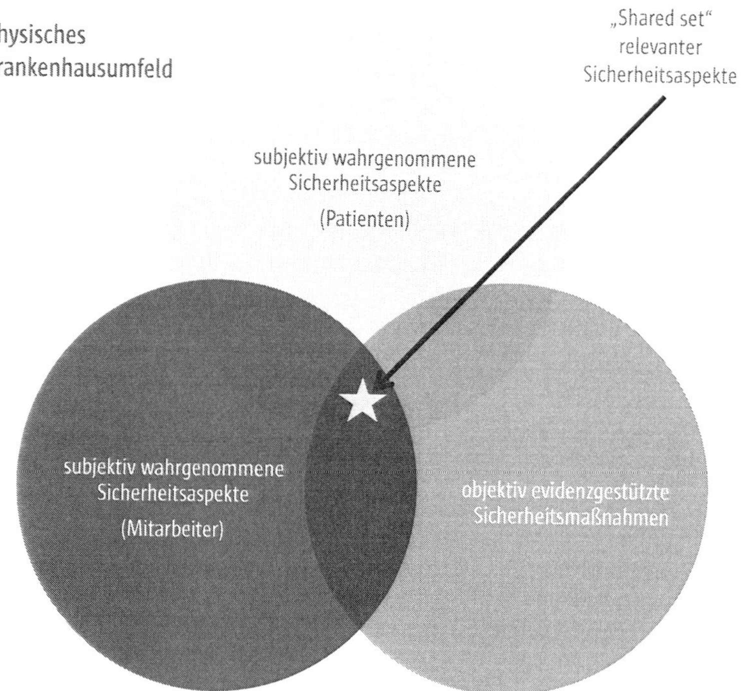

Abb. 50 Eingrenzung relevanter Sicherheitsaspekte im physischen Umfeld (eigene Darstellung)

- Krankenhausverwaltung
- klinisch vor Ort tätige Mitarbeiter (Ärzte, Pflegekräfte, Hygienefachkräfte, Pharmazeuten, Therapeuten etc.)
- Design-Team (Architekten, Ingenieure, technische Bauplaner)
- ggf. weitere Serviceverantwortliche (Materialmanagement, Speisenversorgung, Medizintechnik, IT, Qualitätsmanagement) (Thompson et al. 2012)

Bei kleineren Umgestaltungsvorhaben genügt häufig eine Projektgruppe aus lokal tätigen Mitarbeitern und einem Vertreter aus dem Gebäudemanagement oder einem Bauplaner. Immer sollten die Erwartungen an die unterschiedlichen Gruppen und deren Rollen im Kreativitätsprozess der Alternativensuche und im weiteren Projektverlauf zu Beginn klar formuliert und kommuniziert werden, um Verständnis für grundlegende Designkriterien oder Restriktionen zu gewährleisten (Braun u. Barnhardt 2014), und um Umgestaltungsprojekte auch jenseits der Konzeptionsphase erfolgreich in die teils zähe Umsetzung zu überführen.

Manchmal hilfreich, manchmal ernüchternd für den Kreativitätsprozess kann die **Informationsanreicherung durch Literaturstudien und Identifikation von Best practices** sein. Weiterführende Literatur und Studienerkenntnisse aus den Bereichen „evidenzbasiertes Design“, „therapeutic healing environments“, „optimal healing environments“ und „ergonomics“ thematisieren zahlreiche Ansatzpunkte zur zielgerichteten Umgestaltung des physischen Umfelds. Da insbesondere Patienten und Mitarbeiter als Hauptanspruchsgruppen im Krankenhaus häufig unterschiedliche psychologische und physiologische Bedürfnisse haben, divergieren auch ihre Präferenzen und Wünsche an das physische Umfeld und stehen mitunter in Konflikt (Baker u. Lamb 1992). Die aufmerksame Betrachtung von Erfahrungen anderer Häuser und nüchterne Analyse von Erkenntnissen aus der seriösen Forschung runden das hauseigene Verständnis ab und helfen das „Shared set“ der betrachtungsrelevanten Aspekte des physischen Umfelds zu konkretisieren (s. Abbildung 50).

Exkurs – Patientenverpflegung

An wenigen anderen Aspekten des stationären Aufenthalts scheiden sich die Patientengeister dergestalt wie bei der Speisenversorgung im Krankenhaus: Das Essen und der Geschmack bleiben nach einem Krankenhausaufenthalt in Erinnerung, subjektive Wahrnehmungen führen häufig zu Qualitätsurteilen mit großer Bandbreite. Das Thema Essen ist deshalb hoch sensibel und hat Auswirkungen auf den Ruf des Hauses (König 2015). Gleichzeitig ist die Speisenversorgung in den Augen des Krankenhausmanagements aber häufig lediglich ein Kostenfaktor, der unter betriebswirtschaftlichen Gesichtspunkten reduziert werden kann und dessen Produktivität (also das Verhältnis von Output zu Input) es zu verbessern gilt (Salfeld et al. 2009). Ein Blick auf aktuelle Studienergebnisse (s. Abbildung 51) zeigt, wie genau Krankenhausmanager die mit der Patientenverpflegung verbundenen Kosten (genauer: Mittelwerte der

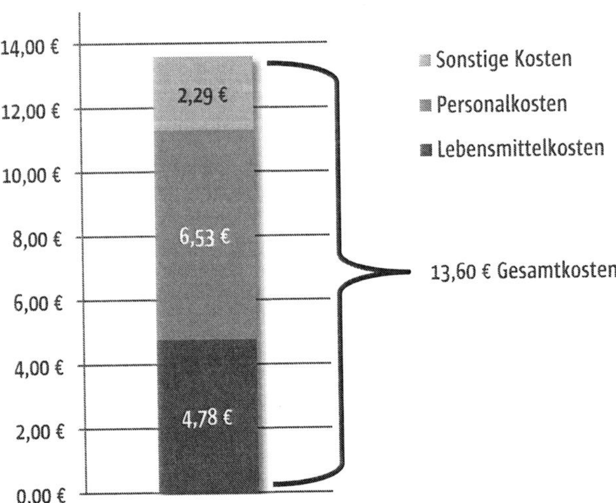

Abb. 51 Kosten je Beköstigungstag in der Patientenverpflegung (eigene Darstellung in Anlehnung an die Studienerkenntnisse von Blum et al 2014)

Kosten je Beköstigungstag in der Patientenverpflegung) kennen und beziffern können (Blum et al. 2014).

Wenig Krankenhausmanager hingegen sind in der Lage, die übergeordnete (therapeutische, ökonomische und qualitative) Bedeutung der Ernährung und Speisenversorgung im Rahmen stationärer Therapien zu erfassen: Dabei kann vereinfacht festgehalten werden, dass Patienten mit einem schlechten Ernährungszustand eine längere Verweildauer sowie höhere Komplikationsraten haben und Mehrkosten verursachen (Stute u. Dormann 2009).

Ein Blick in die deutsche Krankenhauslandschaft liefert zahlreiche Ansätze und Beispiele, um das Spannungsfeld der Speisenversorgung zwischen Kostenfaktor und Therapieunterstützung sinnvoll aufzulösen:

- **Im Schön Klinikum Hamburg Eilbek** können Patienten auch vegane Menü-Alternativen bestellen. Dieser Service wird in Zusammenarbeit mit dem Cateringpartner des privaten Klinikbetreibers umgesetzt und verschafft der Schön Klinik ein Alleinstellungsmerkmal in der Hamburger Krankenhaus-Landschaft (Sichau 2015).
- **Am Robert-Bosch-Krankenhaus in Stuttgart** gibt es neben zahlreichen essensbezogenen Services für Wahlleistungspatienten in der klassischen Speisenversorgung z.B. eine „Seniorenkostlinie", bei der die von Senioren beliebte deftige Hausmannskost in einer leichteren, rezepturtechnisch angepassten Variante bestellt werden kann (König 2014).
- **Im Städtischen Klinikum Dresden-Friedrichstadt** können die Patienten ihre Speisen ad hoc selbst an einem Büffetwagen, einem sogenannten „rollenden Restaurant" wählen; die Bestellung am Vortag wird dank flexibler Speisenzubereitung und Logistik überflüssig. Menge und Zusammenstellung der Speisen erfolgt so patientenindividuell und mit hoher Zufriedenheit (Heiermann 2012).
- **In der Sankt-Barbara-Klinik Hamm-Heesen** bietet die spezielle Diätküche biologische Gerichte („Barbara-Fit") u.a. nach den Richtlinien der Deutschen Akademie für Ernährungsmedizin (DAEM) an und unterstützt so den Behandlungsprozess bei ernährungsabhängigen Krankheiten (Büldt 2006).

In vielen Krankenhäusern ist aufgrund des Investitionsstaus insbesondere das Geld für Maßnahmen der Gebäudeinstandhaltung oder gar Gebäudeumgestaltung knapp. Umso wichtiger ist es, die wenigen zur Verfügung stehenden Mittel effektiv zu verplanen und einzusetzen. Alle vorherigen und nachfolgenden Gedanken zur patienten- und sicherheitsorientierten Gestaltung des physischen Umfelds bedeuten mehr oder weniger (**finanzielle**) **Investitionen**. Eine grundsätzliche Investitionsbereitschaft seitens der Krankenhausleitung sollte daher a priori gegeben sein, bevor überhaupt Überlegungen zur Projektierung von Umgestaltungsmaßnahmen angestellt werden. Investitionsentscheidungen sollten dabei zunächst auf die Patienten- und Mitarbeitersicherheitsebene, dann auf die Qualitäts- und Effizienzebene und zuletzt auf erlebnisorientierte Service-Elemente (s. Abbildung 14) fokussieren. Gleichzeitig sollten die Erwartungen und Präferenzen des Patienten hinreichend bekannt sein, z.B. durch vorher durchgeführte Patientenbefragungen (s. Kapitel 5). Eine solche Ziel- und Investitionspriorisierung noch vor dem eigentlichen Beginn konkreter Projektaktivitäten zur Umgestaltung des physischen Umfelds bedeutet ggf. „kreative Dämpfer" in Bezug auf die Mitarbeiterbeteiligung, wenn die Priorisierung nicht nachvollziehbar und verständlich kommuniziert wird. Natürlich beschäftigen sich Mitarbeiter gedanklich lieber mit kreativen Wohlfühlaspekten des Krankenhausumfelds als mit vermeintlich trockenen, technischen und komplexen Fragestellungen der Sicherheit. Um die Mitarbeiterbeteiligung bei der Entwicklung von konkreten Ideen trotzdem zu befördern, können verschiedene Instrumente und Werkzeuge diesen Prozess unterstützen. Vornehmlich Kreativitätstechniken und Visualisierungen helfen bei der **Entwicklung von Ideen** zur Umgestaltung des physischen Umfelds:

- **Architekturzeichnungen und schematische Karten** der Krankenhauseinrichtungen helfen für eine Verordnung des betrachteten Umfeldausschnitts im Raum bzw. im gesamten Krankenhausgebäudesystem. Solche Pläne sind meist unkompliziert über die Baukommission oder Liegenschaftsverwaltungen zu beschaffen oder können häufig über hausinterne Gebäudeinformationssysteme selbstständig abgerufen werden (s. Abbildung 48). Gleichzeitig können die Karten z.B. durch Markierung von Orten mit hohen Menschenaufkommen und/oder hohem Lärmpegel ergänzt werden, um das Umfeld oder Teile davon in seiner ganzheitlichen Wirkung (s. Abbildung 46) zu erfassen und darzustellen.
- Die Karten können dann auch als Basis verwendet werden, um darauf aufbauend durch Methoden des **Blueprinting** typische Behandlungsszenarios abzubilden. Beim Blueprinting werden Dienstleistungsprozesse mit ihren Teilaktivitäten grafisch abgebildet (Benkenstein u. Stenglin 2006), wobei insbesondere auch die unterschiedliche Sichtbarkeit von einzelnen Prozessen/Bereichen für Patienten und/oder Mitarbeiter thematisiert wird („Line of visibility") (Lynn Shostack 1982). Nicht alle Sphären des Blueprinting sind für die Betrachtung des physischen Umfelds relevant, als Analyse- und Konzeptionstool und für eine Stärkung des mitarbeiterseitigen Prozessbewusstseins (also die Verordnung von Menschen, Objekten und Handlungen im Raum) kann es jedoch hilfreich sein (Fließ u. Strametz 2012).
- Hierfür ist die Durchführung eigener, **strukturierter Begehungen**, sinnvollerweise auch unter Zuhilfenahme von Experten und unter Berücksichtigung typischer kritischer Faktoren unabdingbar. Fotodokumentationen besonders markanter Bereiche des physischen Umfelds reichern die Raumvisualisierungen an und objektivieren die spätere Diskussion über mögliche Veränderungen.

- Unterstützt werden kann der Kreativitätsprozess zusätzlich durch **formelle oder informelle Mitarbeiterbefragungen** (z.B. dazu, welche Aspekte der Arbeitsumgebung aus Sicht der Mitarbeiter sinnvoll und gut gestaltet sind und welche nicht) und strukturierte Interviews der im klinischen Bereich tätigen Mitarbeiter (Braun u. Barnhardt 2014).
- Auch die Erweiterung des Horizonts durch **branchenfremde Impulse** kann kreativitätssteigernd und lösungsfindend sein. Der Besuch von z.B. Hotels, Pflegeeinrichtungen, Fitnessstudios, Kreditinstituten etc. ist meist kostengünstig durchführbar und generiert häufig interessante Ideen und neue Blickwinkel mit Transferpotenzial für das Krankenhaus.

Letztlich funktionieren, abhängig von der bestehenden „Kultur" des Hauses, Kreativitätsmethodiken im Rahmen der Ideengenerierung unterschiedlich gut. In den USA ist die Frage nach kreativen Ansätzen in der ergonomischen, sicherheitsorientierten und patientengerichteten Gestaltung der Krankenhausarchitektur bereits wesentlich stärker institutionalisiert (Zborowsky u. Hellmich 2011); von Krankenhäusern betriebene Initiativen wie das Center for Innovation der US-amerikanischen Mayo Clinic oder das Garfield Innovation Center von Kaiser Permanente geben interessante Impulse für die Gestaltung patientenorientierter Servicearchitekturen (Wu et al. 2013). Münden sollten alle bisherigen Vorüberlegungen nun in einer Konzeption, die als Entscheidungsgrundlage für das Krankenhausmanagement darüber dient, ob die angedachten Veränderungsmaßnahmen zur Projektierung und Umsetzung freigegeben werden oder nicht (Schlüter 2016).

Der Umsetzungserfolg von geplanten Veränderungsmaßnahmen im baulichen Umfeld ist in hohem Maße von der vorher beschriebenen Designplanung, nicht zuletzt aber auch von einem professionell gemanagten **Projektumfeld** bei der Durchführung der Maßnahmen abhängig. Mit zunehmendem Umfang und Komplexität von baulichen Maßnahmen laufen die resultierenden Kosten und vorher aufgestellten Zeitpläne häufig aus dem Ruder. Massive Bauverzögerungen und Kostensteigerungen z.B. bei ganzen Neubauprojekten im Krankenhaussektor (oder auch bei öffentlichen Großbauprojekten) sollten mahnende Beispiele dafür sein, die Projektsteuerung bei Projekten der physischen Umfeldgestaltung nicht zu unterschätzen. In jedem Fall ist hier die Beteiligung der bereits angesprochenen Baukommissionen bzw. des Design-Teams (Architekten, Ingenieure, technische Bauplaner) erforderlich. Die Zuhilfenahme externer Berater mit nachgewiesener Erfahrung in vergleichbaren Settings kann die Wahrscheinlichkeit des Projekterfolgs erhöhen. Dazu sind regelmäßiges Projektreporting und gleichbleibend hohes Commitment und Interesse der Krankenhausleitung über den gesamten Projektverlauf hinweg weitere erfolgskritische Aspekte guter Projektarbeit (s. Abbildung 20).

Ein positiver Effekt von Veränderungsmaßnahmen im baulichen Umfeld ist ihre gute Sichtbarkeit (im Vergleich zu vielen anderen eher intangiblen Maßnahmen des Patientensicherheitsmanagements). D.h. viele Veränderungen (z.B. Auffrischung von Farbe oder Veränderung der Lichtsituation) können von den Patienten und auch von Mitarbeitern und Angehörigen wahrgenommen und erfahren werden. Unter Rückgriff auf das Modell der Servicescape (s. Abbildung 46) verändert sich durch eine Umgestaltung einzelner Umgebungsparameter häufig die gesamte wahrgenommene Servicescape; umso schwieriger fällt dann mitunter eine fokussierte **Evaluation** über die kausalen Wirkeffekte einzelner Maßnahmen auf die Gesamtwahrnehmung. Nichtsdestotrotz sollten durchgeführte Veränderungsmaßnahmen im physischen Umfeld bzw. an der Servicescape hinsichtlich ihrer Wirkung und ihres Erfolgs (in Abhängigkeit der eingangs definierten Ziele) evaluiert werden. Prinzipiell bieten sich hierfür ähnliche, wenn nicht dieselben Quellen und Instrumente an, die bereits im Rahmen des Erkennens der Veränderungsnotwendigkeit verwendet wurden: Sind Patienten z.B. bereits vor einer Veränderungsmaßnahme zu ihrer Einschätzung des physischen Umfelds befragt worden, können dieselben Fragen im Nachgang erneut verwendet werden, um eine hoffentlich positiv veränderte Einschätzung der Patienten zu erfassen. Analog verhält es sich mit dem Einholen von Evaluationsfeedbacks der Mitarbeiterschaft. Auch hier sollten die Instrumente und Methoden (der Evaluation) verwendet werden, die bereits zu frühen Stadien von Veränderungsprojekten eingesetzt wurden, um die Mitarbeiterwahrnehmung zu erfassen (z.B. strukturierte Interviews oder Mitarbeiterbefragungen). Wurden Veränderungen im physischen Umfeld und der Servicescape z.B. aufgrund erhöhter Beschwerden in einem Bereich ergriffen, macht es im Nachgang Sinn, die inhaltliche Beschwerdeauswertung und die eingehenden Beschwerdequoten hinsichtlich dieses Bereichs zu prüfen. Bei erfolgreichen Projekten zeigt sich dann, wenngleich mitunter zeitlich versetzt, ein Rückgang von Beschwerden mit Bezug zum physischen Umfeld. Eine solche thematische Evaluation von Beschwerden ist aber nur dann möglich, wenn im Rahmen des Beschwerdemanagements entsprechend intelligente und sinnvolle Klassifizierungs- und Auswertungsparameter definiert wurden und regelmäßig erhoben werden. Wurden mit der Veränderung von Aspekten des physischen Umfelds gar ambitionierte, operationalisierbare Sicherheitsziele definiert (z.B. „Reduktion von Mitarbeiterarbeitsunfällen durch Installation von Deckenliften"), bedarf es aufwändigerer Interventionsstudien zur Wirksamkeitsmessung.

Literaturempfehlungen

Ulrich R, Quan X, Zimring C, Joseph A, Choudhary R (2004) The role of the physical environment in the hospital of the 21st century: A once-in-a-lifetime opportunity. Center for Health Design. Concord

Lohfert C (2009) Ist der Patient egal? Hamburg

Meuser P, Labryga F (2011) General hospitals and health centres. Berlin

Nickl-Weller C, Eichenauer T, Matthys S (2013) Health Care der Zukunft 4: Healing Architecture. Berlin

10 Kennzahlen für das Patientensicherheitsmanagement

10.1 Gründe und Ziele von Patientensicherheitskennzahlen

Um Maßnahmen des Qualitäts- und Risikomanagements in ihrer Wirksamkeit zu messen und zu bewerten bedarf es objektiver Zahlen und Daten (Hensen 2016). Im ohnehin schon hektischen und von ökonomischen Zwängen bestimmten Tagesablauf von Krankenhäusern und Gesundheitseinrichtungen werden Maßnahmen zur Qualitätsmessung oder Qualitätssicherung häufig und verständlicherweise von medizinisch und pflegerisch tätigen Mitarbeitern als belastend, ja sogar schikanös und nicht zum Nutzen des Patienten empfunden (Costa 2014). Patientensicherheitsrelevante Phänomene können aber nur dann nachvollziehbar beschrieben und behandelt werden, wenn hierfür objektive Zahlen vorliegen (Lessing 2015). Darüber hinaus ist die Messung und Überwachung zentraler Leistungsparameter einer Organisation (zu denen zweifelsohne im Gesundheitsbetrieb neben ökonomischen Größen auch Aspekte der medizinischen und pflegerischen Qualität und Sicherheit zählen) schlichtweg eine Notwendigkeit moderner, professioneller und kunden- und patientenorientierter Gesundheitsunternehmen.

Die Komplexität und Vielschichtigkeit des Konzepts der Patientensicherheit erfordert dabei – anders als in kausal einfachen Leistungserstellungsprozessen wie beispielsweise der Fließbandproduktion eines Massengutes – eine differenzierte, stark datengestützte und aggregierte Darstellung unterschiedlicher Sichtweisen. Schon die unterschiedlichen Perspektiven zum Qualitätsbegriff und die Anforderungen und Ansprüche verschiedener Stakeholder in Bezug auf Sicherheit im Gesundheitsbetrieb belegen diese Notwendigkeit (s. Abbildung 2, Abbildung 4 oder Abbildung 54). Gutes Patientensicherheitsmanagement erkennt diese, mitunter sehr divergenten und auf den ersten Blick manchmal unvereinbaren Perspektiven und leistet durch Aggregation und verbindende Darstellung von Beobachtungen und Fakten zur „Sicherheitslage" eine gemeinsame Verständigungs- und Handlungsbasis. Scheinbar gegensätzliche Einzelperspektiven können zu einem schlüssigen Gesamtbild zusammengefügt werden, das der zentralen strategischen Bedeutung von Qualität und Patientensicherheit im Gesundheitsbetrieb gerecht wird. Denn letztlich sind alle relevanten Stakeholder im Krankenhaus und in anderen Gesundheitseinrichtungen an einer höchstmöglichen Behandlungsqualität und Patientensicherheit interessiert.

Ganz konkret ist die qualitätsbezogene Datenaggregation essenziell für weitere Schritte des Risikomanagementprozesses, z.B. die Risikoidentifikation, Risikoanalyse und Risikobewertung. Auch ist das (in der Folge dann ggf. notwendige) Eingreifen in Leistungserstellungsprozesse zur Korrektur unerwünschter Zustände nur zielgerichtet möglich, wenn objektive Daten einen Vergleich von „vorher" und „nachher" ermöglichen. Schlussendlich sind strukturelle und organisatorische Investitionen in das Qualitäts- und Risikomanagement betriebswirtschaftlich betrachtet zunächst „Overhead" oder Gemeinkosten, d.h. nicht primär wertschöpfende Aktivitäten (im Gegensatz zu liquidierbaren medizinischen und pflegerischen Leistungen in der Patientenversorgung). Der indirekte Wertbeitrag des klinischen Qualitäts- und Risikomanagements muss deshalb quantifizierbar werden, um den Einsatz von knappen Ressourcen in selbiges zu rechtfertigen.

Die Zusammenführung von Patientensicherheitsinformationen bedeutet im Kern das Controlling von Qualitäts- und Risikomanagementaktivitäten. Nicht die Masse an Daten, Anzahl an Qualitätsinitiativen oder neuen Maßnahmen zur Qualitätsmessung gilt es dabei zu vergrößern, sondern eine Auswahl sinnvoller Kennzahlen und Indikatoren zu treffen, die mit vertretbarem Datenerhebungs- und Verarbeitungsaufwand wirkungsvolles, operatives Patientensicherheitsmanagement ermöglicht.

10.2 Auswahl und Empfehlung von Kennzahlen

Mit den unterschiedlichen Controllingperspektiven des Patientensicherheitsmanagements werden unterschiedliche Bereiche und Informationsbedürfnisse im Krankenhaus bedient. Kennzahlen des **Evidenz-Controllings** sind vornehmlich für die Leitungsebenen im Haus relevant und können sowohl strategische als auch operative Bedeutung für die Leistungsorganisation entwickeln. Kennzahlen des **Aufgabencontrollings** hingegen zeigen eher die operative Arbeit einzelner Fachbereiche (z.B. einer Stabsstelle für Qualitäts- und Risikomanagement), können sinnstiftenden Charakter haben und die Mitarbeiterschaft für Maßnahmen und Initiativen des Qualitäts- und Risikomanagements motivieren. Verhandlungspolitischen, und damit strategischen Wert haben Kennzahlen des **Kosten-Nutzen-Controllings**. Sie zeigen, dass Patientensicherheit möglich ist aber Geld kostet, und können daher für interne Kostenbetrachtungen, Budgetallokationspläne und externe Budgetverhandlungen verwendet werden.

Unter Berücksichtigung der vorherigen Ausführungen sollten Kennzahlen so ausgewählt werden, dass sie einen Beitrag zur Beantwortung von zwei zentralen Fragen leisten:

1. Wie gut ist die Qualität und Sicherheit der angebotenen Leistungen (im Vergleich zu anderen Einrichtungen)?
2. Wird die Qualität der eigenen Versorgung besser und nimmt die Patientensicherheit zu?

Dafür müssen sie so gut wie möglich den Kriterien der Vergleichbarkeit und der zeitlichen Reproduzierbarkeit genügen. Insbesondere „harte“, abrechnungsrelevante Aspekte des Evidenz-Controllings lassen sich durch Verhältniskennzahlen gut ausdrücken und vergleichen (z.B. Ereignisinzidenzen im Verhältnis zu Aspekten wie Fallzahlen oder Belegungstagen). Dafür müssen die erforderlichen Daten in den unterschiedlichen Bereichen auf gleiche Art erhoben und zu einer Kennzahl operationalisiert werden. Der Rückgriff auf etablierte Erhebungsmethoden und -ergebnisse (z.B. die Weiterempfehlungsrate gemessen durch die zusammengestellten Patientenbefragungen der Weißen Liste) erhöht die externe Vergleichbarkeit zusätzlich. Um Veränderungen über die Zeit messbar zu machen müssen die Messinstrumente und Operationalisierungen der Kennzahlen **un**verändert bleiben und überhaupt reproduzierbar sein.

Beginnend mit Aspekten des Evidenz-Controllings (s. Tabelle 14) werden nachfolgend ausgewählte Kennzahlen des Qualitäts- und Patientensicherheitsmanagements präsentiert, die als Grundstock für die Entwicklung weiterer Kennzahlen und den Aufbau detaillierterer, informationsreicherer Reportingsystematiken verstanden werden sollen. Die Darstellungen erheben deshalb keinen Anspruch auf erschöpfende Vollständigkeit. Sie können als oberste Ebene einer Kennzahlen- bzw. Dashboard-Logik genutzt werden, die sukzessive erweitert werden sollte sobald die nachfolgend beschriebenen Zahlen und Informationen in robuster Datenqualität und mit möglichst automatisierten Datenverarbeitungsprozessen erhoben und berechnet werden können.

Eine durch Abrechnungsdaten bzw. Patientenstammdaten aus dem KIS verhältnismäßig einfach extrahierbare Relativkennzahl oder Absolutzahl ist die **Mortalität** im Krankenhaus. Häufig wird diese Kennzahl, vor allem um

Tab. 14 Beispiel für Evidenz-Controlling im Patientensicherheitsmanagement (eigene Darstellung)

Kennzahl (Aktualisierungsfrequenz)	Mögliche Datenquelle/Bezugsgröße	Beispiel	Patienten-sicherheitsaspekt
Evidenz-Controlling			
Absolute/Relative Mortalität (monatlich)	Abrechnungsdaten (§ 21 – Datensatz)	75/ 1,5%	Ergebnisqualität
Codierte Komplikationsrate (monatlich)	Abrechnungsdaten (§ 21 – Datensatz) in Bezug zur Fallzahl	0,1%	Ergebnisqualität
MRE-Infektionsrate (monatlich)	Abrechnungsdaten (§ 21 – Datensatz) in Bezug zur Fallzahl	4%	Hygiene
Codierte Dekubitusinzidenz (monatlich)	Abrechnungsdaten (§ 21 – Datensatz) in Bezug zu 1.000 Belegungs-tagen	1,2%	Pflegequalität
Sturzinzidenz (monatlich)	digitale klinische Dokumentation von Sturzereignissen in Bezug zu 1.000 Belegungstagen	2,1%	Pflegequalität
Patientenzufriedenheit – Globalzufriedenheit (jährlich)	einzelne Frage einer eigenen Zufriedenheitsbefragung (z.B. „Wie zufrieden sind Sie insgesamt mit unserem Haus auf einer Schulnotenskala?")	1: 56% 2: 33% 3: 2% 4: 1% 5: 4% 6: 4%	subjektive Zufriedenheit
Patientenzufriedenheit – Weiterempfehlungsbereitschaft (jährlich)	öffentlich zugängliche Befragungsdaten der „Weißen Liste"	85%	subjektive Zufriedenheit

vermeintlich interinstitutionelle Vergleiche zu ermöglichen, als risikoadjustierte Gesamtsterblichkeit (HSMR – Hospital standardized mortality ratio) berechnet. Da aber gerade kein wissenschaftlicher Konsens bez. der Berechnungsmethoden und Risikomodelle der HSMR besteht (McCormick et al. 2015), macht in einem ersten Schritt die Darstellung einer krankenhausinternen Gesamtsterblichkeit Sinn (All cause mortality), die ggf. für eine klinikinterne Analyse von Todeszahlen über die Zeit verwendet werden kann. Aus Patienten- und Angehörigensicht sind Todesfälle im Krankenhaus bei nicht infausten Erkrankungen immer unerwünschte Ereignisse, unabhängig davon, ob sie in direktem Bezug zur Behandlung stehen oder nicht (Mansky 2011). Eine Betrachtung der absoluten Sterblichkeit ist deshalb sinnvoll. Sie kann (und sollte) aber nicht als vergleichender Benchmark mit anderen Häusern verstanden werden, wohl aber ein Aufgriffskriterium sein, um auffällige klinische Fachbereiche oder Interventionen/Prozeduren im Haus gezielt weiteren Qualitäts- oder Risikoanalysen zu unterziehen. Die standardisierte und regelmäßige Erhebung dieser Kennzahl sollte nicht fehlen, sie darf in ihrer Ausprägung aber nicht als globaler Qualitäts- oder Sicherheitsindikator verstanden werden.

Ergänzt werden sollten Aussagen zur Sterblichkeit deshalb um Aussagen zu unerwünschte Ereignissen, die nicht zum Tod des Patienten geführt haben und die innerhalb der deutschen Abrechnungsdaten als **Komplikationen** codiert werden. Bei weitem nicht alle Komplikationen werden durch Codierung erfasst, interne Vergleiche über die Zeit mithilfe der Auswertungen einzelner komplikationsspezifischer ICD-Codes können aber durchaus patientensicherheitsrelevante Hinweise auf verbesserungswürdige Prozesse und Verfahren geben. Aufgrund der teils niedrigen Jahresprävalenz einzelner Komplikationen macht ggf. zunächst die Auswahl einzelner ICD-Codes Sinn, die in einem einfachen arithmetischen Mittel zu einer partiellen Komplikationsquote aggregiert werden. Inwiefern diese patientensicherheitsrelevante Kennzahl in der Berechnung „ausgereizt" wird hängt vor allem von den vorhandenen Datenverarbeitungssystemen ab: Bei einer vollautomatischen Ausleitung von Abrechnungsdaten in ein weiterverarbeitendes Reportingsystem können problemlos alle komplikationsbezogenen ICD-Codes zu einer Komplikationsquote zusammengefasst werden; bei semi-automatischer Verarbeitung ist dies meist zu aufwändig.

Gleiches gilt für die etwaige Erfassung und Auswertung von **Sturzinzidenzen**: Stürze können über die deutsche DRG-Abrechnungssystematik nicht standardisiert erfasst und „abgerechnet" werden. Eine Sturzstatistik muss daher – sofern sie für ein Haus als relevanter Patientensicherheitsindikator erkannt wird – händisch in eigenen Dokumentationssysteme erfolgen. Falls eine solche Dokumentation nicht vollständig in das hauseigene KIS integriert ist, mit wenig Aufwand ergonomisch im Stationsalltag durchführbar ist und über eine automatisierte Routine an weiterverarbeitende Reportingsysteme angebunden ist, ist auch hier die Erhebung dieser patientensicherheitsrelevanten Kennzahl nicht mit vertretbarem Aufwand möglich. Liegen jedoch strukturierte Daten zur Sturzhäufigkeit vor, sollten diese zur Herstellung einer zeitlichen und innerhäuslichen Vergleichbarkeit nicht in Bezug zur Fallzahl, sondern zur Anzahl der Belegungstage (z.B. 1000) gesetzt werden.

Bei guter Dokumentationsqualität relativ gut ableitbar ist der pflegesensible Qualitätsindikator der **Dekubitusinzidenz**. Die ICD-Systematik erlaubt das Abgreifen zahlreicher Dekubitusdiagnosen, durch die verpflichtende Dokumentation des Zustands zur Aufnahme und bei Entlassung im Rahmen der externen Qualitätssicherung (present on admission vs. present on discharge) kann dieser Patientensicherheitsindikator zudem „verursachungsgerechter" berechnet werden. Für eine robuste Vergleichbarkeit im Haus sollte die Dekubitusinzidenz ebenfalls relativ zu den Belegungstagen berechnet und dargestellt werden.

Über eine Auswertung von mikrobiologischen Untersuchungen werden innerhalb der ICD-Systematik Codes bedient, die eine Darstellung von **Keim- und Erregerinzidenzen** zulassen. Zwar können generelle Keimbefunde (ICD B95–B98) und antibiotikaresistente Keime (ICD U80–85) gut in Bezug zur Fallzahl gesetzt werden. Die resultierenden Inzidenzen differenzieren aber nicht zwischen bereits bei Aufnahme bestehendem Keimbefall und solchen Keimen, die einen Patienten während des Aufenthalts im Krankenhaus „befallen“. Sofern das Haus im Rahmen der Infektionsprävention am sog. Krankenhaus-Infektions-Surveillance-System (KISS) teilnimmt und einzelne oder alle Module der Referenzdatenbank nutzt, können weitere, auch einrichtungsvergleichende Kennzahlen zum Infektionsstatus erhoben werden. Eine Indexierung auf Belegungstage ist dann sinnvoll. So können auch weitere, einrichtungsinterne hygienerelevanten Größen, wie z.B. der Desinfektionsmittelverbrauch in ml/Belegungstag miteinander in Bezug gesetzt werden (s. Abbildung 59).

Um die Perspektive des Patienten abzubilden (Patient-reported outcomes) wird dessen Zufriedenheit häufig als „weicher“ Indikator für die wahrgenommene Qualität der Therapie herangezogen (Williams 1994). Viele Krankenhäuser führen deshalb eigene Patientenbefragungen durch oder lassen ihre Patienten durch externe Anbieter zur wahrgenommenen Qualität, Zufriedenheit und anderen Indikatoren der medizinischen und pflegerischen Versorgung befragen. Eine Nutzung der (über Weiße Liste und AOK-/Barmer-Krankenhausnavigator) öffentlich zugänglichen Befragungsergebnisse aus der PEQ-Messung (z.B. die **Weiterempfehlungsbereitschaft**) hat – im Gegensatz zu punktuell und nicht regelmäßig durchgeführten Patientenbefragungen – mindestens drei Vorteile:

1. Die PEQ-Messung erfolgt in mehreren Wellen (fünf) über das Jahr, sodass Befragungsergebnisse fortlaufend aktualisiert werden und ein Vergleich der Ergebnisse – auch unterjährig – gut möglich ist. Die Einschlusskriterien der Messung stellen darüber hinaus eine Mindestrücklaufquote dar (die jedoch nicht zwangsläufig eine repräsentative Stichprobe des eigenen Patientenkollektivs bedeuten).
2. Die PEQ-Messung umfasst nahezu alle deutschen Krankenhäuser und wird mit behandelten Patienten durchgeführt, die bei den Allgemeinen Ortskrankenkassen und den Barmer Ersatzkassen versichert sind. Durch Anwendung des immer gleichen wissenschaftlich validierten Fragebogens sind die Ergebnisse methodisch vergleichbar und erlauben Krankenhausvergleiche.
3. Die Ergebnisse der PEQ-Messung stehen Patienten und Krankenhäusern kostenfrei zur Verfügung.

Der Vergleichsanspruch der PEQ-Messung und das daraus resultierende, relativ knappe Befragungskonstrukt (7 Themenblöcke, 15 Items) bedingen mitunter, dass bestimmte, als relevant für das eigene Haus erachtete Aspekte, durch dieses Messverfahren nicht abgedeckt werden. Die Kennzahl der PEQ-Weiterempfehlungsbereitschaft (s. Abbildung 25) kann daher um weitere zufriedenheitsbezogene Kennzahlen erweitert werden, die z.B. aus eigenen, punktuellen und themenspezifischen Befragungsinstrumenten stammen können (z.B. eine **Globalzufriedenheit**). Solche Befragungen und Aussagen darüber, welche subjektiven Effekte die geleistete klinische Krankenversorgung auf den Patienten hat, sind ein zwingender Bestandteil medizinischer Ergebnisqualitätsmessung (Satzinger 2002).

Im Aufgabencontrolling geht es um die Bewertung wiederkehrender Aktivitäten mit Bezug zum Qualitäts-, Risiko- und Patientensicherheitsmanagement. Mindestens erhoben werden sollten daher Kennzahlen, die Auskunft über die Effektivität von gesetzlich verpflichtenden Maßnahmen des Qualitäts- und Risikomanagements geben. Bezugnehmend auf die aktualisierte Fassung des G-BA-Beschlusses über eine Qualitätsmanagement-Richtlinie vom 15.11.2016 sind dies gemäß § 4 das Beschwerdemanagement (s. Kapitel 6), Fehlermeldesysteme wie CIRS (s. Kapitel 7) und der Einsatz von Checklisten bei operativen Eingriffen (s. Kapitel 8). Sind diese Instrumente und Methoden im Krankenhaus installiert, sollten für das Aufgabencontrolling des Qualitäts- und Risikomanagements prozessorientierte Kennzahlen (s. Tabelle 15) gebildet werden.

Am Beispiel des Beschwerdemanagements wird dies deutlich: Anzahlbezogene Kennzahlen wie z.B. die absolute Anzahl von Beschwerden innerhalb eines Jahres oder eine Beschwerdequote in Abhängigkeit zur Gesamtfallzahl (s. Tabelle 6) geben keinerlei Auskunft darüber, wie gut und patientenorientiert die Beschwerdebearbeitung im Haus abläuft. Eine prozessorientierte Aussage zur durchschnittlichen Bearbeitungsdauer einer Beschwerde von der Beschwerdeannahme bis zur abschließenden Beschwerdereaktion (**Bearbeitungsdauer**) hingegen zeigt die Effektivität der installierten und gelebten Beschwerdebearbeitungsprozesse, wobei eine niedrige Bearbeitungsdauer tendenziell zu größerer Beschwerdezufriedenheit des Patienten/Beschwerdeführers führt.

Für Meldesysteme ist aus gleichem Grund die Darstellung und Berechnung prozessorientierter Kennzahlen sinnvoll. Eine in relativ kurzen Abständen (z.B. quartalsweise) berechnete **Prozessbearbeitungsdauer** vom Eingang einer CIRS-Meldung bis zum ersten qualifizierten schriftlichen Feedback an den Melder nach Meldungsbewertung (s. Abbildung 38) zeigt, ob ausreichende personelle Kapazitäten zur erfolgreichen und motivierenden Nutzung des installierten Meldesystems für die Mitarbeitenden bereitgestellt werden. Die wirkliche Effektivität eines Meldesystems kann aber erst zum Ende von CIRS-Prozessen beurteilt werden. Die Anzahl von initiierten und

Tab. 15 Beispiel für Aufgabencontrolling im Patientensicherheitsmanagement (eigene Darstellung)

Kennzahl (Aktualisierungsfrequenz)	Mögliche Datenquelle/Bezugsgröße	Beispiel	Patienten-sicherheitsaspekt
Aufgabencontrolling			
Beschwerdemanagement: Bearbeitungsdauer (jährlich)	Beschwerdemanagement-Datenbank: Durchschnittliche Dauer der aggregierten Beschwerdebearbeitungsprozesse (Gesamtbearbeitungsdauer)	15 Tage	wahrgenommene Problemorientierung
CIRS: Bearbeitungsdauer bis Erst-Feedback (quartalsweise)	CIRS-Datenbank/-Dokumentation: Dauer der aggregierten Bearbeitungsprozesse (Qualifizierung, Anonymisierung, Ereignisanalyse, Bewertung) bis zum ersten Melder-Feedback	33,7 Tage	Präventives Risikomanagement
Mortalitäts- und Morbiditäts-Konferenzen (M & M): Anwendungsgrad (jährlich)	Abrechnungsdaten (§ 21 – Datensatz) und Protokolldokumentation M & M: Anzahl durchgeführter M & M-Konferenzen/Anzahl Todesfälle	89%	Reaktives Risikomanagement
Externe Qualitätssicherung: Dokumentationsquote (jährlich)	QS-Daten und Abrechnungsdaten (§ 21 – Datensatz) Anzahl ausgefüllter QS-Bögen des Verfahrens zum internen Einrichtungsstichtag/ Anzahl dokumentationspflichtiger Verfahren	98%	Ergebnisqualität
OP-Checkliste: Anwendungsgrad (jährlich)	Abrechnungsdaten (§ 21 – Datensatz) und klinische Dokumentation: Anzahl ausgefüllter OP-Checklisten/Anzahl chirurgische Eingriffe	97%	Präventives Risikomanagement
Audits und Überprüfungen: Umsetzungsgrad von Verbesserungen (jährlich)	Anzahl der laut Protokolle zum Stichtag umgesetzten Verbesserungsmaßnahmen aus Auditberichten/Anzahl aller dokumentierten Verbesserungserfordernisse	85%	Präventives Risikomanagement

abgeschlossenen Maßnahmen, die aufgrund von eingegangenen und bewerteten Meldungen ergriffen wurden (s. Abbildung 40), ist deshalb eine weitere hilfreiche, wenngleich aufwändig zu erhebende Kennzahl für das Aufgaben- bzw. Nutzencontrolling eines Meldesystems.

Sofern im Haus regelhaft oder punktuell sog. **Mortalitäts- und Morbiditätskonferenzen** durchgeführt werden kann die Anzahl der durchgeführten Konferenzen gezählt und z.B. auf Monatsebene heruntergebrochen und unterjährig dargestellt werden. Ein Bezug dieser Zahl zur absoluten Todesfallzahl (oder einer strenger selektierten Population an Todesfällen) im Haus ist darüber hinaus sinnvoll um zu zeigen, welchen relativen Stellenwert M & M-Konferenzen (Mortalitäts- und Morbiditätskonferenzen) als Instrument des reaktiven Risikomanagements haben und können zur Fixierung eines Ankerpunkts bzw. Vergleichsmaßstabs für die Darstellung von Veränderungen dieses Instruments über die Zeit dienen.

Die Ergebnisse der externen vergleichenden Qualitätssicherung finden innerhalb der hier vorgestellten Kennzahlenauswahl keine Berücksichtigung, da sie aufgrund ihres selektiven Charakters und der stark zeitlich verzögerten Aufbereitung kaum als Impulsgeber für das unterjährige Qualitäts- und Risikomanagement genutzt werden können. Die Teilnahme an der Qualitätssicherung ist aber eine verpflichtende Dokumentationsaufgabe, deren Erfüllungsgrad mit einer jährlichen **Dokumentationsquote** berechnet und dargestellt werden kann.

Um die Effektivität einer angewendeten chirurgischen Checkliste zu überprüfen, müsste eine klare Kausalität zwischen erfolgreicher Anwendung der Checkliste und behandlungsqualitätsbezogener Outcomeparameter hergestellt werden. Das ist nicht oder nur mit erheblichem Aufwand möglich. Ohnehin ist die Erhebung einer OP-Checklisten-Kennzahl bei papierbasierten Checklisten nur durch retrospektive Aktenanalysen durchführbar und kann sich deshalb nur auf eine mehr oder weniger repräsentative Stichprobenprüfung beschränken. Durch solche stichprobenartigen Prüfungen von chirurgischen Fallakten kann der allgemeine Anwendungsgrad dieses präventiven Risikomanagementinstruments bestimmt werden. Eine einfache, digitale Beurteilung (vorhanden oder nicht vorhanden) führt, bei Verknüpfung mit der Anzahl durchgeführter Operationen im betrachteten Zeitraum, zu einer rudimentären **Anwendungsquote**. Mit detaillierteren Analyse- und Scoringmodellen kann in einem nächsten Schritt die Anwendungsquote bzw. Anwendungs-Compliance in Bezug auf Vollständigkeitsgrad (z.B. sind alle erforderlichen Items im Bereich „Team time-out" angekreuzt oder nur vereinzelte Items?) und Akkuratesse der Einträge (z.B. stimmen die angegebenen Allergien auf der Checkliste mit dem elektronischen Allergiestatus des Patienten im KIS überein?) genauer berechnet werden, eine kausale Verknüpfung mit qualitäts- oder komplikationsbezogenen Outcomes ist damit aber immer noch nicht erreicht (Sparks et al. 2013). Robuste und mit vertretbarem Aufwand durchführbare Messverfahren zur Überprüfung der Frage, ob eine Checkliste tatsächlich die Inzidenz chirurgischer Komplikationen senken kann, gibt es kaum; die verpflichtende Anwendung von Checklisten im chirurgischen Kontext verlangt jedoch nach einer mehr oder weniger nachvollziehbaren Daseinsprüfung dieses Risikomanagementinstruments und dementsprechend auch nach Kennzahlen.

In vielen Krankenhäusern werden zu unterschiedlichen Zwecken (z.B. zur fachbereichsspezifischen Zertifizierung oder zur regelhaften Überprüfung risikoreicher Bereiche) interne und externe Audits durchgeführt. Ungeachtet der jeweiligen Auditfokusse und angewendeten Fragenkataloge und Messverfahren finden sich in nahezu allen Auditergebnisberichten in mehr oder geringem Maße Monita und Verbesserungserfordernisse dokumentiert. Systematischen Überblick über heterogene Auditinstrumente und deren resultierende PDCA-Zyklen liefert z.B. eine Aufstellung darüber, wie viele der dokumentierten Veränderungsmaßnahmen auch nachweislich zu einem Stichtag (z.B. zum Jahresende) abgeschlossen wurden. Auch wenn solche Veränderungsmaßnahmen teils auf ganz unterschiedlichen Abstraktionsebenen liegen und mannigfaltige Umfänge annehmen können (z.B. vom Austausch eines defekten Thermometers in einem Medikamentenkühlschrank über die Schulung einzelner Mitarbeiter in der Anwendung eines medizintechnischen Geräts bis hin zur flächendeckenden Einführung von Patientenidentifikationsarmbändern aufgrund von aufgefallenen Beinahe-Verwechselungen) ist eine einfache **Umsetzungsquote** ein guter Indikator für die Projektmanagement- und Wandlungsfähigkeiten der eigenen Krankenhausorganisation in Bezug auf bekannte patientensicherheitsrelevante Defizite. Die Berechnung einer solchen Kennzahl fällt leichter, wenn im Krankenhaus bereits Datenbanksysteme oder Softwares zur Durchführung, Dokumentation und zum Monitoring von Audits genutzt werden; die händische numerische „Verwaltung" von Aussagen zum Umsetzungsgrad hingegen ist wesentlich aufwändiger, sollte aber trotzdem mindestens einmal im Jahr im Rahmen einer „Inventur" des klinischen Risikomanagements und Qualitätsmanagements durchgeführt werden und in einer oder mehrerer quantitativen Aussagen bzw. Kennzahlen zum Auditwesen münden.

Wohl nochmals schwieriger zu erfassen sind Kenngrößen und Aussagen zum Kosten-Nutzen-Verhältnis von installierten Patientensicherheitsinstrumenten und ergriffenen Maßnahmen zur Verbesserung der Patientensicherheit. Nicht nur die Aufstellung und Taxierung von Kosten und konkret messbaren Ausprägungen der Patientensicherheit ist hierbei eine Herausforderung, insbesondere die kausale und nachvollziehbare Verknüpfung beider Aspekte ist schwierig. Der Nutzen des Patientensicherheitsmanagements ergibt sich aus den vorab beschriebenen Kennzahlen des Evidenz-Controllings und lässt sich – da Sicherheit ein Nicht-Ereignis (nämlich die Abwesenheit von unerwünschten Ereignissen) ist – nur dynamisch über die Zeit durch eine sinkende Zahl unerwünschter Ereignisse belegen. Je geringer die **Anzahl unerwünschter Ereignisse** (und der damit in Verbindung stehenden **geschätzten oder realen Kosten**) ist, desto effektiver funktioniert das Patientensicherheitsmanagement. Konkrete **Betriebskosten**, die mit dem Patientensicherheitsmanagement in Verbindung stehen, sind z.B. Haftpflichtversicherungsprämien, Personalkosten, Lizenzkosten für Software, Beratungskosten, Schulungs- und Trainingskosten und können auf Jahresbasis über eine Kostenstellen- und Kostenträgerrechnung erfasst werden. Diese Kosten (und damit eingesetzten Ressourcen) liefern aber bestenfalls einen relativen Wertbeitrag zur Patientensicherheit und zeigen nur einen kleinen Ausschnitt der mit dem Patientensicherheitsmanagement in Verbindung stehenden Aufwände. Ein Großteil der Aufwände für die Sicherstellung der Patientensicherheit entsteht im täglichen therapeutischen und pflegerischen Handeln der klinisch tätigen Mitarbeiter, die durch ihre Arbeit bewusst oder unbewusst eine sichere Versorgung gewährleisten (s. Abbildung 8, Sicherheitsbarrieren). Diese monetär zu schätzen oder zu erfassen liefert aber keinen zusätzlichen Erkenntnisgewinn. Eine Kosten- und Nutzenbetrachtung kann daher lediglich eine ungefähre Schätzung darüber sein, wie sich die Inzidenz und die Kosten ausgewählter unerwünschter Ereignisse im Verhältnis zu den direkten Betriebskosten über die Zeit verhalten (s. Tabelle 16). Im besten Fall ergibt sich in der dynamischen Betrachtung über mehrere Betriebsperioden ein **virtueller monetärer Nutzenbeitrag** für das Krankenhaus (s. Abbildung 52).

Tab. 16 Beispiel für Kosten-Nutzen-Controlling im Patientensicherheitsmanagement (eigene Darstellung)

Kennzahl (Aktualisierungsfrequenz)	Mögliche Datenquelle/Bezugsgröße	Beispiel	Patienten-sicherheitsaspekt
Kosten-Nutzen-Controlling			
Betriebskosten (jährlich)	Kostenstellen- und Kostenträgerrechnung: Alle Kosten, die mit der Organisation und dem Betrieb des Patientensicherheitsmanagements anfallen	145.000 EUR	Effektivität und Effizienz
aggregierte, **geschätzte** Kosten für **ausgewählte** vermeidbare unerwünschte Ereignisse (VUE) (jährlich)	verschiedene Datenquellen des Evidenz-Controllings: (Anzahl MRE-Infektionen + Anzahl entstandener Dekubitus Grad 3–4 + Anzahl Stürze mit Fraktur + weiteres VUE) x arithmetisches Kostenmittel pro VUE	750.000 EUR	Effektivität und Effizienz
virtueller, monetärer Nutzenbeitrag des Patientensicherheits-managements (jährlich)	Kennzahlen Betriebskosten und Kennzahlen für vermeidbare VUE: (Betriebskosten Vorperiode + Fiktive Kosten VUE Vorperiode) – (Betriebskosten aktuelle Periode + Fiktive Kosten VUE aktuelle Periode)	100.000 EUR	Effektivität und Effizienz

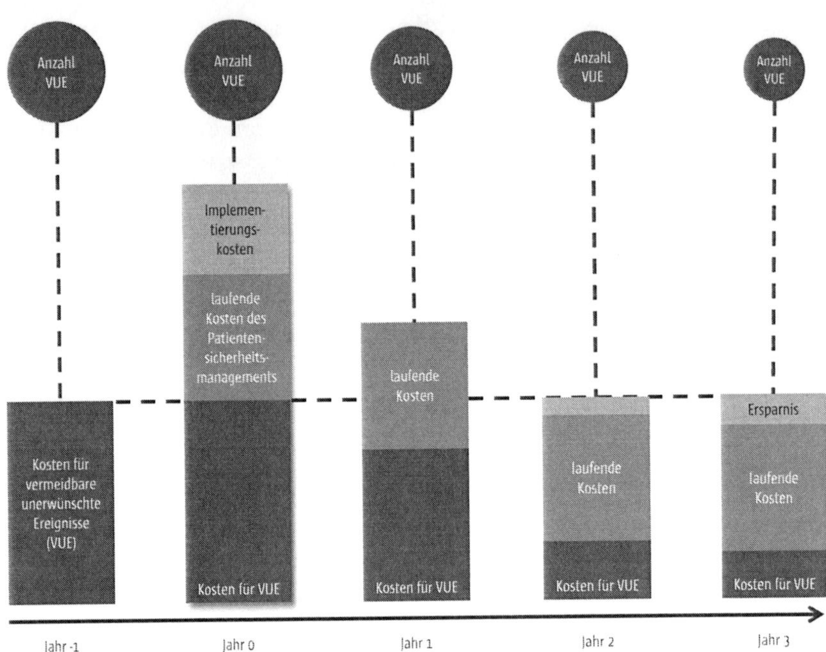

Abb. 52 Dynamische Kostenbetrachtung des Patientensicherheitsmanagements (eigene Darstellung)

10.3 Kennzahleninhalte und Datenquellen

Oft sind bereits viele quantitative Daten und sogar Kennzahlen zur Qualität und Sicherheit im Gesundheitsbetrieb – z.B. im (medizinischen) Leistungscontrolling, der Rechtsabteilung oder im Marketing – vorhanden. Sie werden jedoch häufig nicht vernetzt und in einem gemeinsamen, risiko- bzw. patientensicherheitsorientierten Licht betrachtet (Euteneier 2015d), was einem nur partiellen, von singulären Blickwinkeln aus betrachtetem Abbild der Patientensicherheit entspricht. Und in der Tat erschweren teils unterschiedliche Datenhaltungslogiken und Systematiken der einzelnen (elektronischen) Systeme in den verschiedenen Fachbereichen im Krankenhaus die Zusammenführung von Informationen. Nichtsdestotrotz decken die genannten (und andere) Krankenhausabteilungen mit ihrer „informativen Intelligenz", ergänzt um die in diesem Buch vorgestellten und andere Instrumente, bereits zentrale Aspekte des Patientensicherheitsmanagements ab, und können mit wenig Aufwand zu einem robusten Bild der Patientensicherheitslage aggregiert werden.

Da die Erhebung bzw. Zusammenführung von Risiko- und Patientensicherheitsinformationen mit Kosten und einer gewissen Belastung des klinischen Betriebs (z.B. für die Dokumentation) verbunden ist, sollten ggf. auch extern verfügbare Daten wie z.B. aus der Weißen Liste (s. Abbildung 25) oder aus etwaigen Teilnahmen an freiwilligen einrichtungsübergreifenden Qualitätssicherungsinitiativen wie z.B. der Initiative Qualitätsmedizin oder 4QD-Qualitätskliniken in ein hausinternes Reporting zur Qualitäts- und Risiko- bzw. Sicherheitslage integriert werden. Insbesondere aber sollten nur solche Aspekte, Themen und Kennzahlen erhoben werden, deren Inhalte man auch wirklich kennen möchte (und die auch für die Steuerung relevanter Veränderungsmaßnahmen erforderlich und hilfreich und). Die Erhebung und Verarbeitung von Kennzahlen sollte deshalb als ausgewogener, aber zwingender Teil von Risiko- und Qualitätsmanagementprozessen etabliert werden, in dem führungsseitig in der Folge die erforderlichen Ressourcen und Instrumente für die Ableitung von Verbesserungsmaßnahmen zur Verfügung gestellt werden und die Umsetzung der Maßnahmen auch kontrolliert wird.

Anders ausgedrückt: Wenn patientensicherheitsrelevante Defizite durch die Analyse und Aufbereitung von quantitativen Daten zu Kennzahlen oder anderen kausalen Zusammenhängen dargestellt werden (und damit Aufwand entsteht!), sollten und müssen (zur Vermeidung von organisationshaftungsrechtlichen Folgen) für ein ernst genommenes Patientensicherheitsmanagement auch Ressourcen zum Abstellen der identifizierten Defizite und ihrer Ursachen bereitgestellt werden. Sobald diese Erkenntnis strategisch in der Krankenhausleitung verankert und akzeptiert wird, kann mit der konkreten Auswahl relevanter Kennzahlen bzw. deren zugrundeliegenden Messverfahren begonnen werden.

Naturgemäß sind ergebnisorientierte (medizinische) Kennzahlen des Patientensicherheitsmanagements in ihrer Aussagekraft besonders relevant und dürfen in keiner entsprechenden Kennzahlensammlung fehlen. Solche Kennzahlen suchen Antworten auf grundlegende und berechtigte Fragestellungen der medizinisch-pflegerischen Leistungsqualität und -sicherheit, z.B.:

- Wie gut können Maßnahmen des Qualitätsmanagements die medizinische und pflegerische Qualität tatsächlich (nachweislich messbar) verbessern?
- Wie konkret und messbar reduzieren Maßnahmen und Aktivitäten des klinischen Risikomanagements und des Patientensicherheitsmanagements vermeidbare unerwünschte Ereignisse?
- Wie kann die Beurteilung einer Gesundheitsleistung und Qualitätswahrnehmung des Patienten verbessert werden?

Daten und Kennzahlen zu solchen Fragestellungen sind Teil des **Evidenz-Controllings** eines Qualitäts-, Risiko- bzw. Patientensicherheitsmanagements und können als Indikatoren bezeichnet werden. Sie bilden nicht unmittelbar wahrnehmbare Zusammenhänge ausschnittsweise und stellvertretend ab (Hensen 2016). Sogenannte Patientensicherheitsindikatoren (PSI) bilden Aspekte wie die Präventionsmöglichkeiten von unerwünschten Ereignissen oder deren Schweregrad ab (Kuske et al. 2011). Sie zeigen also, wann das unsichtbare Phänomen der Sicherheit zu einem messbaren Phänomen der Unsicherheit bzw. Unerwünschtheit wird und in welcher Häufigkeit dies auftritt (s. Abbildung 7). Solche Patientensicherheitsindikatoren können teils aus abrechnungsbezogenen Daten (Routinedaten) heraus extrahiert werden und beschreiben meist „Sentinel events" wie z.B. unerwartete Todesfälle oder das Vorkommen von Sepsis, Lungenembolien und Wundinfektionen (Drösler et al. 2007). Auch die gesetzlich geforderten Qualitätssicherungsdaten erlauben partielle Einblicke in die Patientensicherheit; aufgrund der großen zeitlichen Verzögerung bis zur Veröffentlichung können sie jedoch nicht für unterjährige, operative Steuerungsimpulse im hausinternen Qualitäts- und Risikomanagement verwendet werden (Euteneier 2015d). Neben der Erfassung mehr oder weniger harter und manipulationsresistenter Endpunkte einer klinischen Versorgungskette (wie z.B. der Sterblichkeit) kann für eine möglichst umfassende Qualitäts- und Sicherheitsbetrachtung nicht auf sog. „Patient-reported outcomes" verzichtet werden (Mansky u. Nimptsch 2014). Regelmäßige und wiederkehrende Aktivitäten des Qualitäts- und Risikomanagements können diese Perspektive erfassen: Die subjektiv wahrgenommene Zufriedenheit mit einzelnen Aspekten der Gesundheitseinrichtung kann z.B. durch Ergebnisse von hauseigenen Patientenzufriedenheitsbefragungen oder die Auswertung der Weißen Liste-Befragungsergebnisse gezeigt werden. Weitere, eher subjektiv-qualitative „Fakten" können auch aus etablierten Marketinginstrumenten wie aktiver Social Media Präsenz und Informationsauswertungen eines Pressespiegels gewonnen werden. Strukturierte Daten aus der Hygiene oder Mikrobiologie, z.B. im Rahmen systematischer Screening-Verfahren oder der Teilnahme an Maßnahmen wie der „Aktion Saubere Hände", liefern meist mit wenig Aufwand weitere, ergebnisbezogene, objektive Messgrößen für das Patientensicherheitsmanagement.

Schwieriger zu operationalisieren ist der Aspekt des **Aufgabencontrollings**: Hier geht es im Kern um die Frage, wie gut die eigenen Mitarbeiter konkrete qualitäts- und risikomanagementbezogene Aufgaben bewältigen und bestenfalls in der Folge mit ihrer Arbeit die übrigen Messparameter und Kennzahlen des Evidenz-Controllings (der Patientensicherheit) positiv beeinflussen. Für einzelne, wiederkehrende und abgrenzbare Aufgabenfelder des Qualitäts- und Risikomanagements, die in den meisten Häusern in zentralen Abteilungen oder Stabsstellen gesteuert werden, können (und sollten) entsprechende Kennzahlen leicht erhoben werden:

- Aufgabencontrolling im **Beschwerdemanagement** (z.B. Anzahl abgeschlossener Verbesserungsmaßnahmen auf Basis von Beschwerden)
- Aufgabencontrolling im Betrieb eines **CIRS** (z.B. Anzahl umgesetzter Veränderungsmaßnahmen)
- Aufgabencontrolling bei wiederkehrenden und regelmäßigen **Befragungsinstrumenten** (z.B. Bearbeitungsdauer einer Patientenzufriedenheitsbefragung bis Versand des Auswertungsreports)

- Aufgabencontrolling bei der **gesetzlichen Qualitätssicherung** (z.B. Vollständigkeitsgrad der Qualitätssicherungs-Dokumentation zu vordefinierten Stichtagen)
- Aufgabencontrolling bei **anderen Instrumenten** des klinischen Risikomanagements
  - Sturz- und Dekubitusprävention (z.B. Anwendungsgrad indizierter Dekubitusprophylaxemaßnahmen)
  - OP-Checkliste (z.B. Ausfüllgrad der OP-Checkliste)
  - Schmerzmanagement (z.B. pflegerisch dokumentierte Schmerzabfragen)
  - Arzneimitteltherapiesicherheit (z.B. Prozentzahl aller stationär aufgenommenen Patienten mit nachweislich durchgeführter, strukturierter Arzneimittelanamnese)

Solche und andere, eher prozessorientierten Kennzahlen des klinischen Qualitäts- und Risikomanagements stehen leider häufig nicht in unmittelbarem Zusammenhang mit wirklichen Verbesserungen bei (objektiven) Parametern der Patientensicherheit oder zeigen Veränderungen erst nach mehreren Zeitperioden. So führt ein hoher Ausfüllgrad einer implementierten OP-Checkliste (d.h. eine hohe Compliance der chirurgisch tätigen Mitarbeiter bei der Anwendung dieser etablierten Sicherheitsmaßnahme) nicht automatisch (und vor allem nicht unbedingt kurzfristig) zu niedrigeren Komplikationsraten. Oder anders ausgedrückt: Das reine Ausfüllen oder Abhaken einer Checkliste reduziert keine Handlungsfehler im OP, sondern erst eine durch die Anwendung der Checkliste langfristig veränderte Sicherheitsmentalität des OP-Teams und in der Folge sinkende Komplikationsrate. Eine kausale Verknüpfung von Aspekten des Aufgaben-Controllings mit Messpunkten im Evidenz-Controlling ist aufgrund der multifaktoriellen Prägung patientensicherheitsrelevanter Outcomes deshalb nur sehr bedingt möglich.

Checklisten und andere Maßnahmen des Qualitäts- und Risikomanagements (z.B. die Durchführung einer Patientenbefragung) verursachen in mehr oder geringem Ausmaß direkte oder indirekte (Opportunitäts-)Kosten. Auch eher betriebswirtschaftlich relevante Aspekte des Patientensicherheitsmanagements sollten durch Kennzahlen und Daten im Rahmen eines **Kosten-Nutzen-Controllings** erhoben werden. Ein solches Controlling ist durch die Gegenüberstellung von modellhaften Kosten vermeidbarer unerwünschter Ereignisse und den realen Kosten der Implementierung und des Betriebs eines klinischen Risikomanagementsystems (vornehmlich Haftpflichtversicherungsprämien, Personalkosten, Lizenzkosten für Software, Beratungskosten, Schulungs- und Trainingskosten) möglich. Die Kosten von vermeidbaren unerwünschten Ereignissen können entweder aus eigenen Vergangenheitsdaten heraus geschätzt und approximiert werden oder es können mehr oder weniger realistische Kosten aus der Literatur entnommen werden (Banduhn u. Schlüchtermann 2013; Moffatt-Bruce et al. 2017) (s. Tabelle 17).

Tab. 17 Kosten (vermeidbarer) unerwünschter Ereignisse (UE) (eigene Darstellung)

Untersuchungsgegenstand/Art des UE	Kosten pro UE (Niedrige Schätzung)	Kosten pro UE*	Kosten pro UE (Hohe Schätzung)	Autoren/Quelle
UE: allgemein		8.149,40		Thomas et al. (1999), Thomas et al. (2000)
UE: allgemein		5.003,56		Hoonhout et al. (2009)
UE: allgemein		7.192,40		Brown et al. (2009)
UE: Dekubitus		6.031,34		Bennett, Dealey, Posnett (2004)
UE: große chirurgische Komplikation		10.368,19		Semel et al. (2010)
UE: bei Herz-OP		4.970,36		Ehsani, Duckett, Jackson (2007)
Arithmetisches Mittel (EUR)		**6.952,54**		
UE: schwerer Sturz	14.096		14.096	American Hospital Association
UE: Ventilator-assoziierte Pneumonie	16.591		30.850	The Centers for Disease Control and Prevention
UE: Dekubitus	11.812		45.859	Healthcare Cost and Utilization Project
UE: chirurgische Infektion	12.443		33.002	The Centers for Disease Control and Prevention
UE: Infektion mit *Clostridium difficile*	6.590		9.080	The Centers for Disease Control and Prevention
UE: Medikationsschaden	21.048		31.572	The National Patient Safety Foundation
UE: Katheter-assoziierte Blutstrominfektion	7.287		28.978	The Centers for Disease Control and Prevention
Arithmetisches Mittel (USD)		**20.236**		

*Umrechnung in EUR und inflationsbereinigt; alle Zahlen der übrigen Spalten in USD, indiziert auf das Jahr 2013

Die einmaligen Implementierungskosten und die laufenden Gemeinkosten des klinischen Qualitäts- und Risikomanagements sollte jede Personal- bzw. Controllingabteilung eines Krankenhauses bereitstellen können. Schwieriger ist die Berechnung von Opportunitätskosten, die durch dezentrale Qualitäts- und Risikomanagementaktivitäten (z.B. das Pflegen von Qualitätssicherungsbögen oder die personelle Freistellung von Qualitätsmanagementbeauftragten) und die Anwendung sicherheits- und qualitätsorientierter Maßnahmen im Stationsalltag (z.B. Einschätzung des Sturzrisikos gefährdeter Patienten oder Befolgung eines Vieraugen-Prinzips beim Stellen von Medikamenten) rechnerisch entstehen. Idealerweise ergibt sich aus einer Kosten-Nutzen-Betrachtung (s. Abbildung 52) sowohl ein positiver Effekt auf die Patientensicherheit (in Form von abnehmender Anzahl vermeidbarer unerwünschter Ereignisse) als auch eine ökonomische Sinnhaftigkeit (buchhalterische Ersparnis) des Patientensicherheitsmanagements.

In dem hier gezeigten fiktiven Beispiel reduzieren sich bereits im zweiten Jahr nach Einführung systematischer Risikomanagementmaßnahmen die gesamten in Bezug zu vermeidbaren unerwünschten Ereignissen stehenden Kosten. Inwiefern das eigene Patientensicherheitsmanagement einer solchen approximativen Betrachtung Stand hält, sollte geschätzt oder bestenfalls errechnet oder sogar direkt nachgewiesen werden. Dabei muss der Schätz- und Erhebungsaufwand im rationalen und vertretbaren Verhältnis zur Aussagekraft der Ergebnisse stehen. Gelingt hier der Nachweis patientensicherheitsfördernder und gleichzeitig ökonomisch sinnvoller Verbesserungen, ist die Daseinsberechtigung für organisatorische und finanzielle Investitionen in Strukturen und Maßnahmen zur Förderung der Patientensicherheit auch jenseits gesetzlicher und ethischer Gründe nachvollziehbar und erbracht.

10.4 Darstellung und Kommunikation von Kennzahlen

Daten, Kennzahlen und Informationen zur Qualitäts- und Sicherheitssituation eines Krankenhauses sind für viele Zielgruppen relevant und interessant, allen voran für Patienten, Mitarbeiter und zentrale Leistungspartner wie z.B. Krankenkassen und Haftpflichtversicherungen (s. Abbildung 2). Alle diese Zielgruppen haben aber unterschiedliche Motivationen und auch Informationsbedürfnisse hinsichtlich Qualität und Sicherheit; ebenso sind die vorhandenen oder erhobenen Daten und Kennzahlen für unterschiedliche Ziele und Zwecke verwendbar (s. Tabelle 18).

Die folgenden Ausführungen konzentrieren sich auf die krankenhausinterne operative und strategische Kommunikation von Kennzahlen; einzelne Aspekte der externen, patientenorientierten Nutzung von Risiko- und Sicherheitsinformationen werden im Kapitel Patientensicherheitsmarketing beschrieben (s. Kapitel 11).

Wie bereits der Versuch einer Kosten- und Nutzen-Betrachtung deutlich macht, ist die quantitative Erfassung des Sicherheitslevels für Patienten und Mitarbeiter und die Darstellung von Veränderungen der Risikoexposition eines Krankenhauses sehr schwierig. Die Vielschichtigkeit und Komplexität patientensicherheitsrelevanter Aspekte innerhalb der Krankenhausorganisation ist erklärungsbedürftig und betrifft Mitarbeiter – wenngleich Patientensicherheit eine krankenhausweite Herausforderung ist – in unterschied-

Tab. 18 Beispielhafte Kommunikationsmatrix für Risikokennzahlen (eigene Darstellung)

Kommunikation von Qualitäts-/Risikokennzahlen und Informationen		Zielgruppe/Austauschpartner	
		Intern	Extern
Kommunikations-/Informationsfokus	Operativ	■ stationsbezogener Quartalsbericht Dekubitusmanagement ■ monatlicher Patientenzufriedenheitsreport	■ Patientenaufklärung bez. spezifischer Sicherheitsmaßnahme (z.B. Patientenarmband) ■ berufsgenossenschaftliche Dokumentation von Patientenstürzen ■ BfArM-Meldungen
	Strategisch	■ fachbereichsspezifische Komplikationsstatistik ■ aggregierter/stationsspezifischer Aktivitäts- und Wirkungsreport	■ Risikobericht für den Haftpflichtversicherer ■ strukturierter Qualitätsbericht ■ Maßnahmen des Patientensicherheitsmarketings

lichem Maße. Um die vorab beschriebenen (und andere) Kennzahlen deshalb effektiv innerhalb und außerhalb der Krankenhausorganisation nutzen zu können, müssen sie empfängerorientiert ausgewählt, aufbereitet und kommuniziert werden. Dabei helfen drei zentrale Grundprinzipien:

- ausreichende Kontextinformationen zur Kennzahl
- operative Beeinflussbarkeit durch den jeweiligen Empfänger/Benutzer
- strategische Relevanz der Kennzahl (Baskett et al. 2008; Pauwels et al. 2009)

Unabhängig von der Darstellungsweise von Kennzahlen gehören ausreichende Erklärungen zur genauen Berechnungsgrundlage der jeweiligen Kennzahl. Insbesondere bei Verhältniskennzahlen, Inzidenzen und Prävalenzen sollte deren Aussagekraft anhand von verbalen Aussagen klar beschrieben und relativiert werden (Was sagt die Zahl aus/nicht aus? Welche Interpretationen der Zahl sind methodisch zulässig/unzulässig?). Trotz des hohen Akademisierungsgrads in der Medizin bestehen teils bei Ärzten und anderen Angehörigen von Gesundheitsberufen methodische Beurteilungsdefizite, die zur Fehlinterpretation von (Kenn-)Zahlen und in der Folge falschen, schädlichen Entscheidungen führen (Wegwarth et al. 2011; Wegwarth et al. 2012). Je besser und transparenter die Datenquellen, Berechnungsformeln und der Gehalt einzelner Kennzahlen erklärt werden, desto besser werden sie von den vorgesehenen Empfängern verstanden. Dafür ist es wichtig, dass die Adressaten bzw. Kenntnisnehmer von Kennzahlen diese überhaupt durch ihre Arbeit und Aktivitäten beeinflussen können und dieser persönliche und strategische Relevanz beimessen. Naturgemäß unterscheiden sich hier – je nachdem für welche Zielgruppe die Kennzahlen aufbereitet und dargestellt werden – die Auswahl und der Abstraktionsgrad der Darstellung. An dieser Stelle werden beispielhaft Darstellungen für Kennzahlen des Evidenz- und des Aufgabencontrollings des Patientensicherheitsmanagements auf einer hohen Aggregationsebene (für ein ganzes Krankenhaus) beschrieben; für einzelne Fachabteilungen oder Bereiche müssen die Kennzahlen entsprechend heruntergebrochen und detailliert werden.

Die Kennzahlen des Evidenz-Controllings lassen sich sowohl in tabellarischer als auch grafischer Form aufbereiten; wobei eine grafische Darstellung meist einfacher zu erfassen und zu verstehen ist. Statische grafische Reports oder dynamische Darstellungen („Dashboards") unterstützen – bei entsprechender Kommunikation und Nutzung in allen Funktionsbereichen – durch ihre Integrations- und Operationalisierungsfunktion die Entscheidungsfindung durch einheitliche visuelle Darstellung (Lachmann u. Wenger 2011). Gerade robust quantifizierbare Daten des Patientensicherheitsmanagements lassen sich gut grafisch darstellen. Wie eine solche Visualisierung für ausgewählte Kennzahlen des Evidenz-Controllings aussehen kann zeigt die Abbildung 53.

Grundsätzlich können alle der vorab beschriebenen Kennzahlen des Evidenz-Controllings (s. Tabelle 14) in der hier dargestellten Form grafisch verarbeitet werden. Die relativ simple Darstellung wurde mit einem handelsüblichen Tabellenkalkulationsprogramm erstellt; bei entsprechend vorhandener technischer Infrastruktur können ähnliche Darstellungen für bereits genutzte Berichtssysteme programmiert oder eigene dynamische Dashboards für das

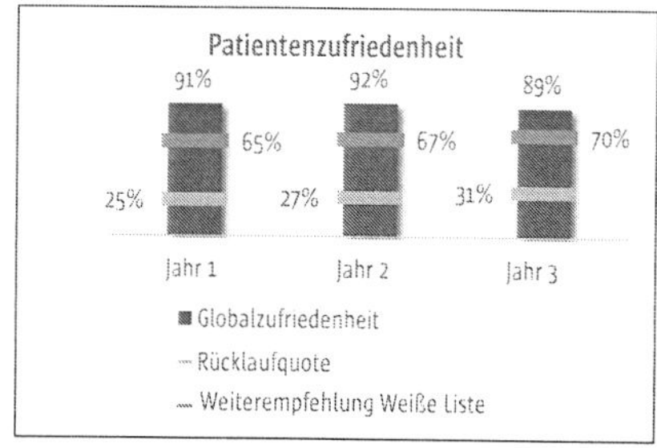

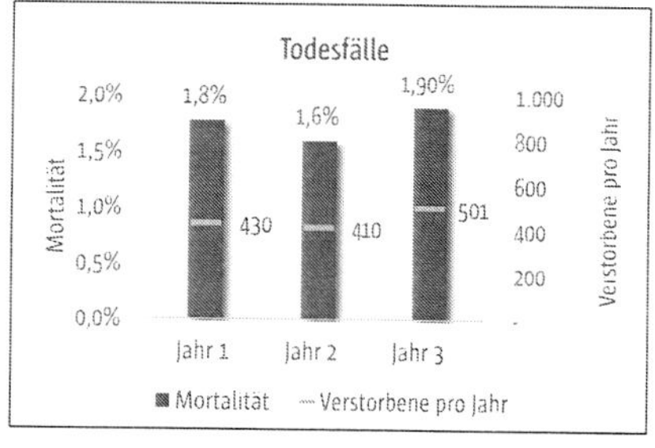

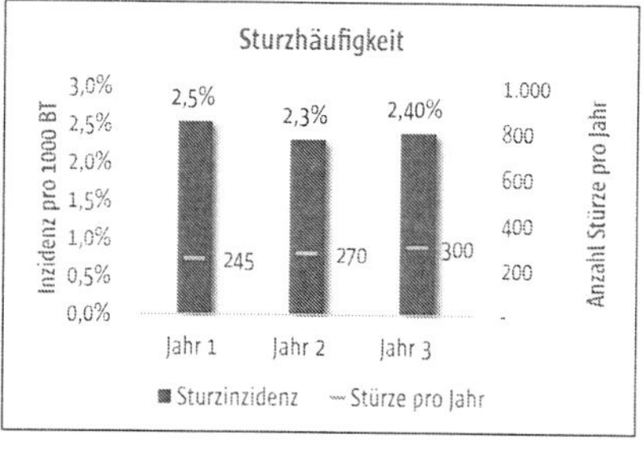

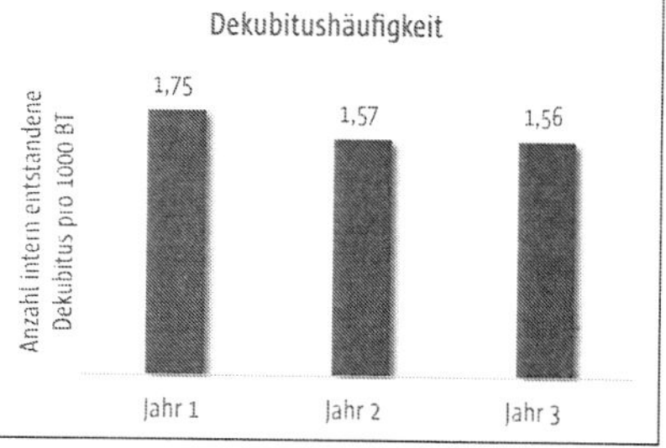

Abb. 53 Patientensicherheits-Dashboard Evidenz-Controlling (Auszug) (eigene Darstellung)

Qualitäts- und Risikomanagement erstellt werden. Trotz der vielfältigen Visualisierungsmöglichkeiten moderner Datenverarbeitungs- und Reportinglösungen sollten grafische Darstellungen keine zu hohe Komplexität aufweisen, sondern einfach und schnell zu erfassen sein. Im vorab gezeigten Beispiel sind unterschiedliche Balkendiagramme, teils mit sekundären Achsen und mit Kombinationen von absoluten und relativen Kennzahlen (meist im Bezug zu 1.000 Belegungstagen [BT]) vereint dargestellt. Für Kennzahlen mit kleineren Erhebungs- und Auswertungszeiträumen können die Darstellungen auch auf Quartals- oder sogar Monatsbasis erfolgen; ab mindestens fünf vorhandenen Datenpunkten (d.h. z.B. fünf Quartale, fünf Monate oder fünf Erhebungswellen aus den Patientenzufriedenheitsdaten der Weißen Liste) können ergänzend Trendberechnungen und Trendlinien die Entwicklungen im Patientensicherheitsmanagement besser zeigen. Auf einer derart hohen Aggregationsebene sind die Darstellungen für die kaufmännische, pflegerische und ärztliche Leitung eines Hauses hilfreich; für einzelne Stationen oder Fachabteilungen müssen sie entsprechend heruntergebrochen werden. Werden bestehende Dashboards und Reportinglogiken mit einigen wenigen prägnanten Qualitäts- und Patientensicherheitskennzahlen ergänzt oder eigene Qualitätsreports für das operative Qualitäts- und Risikomanagement verwendet, ist dies zweifelsohne hilfreich für die Entwicklung der Qualität (Kroch et al. 2006). Deutlicher ausgedrückt: Fehlen ein Monitoring und eine regelmäßige Kommunikation von zentralen, evidenzbasierten Kennzahlen wie den hier hiervorgestellten, kann eine zielgerichtete Verbesserung der Behandlungsqualität und Patientensicherheit unter Beteiligung der mit dem Versorgungsprozess betrauten Mitarbeiter nicht gelingen.

Dafür sollten neben Kennzahlen des Evidenz-Controllings auch Aussagen darüber kommuniziert werden, mit welchen zentralen oder dezentralen Instrumenten, Maßnahmen und Aktivitäten des Patientensicherheitsmanagements Mitarbeiter einer Abteilung für Qualitäts- und Risikomanagement, aber vor allem die klinisch tätigen Mitarbeiter Beiträge zur Senkung von Risiken und zur Verbesserung der Qualität geleistet haben. Möglich ist dies z.B. über einen – in seinem Detaillierungsgrad beliebig veränderbaren – Aktivitäts- und Wirkungsreport des Patientensicherheitsmanagements, der im Gegensatz zu gesetzlich verpflichtenden Dokumentationsinstrumenten wie dem Qualitätsbericht eine freiere Darstellung von Aufwänden und Wirkungen des Qualitäts- und Risikomanagements erlaubt. Ein solcher Bericht sollte alle installierten und mit dem Patientensicherheitsmanagement in Verbindung stehenden Aktivitäten darstellen und deren Wirkbeiträge, die mehrheitlich durch das Engagement der eigenen Mitarbeiter entstehen, transparent und anerkennend erläutern. Für die Leitungsebene im Haus bietet sich z.B. eine knappe, zusammenfassende Darstellung an (s. Tabelle 19), die dann um detailliertere Kennzahlen und qualitative Darstellungen aus den einzelnen Risiko- und Qualitätsmanagementaktivitäten ergänzt wird.

Tab. 19 Beispiel eines Tätigkeits- und Wirksamkeitsberichtes (eigene Darstellung)

Ausgewählte operative Qualitäts- und Risikomanagementaktivitäten (zentral und dezentral)	Sicherheitswirkung und Beitrag zur Organisationsentwicklung
Beschwerdemanagement ■ Bearbeitung und Lösung von 145 berechtigten Beschwerden und 35 teils unberechtigten Beschwerden ■ Erstellung eines Managementreports mit qualitativen und quantitativen Entwicklungstendenzen im Beschwerdemanagement	■ 180 Patienten und Angehörige mit hoher Beschwerdezufriedenheit ■ Vermeidung von 3 möglichen Klagefällen ■ Umsetzung von 3 lokalen und 10 hausweiten Verbesserungsmaßnahmen
CIRS ■ Bearbeitung und Qualifizierung von 78 eingegangenen kritischen Ereignisberichten ■ Durchführung von 7 CIRS-Trainingsveranstaltungen und Schulung 70 neuer und 35 bestehender Mitarbeiter	■ Umsetzung von 8 lokalen und 14 hausweiten Verbesserungsmaßnahmen ■ Stärkung des Risikobewusstseins von 105 Kollegen
Patientenzufriedenheitsmessung ■ Auswertung von 4500 Patientenzufriedenheitsfragebögen ■ Erstellung und Versand von 25 bereichsspezifischen Patientenzufriedenheitsreports	■ Umsetzung von 8 lokalen und 10 hausweiten Verbesserungsmaßnahmen
Sturzpräventionsmanagement ■ Überprüfung der Sturzdokumentation von 115 Sturzberichten und des Anwendungsgrades indizierter Präventionsmaßnahmen ■ Systematische Überprüfung umgebungsrelevanter Sturzfaktoren auf allen Stationen und Detektion sturzbegünstigender Aspekte auf 3 Stationen	■ Senkung der Sturzinzidenz um 0.2 Prozentpunkte ■ Installation zusätzlicher Handläufe auf 3 Stationen
Audits ■ Durchführung von 12 internen Audits und Dokumentation von insgesamt 23 lokalen und 7 hausweiten Defiziten mit dringendem Änderungsbedarf ■ Durchführung eines externen Zertifizierungsaudits im Fachbereich Onkologie	■ Umsetzung von 19 lokalen und 3 hausweiten Verbesserungsmaßnahmen ■ erfolgreiche Zertifizierung der onkologischen Fachklinik
OP-Checkliste ■ stichprobenartige Überprüfung der OP-Dokumentation (20% aller Patienten mit chirurgischem Eingriff aller chirurgischen Bereiche) (Vollständigkeit Ausfüllgrad OP-Checkliste) und Versand von 17 bereichsspezifischen Reports	■ keine Seitenverwechselungen seit Einführung der Checkliste ■ Stärkung des Sicherheitsbewusstseins chirurgisch tätiger Kollegen

Aus einer solchen eher tätigkeitsorientierten Aufstellung von Patientensicherheitsaktivitäten sollten auch qualitative Wertbeiträge hervorgehen, die nicht in (eingesparten) Geldeinheiten oder Kennzahlen ausgedrückt werden können. Sie können aber häufig als ausformulierte Beschreibungen von durchgeführten und erreichten Verbesserungen skizziert werden und so eine möglichst umfassende Betrachtung des Patientensicherheitsmanagements abrunden.

Literaturempfehlungen

Lachmann M, Wenger F (2011) Dashboards im Gesundheitswesen – Integrierende Analyseinstrumente für das Krankenhaus-Controlling. In: Controlling & Management, Jg. 55, Nr. 4, S. 224–227

Mansky T, Nimptsch U (2014) Medizinische Qualitätsmessung im Krankenhaus – Worauf kommt es an? In: Zeitschrift für Evidenz, Fortbildung und Qualität im Gesundheitswesen, Jg. 108, Nr. 8–9, S. 487–494

Hensen P (2016) Qualitätsmanagement im Gesundheitswesen – Grundlagen für Studium und Praxis. Wiesbaden, S. 139–169

11 Marketing der Patientensicherheit

11.1 Hintergrund und Ziele des Sicherheitsmarketings

Die generelle Notwendigkeit, professionelles Marketing für die verschiedenen Anspruchsgruppen einer Gesundheitseinrichtung zu betreiben, kann über viele Wege plausibel belegt werden. Zu den allgemeinen Gründen für umfassende Kommunikations- und Marketingaktivitäten im Gesundheitsbetrieb zählen u.a.:

- Zunehmender Marktdruck zwingt Häuser, die teils komplexen Behandlungsleistungen besser an relevante Zielgruppen und mögliche Patienten heranzutragen (patientenzentrierter Leistungswettbewerb) (Frodl 2011).
- Die bestehenden Entgeltsysteme (DRG) liefern Anreize für marketinggetriebenes, proaktives Fallmanagement (Ennker u. Pietrowski 2009).
- Patienten und Angehörige sind in zunehmendem Maße über Krankheiten, Behandlungsmöglichkeiten und die Kompetenz des Leistungserbringers informiert (z.B. auch dank laienverständlich aufbereiteter Qualitätsinformationen oder patientenorientierter Bewertungsportale im Internet) und zwingen Krankenhäuser zur Differenzierung und Profilierung (Papenhoff u. Platzköster 2010).
- Diese Differenzierung durch patientenbeziehungsgesteuertes und zielgruppenadaptiertes Marketing bzw. Kommunikationsmaßnahmen

hat im Krankenhaus und vielen anderen Gesundheitseinrichtungen besondere Relevanz, weil die alternative Positionierung als Preisführer (durch Weitergabe von Kostenvorteilen) nicht bzw. nur sehr beschränkt eingesetzt werden kann.

- Aufgrund unvollständiger objektiver Beurteilbarkeit der medizinischen Leistung und Qualität nutzen Patienten zur Wahl eines Anbieters sekundäre Entscheidungsmerkmale, die durch das subjektive Erleben beeinflusst sind und über Marketingaktivitäten kommuniziert und sichtbar gemacht werden können (Nemec u. Fritsch 2013).
- Zu diesen Entscheidungsmerkmalen zählen zwar auch Aspekte des Komforts und physischen Umfelds (s. Abbildung 4), Patienten verlassen sich bei der Wahl ihres Krankenhauses aber primär auf die kolportierte medizinische Qualität der Einrichtung und z.B. die Sterblichkeit und Komplikationsrate bei der Behandlung ihrer jeweiligen Erkrankung (Mansky 2013).

Patienten haben also ein hohes Interesse an vertrauenswürdigen und belastbaren Informationen zur Versorgungsqualität und realisieren mehr denn je, dass die Sicherheit und Qualität ihrer Behandlung von der Wahl des Anbieters mitbestimmt wird (Behar et al. 2016). Auch das in Deutschland im Jahre 2013 in Kraft getretene sog. Patientenrechtegesetz (PatRG) sieht die bessere Aufklärung und Information des Patienten über mögliche Risiken und bestehende Sicherheits- und Präventionsmaßnamen vor und stärkt damit den Wunsch nach besseren Informationen zur erwartbaren Sicherheit und Behandlungsqualität. Dabei haben Patienten eine spezifische Erwartungshaltung an die Sicherheit (und andere Aspekte) der Behandlung im Krankenhaus (s. Tabelle 20), deren Erfüllung sie vor der Wahl und dem Krankenhausbesuch soweit wie möglich überprüfen möchten. Das Verstehen und Aufgreifen dieser patientenseitigen Erwartungshaltungen in verständlichen Informationen und Botschaften ist eine zentrale Aufgabe des modernen und patientenorientierten Krankenhausmarketings.

Herausfordernd gestaltet sich diese Aufgabe insbesondere deshalb, weil die aus Sicht der einzelnen Patienten relevanten Aspekte der Qualitätsbeurteilung heterogen sind und auf unterschiedlichen subjektiven und objektiven Abstraktionsebenen der Patientensicherheit liegen. Darüber hinaus zeigt sich eine mehr oder weniger große Diskrepanz zwischen den teils komplexen und erklärungsbedürftigen evidenzgestützten Maßnahmen der Patientensicherheit und solchen Aspekten der Leistungserstellung im Krankenhaus, die der Patient (nur) subjektiv als vertrauens- und sicherheitsfördernd empfindet. Abbildung 54 zeigt beispielhaft Aspekte beider (objektiver und subjektiver) Sicherheitssphären im klinischen Kontext, wobei einzelne Aspekte gleichzeitig sowohl subjektiv als auch objektiv relevant und förderlich für die Patientensicherheit sein können.

Tab. 20 Beispiel für Sicherheitsaspekte aus Patientensicht (eigene Darstellung)

Sicherheitsrelevanter Aspekt	Sicherheitswirkung
Know-how der praktizierenden Ärzte und Pflegekräfte	*Sicherheit* durch fachliche Kompetenz
Offenheit und Transparenz der Leistungserstellung und Kommunikation	*Sicherheit* durch Vertrauen
Zugänglichkeit und Übersichtlichkeit der vorhandenen Strukturen, Prozesse und baulichen Anlagen des Hauses	*Sicherheit* durch Einfachheit
technische Ausstattung des Behandlungsraums	*Sicherheit* durch moderne, state-of-the-art Technik
Ausstattung des Patientenzimmers und Besucherbereichs	*Sicherheit* durch Privatsphäre und Komfort
Glaube und Besinnung (bei konfessionellen Einrichtungen)	*Sicherheit* durch Kongruenz ethisch-moralischer und religiöser Einstellungen

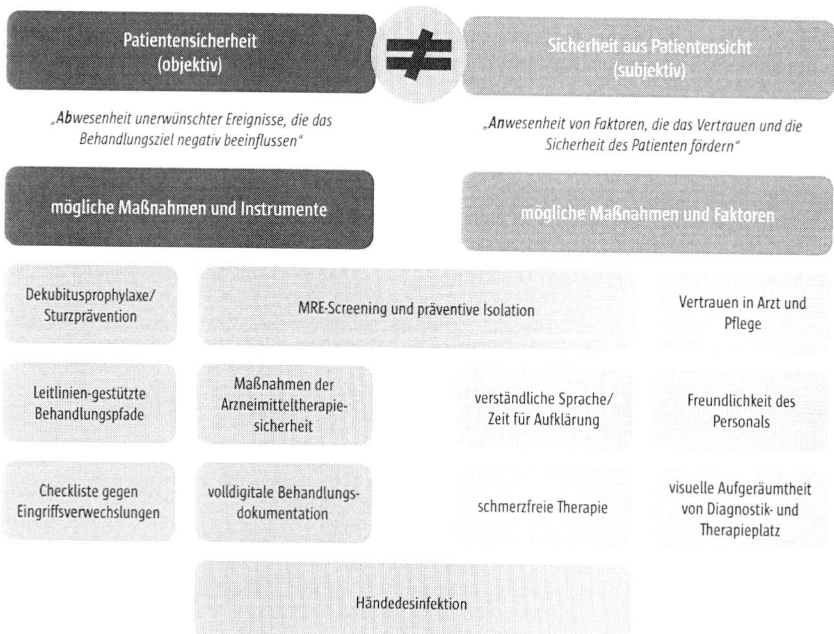

Abb. 54 Beispielhafte Elemente subjektiver und objektiver Behandlungssicherheit (in Anlehnung an Löber 2015a, 5)

Die fehlende vollständige Deckungsgleichheit zwischen objektiver und subjektiver Sicherheit erfordert im Rahmen des Marketings und der Kommunikation einerseits eine verbesserte Aufklärung des Patienten auch über komplexe Maßnahmen und Prozessschritte, die wissenschaftlich nachweislich der Patientensicherheit dienen, und andererseits die ehrliche Wahrnehmung der Gefühle des hilfesuchenden Patienten in einer menschlich und räumlich eher funktional und technisch geprägten Krankenhausumgebung. Dabei ist die Integration des Patienten ein entscheidender Erfolgsfaktor für die Steigerung der objektiven und auch subjektiven Behandlungssicherheit im Krankenhaus. Deshalb müssen Patienten durch Marketing- und Kommunikationsmaßnahmen aktiv darüber informiert werden,

- welche Maßnahmen der Patientensicherheit etabliert sind und
- welche Beteiligungsmöglichkeiten des Patienten für eine Verbesserung seiner Sicherheit bestehen.

11.2 Adressaten des Sicherheitsmarketings

So vielfältig die angebotenen Leistungen eines Krankenhauses sind, so vielfältig sind auch die relevanten Anspruchsgruppen und deren Beiträge zu einer sicheren und qualitativ hochwertigen Behandlung (s. Abbildung 2), aber auch deren Bedürfnisse als Informationsadressaten des Gesundheitsbetriebs und des Marketings. Das Krankenhaus steht deshalb in einem Spannungsfeld verschiedener Interessen und Ansprüche (Ennker u. Pietrowski 2009). Der **Patient** ist Hauptgegenstand der Behandlung und des Leistungserstellungsprozesses, weshalb Patientenorientierung und Patientenintegration ein unverzichtbarer Pfeiler des Marketings, insbesondere des Sicherheitsmarketings im Krankenhaus sein muss (Frodl 2011). Die Ausführungen in diesem Kapitel fokussieren deshalb auch vermehrt den Patienten als zentrale Zielgruppe im Gesundheitsbetrieb. **Gesundheitseinrichtungen und -partner** (z.B. niedergelassene Ärzte) können eine wichtige Rolle im Empfehlungsmarketing spielen und haben mitunter sogar vertragliche oder zumindest beziehungsrelevante Informationsbedürfnisse bezüglich der Qualitäts- und Risikoentwicklung im Haus (z.B. Haftpflichtversicherung/Haftpflichtversicherungsmakler). **Kostenträger** wie Krankenkassen sind naturgemäß an einer exzellenten Behandlungsqualität bei gleichzeitig hoher Patientensicherheit interessiert, **Aufsichtsbehörden** (z.B. Gesundheitsämter) verfolgen ähnliche Ziele und haben ebenfalls Informationsbedürfnisse, die ein Krankenhaus durch proaktive Informationspolitik (z.B. auch im Krisenfall) und gutes Marketing befriedigen kann. **Fachgesellschaften** haben berechtigtes Interesse an der Ausgestaltung bestimmter medizinscher Bereiche oder können gar fachspezifisch zertifizieren und sind deshalb eine relevante Größe im Gesundheitsmarketing. Auch die **Eigentümer** von Gesundheitseinrichtungen (z.B. Kommunen oder private Aktiengesellschaften) müssen als strukturelle Finanzierungspartner aktiv in die qualitäts- und sicherheitsbezogene Kommunikation integriert werden, denn nur durch gezielte und objektive Darstellung der realen Sicherheitslage im Krankenhaus können ggf. auch weitere Ressourcen für eine Verbesserung der Patientensicherheit glaubwürdig gefordert und mobilisiert werden. Auch die Beziehungspflege zu relevanten **Verbänden** (im Bereich des Qualitäts- und Risikomanagements in Deutschland z.B. das Aktionsbündnis Patientensicherheit [APS] oder die Gesellschaft für Qualitätsmanagement in der Gesundheitsversorgung [GQMG]) ist Teilaufgabe des Marketings. Die eigenen **Mitarbeiter** im Haus müssen als erstrangige Kommunikationsmedien und wichtigste Träger des Qualitätsgedankens gesehen werden, da sie zu einem großen Teil auch tatsächlich die objektive und subjektive Qualität gestalten und mit beeinflussen. Das eigene Personal sollte daher ebenfalls bestens über die Qualitätssituation und Qualitätsinitiativen im eigenen Haus informiert sein (Behar et al. 2016).

11.3 Marketinginhalte, Kanäle, Medien

Für ein thematisch fokussiertes Sicherheitsmarketing kann auf bereits bestehende Kommunikations- und Marketingstrategien aufgesetzt werden; viele Inhalte des Sicherheitsmarketings können deshalb in vorhandenen Kanälen, Medien und Formaten transportiert werden und das bestehende Marketing sinnvoll abrunden. Die patientengerichtete Kommunikation von Sicherheitsaspekten bedeutet im Kern die kommunikative Herstellung von Vertrauen in den Gesundheitsbetrieb. Dazu müssen Häuser zunächst über die bestehenden Instrumente und Maßnahmen des Patientensicherheitsmanagements eine Bestandsaufnahme machen und prüfen, welche Aspekte und Inhalte sich für die Patientenkommunikation oder zur Kommunikation mit anderen internen oder externen Partnern eignen. Ebenso zählt auch der eher unerfreuliche kommunikative Umgang mit Behandlungsfehlern, Störungen, Krisen und Reklamationen zu den Pflichtthemen der Sicherheitskommunikation (Frodl 2011). Dabei sollten Erkenntnisse zu den Bedürfnis- und Wahrnehmungsstrukturen der eigenen Patienten und anderer zentraler Anspruchsgruppen so gut als möglich bekannt sein; Feedbackinstrumente wie Befragungen (s. Kapitel 5) oder das Beschwerdemanagement (s. Kapitel 6) können dabei helfen. Immer beachtet werden müssen jedoch die unterschiedlichen Zielebenen der Sicherheitskommunikation mit Patientenbezug:

- Kommunikation genereller, teils auch komplexer und erklärungsbedürftiger Sicherheitsaspekte zur Herstellung von Vertrauen (Negativbeispiel mit Vermittlung falscher Botschaften ist z.B. ein Papierwust bei der Aufnahme mit umfangreichen Aufklärungsbögen und unverständlicher Juristensprache, der eher zur Verunsicherung beiträgt [Hugman u. Edwards 2006].)
- Kommunikation patientenindividueller, fallspezifischer Patientensicherheitsinformationen (z.B. ein strukturiertes Entlassungsgespräch mit der am Sektorenübergang so wichtigen Aufklärung zur Medikationstherapie durch verständliche Medikationspläne bzw. bewusste Aushän-

digung von Rezepten im Rahmen des gesetzlich geforderten Entlassmanagements nach § 33 1a SGB V [„GKV-Versorgungsstärkungsgesetz"])
- Kommunikation zur Aktivierung des Patienten (und der Angehörigen) vor, während und nach dem Aufenthalt durch Kommunikation von Beteiligungsmöglichkeiten zur Steigerung der Compliance/Therapie-Adhärenz (z.B. Informationen zu individuellen, indizierten Maßnahmen bez. Ernährung in Anschluss an einen stationären Aufenthalt im Krankenhaus)

Diese unterschiedlichen Kommunikationsziele können in verschiedene Botschaften (also der konkrete Mix aus Worten, Bildern, Symbolen) gegossen werden und über unterschiedliche Kanäle und Medien mit differenzierten Kommunikationsinhalten an die gewünschte Zielgruppe (hier vornehmlich der Patient) herangetragen werden (s. Abbildung 55).

Bezüglich eines patientengerichteten, modernen Marketings von sicherheitsbezogenen und vertrauensfördernden Kommunikationsinhalten sind vornehmlich die Bereiche Internet (Website und soziale Netzwerke) und Print, aber auch die im Kapitel 9 beschriebenen Gestaltungsansätze des baulichen bzw. physischen Umfelds relevant; die mitarbeiterbezogene Sicherheitskommunikation hingegen sollte vermehrt über die bereits im Haus etablierten internen Kommunikationskanäle (z.B. Intranet, Newsletter oder Mitarbeiterzeitung) erfolgen. Generell sollte im Rahmen der Marketingkommunikation der spezielle Charakter der Dienstleistungserstellung in Gesundheitsbetrieben berücksichtigt werden, der im Gegensatz zum klassischen Produktmarketingmix weitere Aktionsfelder beinhaltet (Ennker u. Pietrowski 2009). Zusätzlich zu den „4P" des klassischen Marketingmix (product, price,

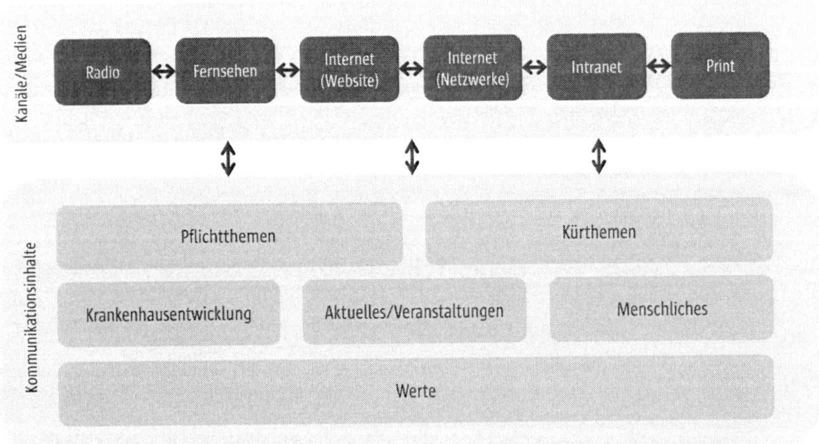

Abb. 55 Kanäle und Inhalte der Marketingkommunikation (in Anlehnung an Birschmann 2013, 592)

promotion, placement) müssen im Gesundheitsbetrieb die Bereiche Personal, Prozesse und physisches Umfeld als weitere Gestaltungsdimensionen in eine generelle oder themenspezifische Marketingstrategie integriert werden. Das eingangs gezeigte Beispiel der prozessualen Qualitätswahrnehmung einer ambulanten Gesundheitsleistung im Krankenhaus (s. Abbildung 3) und die Ausführungen zur Servicescape (s. Abbildung 46) verdeutlichen dies ebenfalls. Darüber hinaus ist im Gesundheitsbetrieb die Marketingsteuerung durch Produkt-, Preis- und Distributionspolitik nur begrenzt möglich; die zusätzlichen Aspekte des Dienstleistungsmarketings (Personal, Prozesse, physisches Umfeld) erlangen daher im vorliegenden Kontext besondere Relevanz (z.B. kann das Angebot bei bestehenden Versorgungsverträgen nicht einfach reduziert/erweitert werden, die Preisgestaltung ist nur bei Individuellen Gesundheitsleistungen [IGeL] bzw. Patienten außerhalb des deutschen Versicherungssystems möglich, Anpassungen der Distributionspolitik sind aufgrund räumlicher Gebundenheit vieler Gesundheitseinrichtungen ebenfalls nur partiell möglich).

Die Inhalte der generellen Marketingkommunikation in Gesundheitsunternehmen sind vielschichtig und können unterschiedlichen Bereichen zugeordnet werden (z.B. unabdingbare Pflichtthemen der Kommunikation oder eher informierende Themen der Organisationsentwicklung). In allen Kommunikationsbereichen können Aspekte des Qualitätsmanagements und des Patientensicherheitsmanagements verortet werden, da Patientensicherheit ein allumfassendes Thema ist, das regelmäßige und umfassende Beachtung in der externen (und internen) Kommunikation finden sollte (s. Tabelle 21). Neben generellen, hausweit etablierten Qualitäts- und Sicherheitsstandards können ggf. auch eigene, fachbereichsspezifische Sicherheitskommunikationsziele, z.B. für die Geburtshilfe, Endoprothetik oder Pädiatrie definiert werden (Pirck 2016). Ob dies in den Kommunikationsabteilungen von Krankenhäusern und Gesundheitseinrichtungen realisiert und umgesetzt wird, ist wiederum abhängig von der strategischen Relevanz, die das Management den Themen Qualität und Patientensicherheit zugesteht.

Grundsätzlich verlangt die Thematisierung sicherheitsrelevanter Aspekte ein hohes Maß an Fingerspitzengefühl und Erfahrung in der internen und externen Marketingkommunikation, da der Grat zwischen Informieren und Verunsichern häufig schmal ist. Auch sollten Pflichtaspekte der Kommunikation oder eigentlich selbstverständliche Aspekte einer Gesundheitsbehandlung (wie z.B. die Einhaltung von Hygienebestimmungen) wenn überhaupt nur sehr sensibel in der „werblichen" Marketingkommunikation bzw. in der Sicherheitskommunikation eingesetzt werden. Die generelle Kommunikationsstrategie und typische Kommunikationsinhalte eines Hauses sind hier ein guter Indikator, um einzuschätzen, auf welchen Ebenen ggf. Inhalte um qualitäts- und sicherheitsrelevante Aspekte erweitert werden können.

Tab. 21 Beispiel für generelle und sicherheitsbezogene Kommunikationsinhalte (eigene Darstellung)

Kommunikationsthema/-inhalt	Genereller Kommunikationsinhalt	Qualitäts- bzw. sicherheitsbezogener Kommunikationsinhalt
Pflichtthema	■ Darstellung des medizinischen Leistungsspektrums	■ strukturierter Qualitätsbericht nach § 137 SGB V ■ Kontaktmöglichkeiten des Patientenfürsprechers
Kürthema	■ Gewinn eines Fachpreises oder einer Auszeichnung	■ erfolgreiche Zertifizierung von Kliniken oder Teilklinikbereichen
Entwicklungsthema	■ erfolgreich abgeschlossene Umbaumaßnahmen eines Operationssaals	■ Einführung von Patientenidentifikationsarmbändern ■ Zurverfügungstellung patientenfreundlicher Medikationspläne dank Einführung einer digitalen AMTS-Lösung
Aktuelles/Veranstaltungen	■ Tag der offenen Tür	■ Beteiligung am „Internationalen Tag der Patientensicherheit“
Menschliches	■ Kontaktmöglichkeiten der „Grünen Damen und Herren“	■ Veröffentlichung von Patientenzufriedenheitsergebnissen ■ Veröffentlichung des „Fehler des Monats“
Werte	■ Vision und Mission	■ Vision und Mission mit konkretem sprachlich-inhaltlichen Bezug zu Qualität und Patientensicherheit

11.4 Beispiele und Maßnahmen des Sicherheitsmarketings

Mögliche Maßnahmen des Sicherheitsmarketings können z.B. nach dem (zeitlichen) Bezug zur Behandlung eines Patienten geplant werden. Um Patienten schon vor ihrer Wahl eines Krankenhauses bzw. einer Gesundheitseinrichtung bezüglich der etablierten Qualitäts- und Sicherheitsmaßnahmen zu informieren bietet sich – für Internet-affine Patienten – zunächst die eigene **Website** an. In einer allgemeinen Sektion mit Informationen für Patienten und Besucher kann der Begriff „Patientensicherheit“ gut integriert werden und zu weiterführenden Informationen bez. etablierter Sicherheitsmaßnahmen verlinken (z.B. zu einer Subseite des Qualitätsmanagements oder zu einem Formular zur Artikulation von Beschwerden). Häufig verfügen Websites von Krankenhäusern auch über eine alphabetisch sortierte Informationsliste im Stil „Service/Informationen von A – Z“; dort sollten in jedem Fall Begriffe wie „Beschwerde“, „Qualitätsmanagement“ und „Sicherheit“ bzw. „Patientensicherheit“ zu finden und mit relevanten Informationen belegt sein. Denkbar ist auch die Einrichtung einer eigenen Subseite zum

Thema Patientensicherheit, auf der gebündelt alle im Haus etablierten Maßnahmen des Patientensicherheitsmanagements adressatengerecht präsentiert werden (s. Abbildung 56).

Nicht fehlen sollten bei einer solchen Integration von Sicherheitsthemen auf der Website auch permanente Verlinkungen zu Fachgesellschaften, relevanten Organisationen (z.B. die Erwähnung von bestehenden Mitgliedschaften, z.B. im Aktionsbündnis Patientensicherheit) und Teilnahmen an überregionalen Aktionen und Maßnahmen (z.B. die Anbindung an überregionale CIRS-Netze oder die Teilnahme an der „Aktion Saubere Hände").

Eine besondere Form der modernen digitalen Kommunikation stellt die sog. „Web 2.0 Kommunikation" in **sozialen Netzwerken** dar. Wie man die sozialen Netzwerke des Internets erfolgreich für die selektive Verbreitung von Kommunikationsinhalten, auch von patientensicherheitsbezogene Themen, nutzen kann, zeigt z.B. der Facebook-Auftritt der Uniklinik der RWTH Aachen (s. Abbildung 57). Mit über 8.000 registrierten Lesern („Like"-Stand 06/2017) und einer monatlichen durchschnittlichen Besucheranzahl von über 15.000 Facebook-Nutzern zählt der Auftritt zu den fünf größten Facebook-Präsenzen von Krankenhäusern und Klinikketten in Deutschland. Einzelne Inhaltsbeiträge werden im Schnitt von ca. 2000 Nutzern angeklickt (Brandstädter u. Aydin-Saltik 2014).

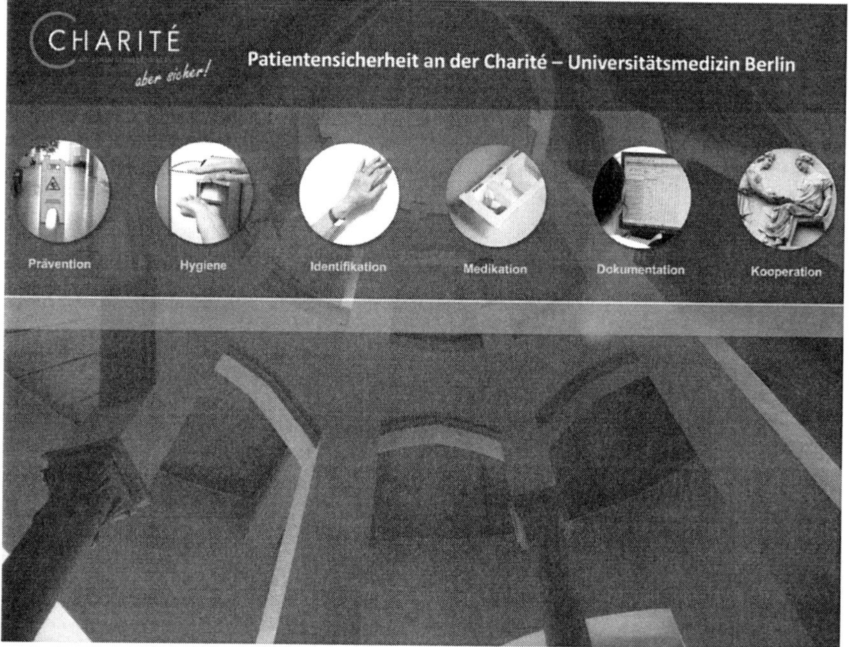

Abb. 56 Elektronische Patientensicherheitsbroschüre eines beispielhaften Uniklinikums (Charité – Universitätsmedizin Berlin)

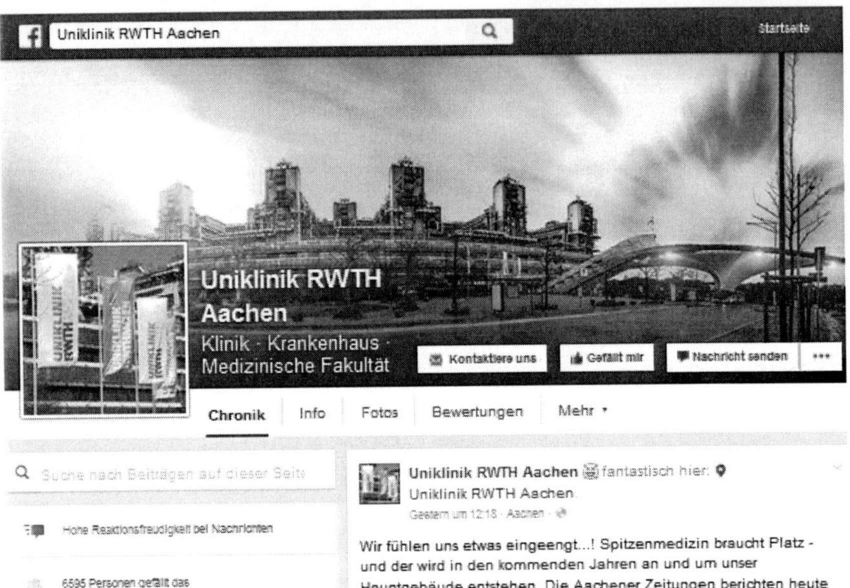

Abb. 57 Facebook-Auftritt eines beispielhaften Uniklinikums (https://www.facebook.com/UniklinikRWTHAachen/timeline)

Der Unterhalt und das aktive Bespielen einer solchen Präsenz in sozialen Netzwerken ist aufwändig, ressourcenintensiv, erfordert Zeit sowie eine eigene Strategie (Wolber 2012) und sollte daher nach einer klassischen „Ganz oder gar nicht“-Strategie entschieden werden. Das ist umso wichtiger, da andere Spieler im Gesundheitssystem Social-Media-Kanäle teils bereits sehr professionell und auf wenig patientenfreundliche, da irreführende Art und Weise nutzen: Auf YouTube- oder Facebook-Profilen pharmazeutischer Unternehmen oder von Tabakherstellern beispielsweise in den USA werden gezielt indirekte Marketingaktivitäten platziert und so Informationen fragwürdigen Inhalts über das Internet einer breiten Masse an Menschen zugänglich gemacht (Lau et al. 2012). Möchte ein Krankenhaus oder ein Gesundheitsbetrieb hier mit der vom Konsumenten erwarteten Professionalität und innovativer Modernität solcher Auftritte mithalten, ist ggf. auch das Hinzuziehen von externen, erfahrenen Multimediaagenturen sinnvoll. Zu den Mindestanforderungen an die Definition einer Kommunikationsstrategie für soziale Netzwerke zählen:

- Zielsetzung
- Kommunikationsstil
- Verantwortlichkeit und organisatorische Einbindung
- inhaltliche Bereiche
- betreute Kanäle
- Häufigkeit der Nutzung/Antwortverhalten

- Auswertung der Kommunikation und deren Verwendung
- Speicherung der Daten (Integration in die CRM-bzw. KIS-Infrastruktur) (Trill 2016)

Wesentlich greifbarer und gut planbar sind punktuelle informative Kommunikationsmomente im realen Umfeld. Seit dem Jahre 2015 gibt es auch in Deutschland einen **Tag der Patientensicherheit**, der zusammen mit dem Internationalen Tag der Patientensicherheit im September eines jeden Jahres weltweit stattfindet. An solchen Aktionstagen (oder einem eigenen Tag der offenen Tür) können Maßnahmen der Patientensicherheit und Informationen zur Patientenaufklärung im räumlichen Umfeld der Einrichtung, und daher sehr direkt und real, den (potenziellen) Patienten und Interessierten präsentiert werden. Das bietet die Chance, auch ggf. erklärungsbedürftige Maßnahmen, die sonst vielleicht außerhalb des direkten Sichtbereichs des Patienten oder Angehörigen liegen, zu zeigen und damit deren Relevanz für eine sichere Behandlung zu unterstreichen (z.B. Führung durch die zentrale Sterilgutaufbereitung, rollenspielhafte Anwendungsdemonstration einer OP-Checkliste, Mitmachaktionen zur korrekten Händedesinfektion) (s. Abbildung 58). Eine im Internet unter www.tag-der-patientensicherheit.

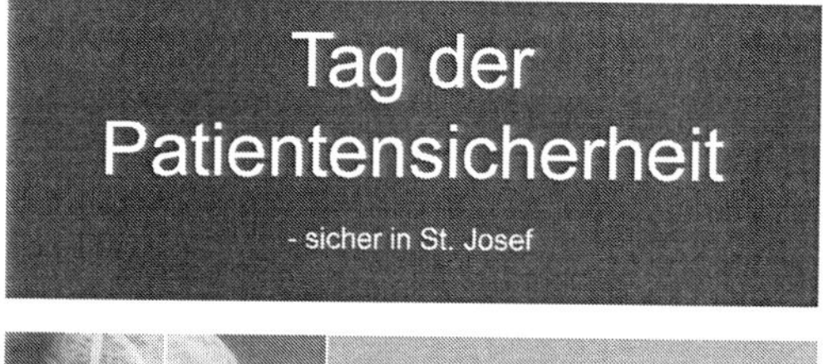

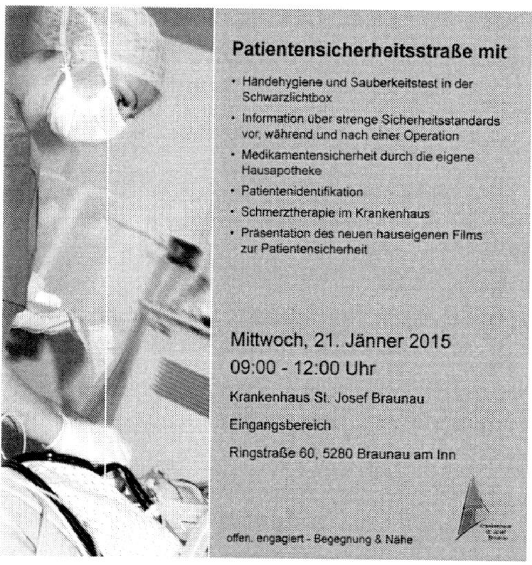

Abb. 58 Beispiel eines Aktivitätsprogramms zum Tag der Patientensicherheit (Krankenhaus St. Josef, Braunau, Österreich)

de abrufbare Übersicht aller teilnehmenden Krankenhäuser und Aktionen gibt kreative Ideen, welche Maßnahmen ggf. im eigenen Haus an einem solchen Tag der Patientensicherheit organisiert werden könnten.

Besonders aufnahmebereit für sicherheitsrelevante Aspekte einer Krankenhausbehandlung sind Patienten naturgemäß im Rahmen der Aufnahmesituation, da die mentale Auseinandersetzung mit dem kurz bevorstehenden (Eingriff und) Aufenthalt hier sehr intensiv ist. Leider wird die administrative Aufnahme häufig als lästige und nicht wertschöpfende Tätigkeit wahrgenommen, dabei könnten im Rahmen eines strukturierten Aufnahmeprozesses (bzw. individuellen, aber leitfadengestützten **Aufnahmegesprächs**) zahlreiche Aspekte des Patientensicherheitsmanagements sinnvoll integriert werden:

- Durch regelhaft und strukturiert durchgeführte **Medikamentenanamnesen** kann ein realer Sicherheitswert für die folgende stationäre Therapie in Bezug auf die Arzneimitteltherapiesicherheit erreicht werden (World Health Organization 2014).
- Das Anlegen eines **Patientenidentifikationsarmbands** und die Erklärung dieser Sicherheitsmaßnahme (sofern im Haus etabliert) im Gespräch „tangibilisiert" Sicherheit als physisches „Placebo" (Pepels 2012).
- Physische **Informationsbroschüren** (z.B. Aufklärungsbogen über spezielle Hygieneregelungen bei MRE-infizierten Patienten oder Flyer für sturzgefährdete Patienten) können dem Patienten in einer individuellen Mappe für seinen Aufenthalt zusammengepackt und mit auf Station zur Lektüre gegeben werden.

Exkurs – Patientensicherheitsbroschüren

In anderen Ländern wie beispielsweise den USA bereits seit langem weit verbreitet, entwickeln auch mehr und mehr deutschsprachige Gesundheitseinrichtungen Informationsbroschüren mit sicherheitsbezogenen Hinweisen zum Krankenhausaufenthalt. Die nachfolgende Übersicht soll Hilfestellung für die erfolgreiche Publikation einer eigenen Informationsbroschüre geben und zeigt, wie herausfordernd die Gestaltung auch einer solch vermeintlich einfachen und klassischen Informationsmaßnahme sein kann:

- **(Ausgewogene) Auflistung sowohl von Maßnahmen und Initiativen,** die die Gesundheitseinrichtung ergreift als auch aktiven Beteiligungsmöglichkeiten des Patienten für mehr Sicherheit: Patientensicherheit ist eine gemeinschaftliche Aufgabe, obliegt aber zunächst der Verantwortung des Hauses. In keinem Fall darf der Eindruck entstehen, der Patient sei allein für seine Sicherheit verantwortlich oder das Haus versuche, durch das Übertragen von bestimmten Kontrollschritten auf den Patienten die eigene Verantwortung zur Patientensicherheit zu relativieren.

- **Priorisierte, apellhafte Darstellung der Maßnahmen:** Um Patienten bei der Lektüre und Erfassung der Broschüreninhalte nicht zu überfordern, sollten sie anhand ihrer Wichtigkeit geordnet werden und zudem, sofern es sich um Beteiligungsmöglichkeiten für den Patienten handelt, als aktive und klare Verhaltenshinweise formuliert werden (z.B. „Überprüfen Sie den Namen und die korrekte Schreibweise auf dem angelegten Patientenidentifikationsarmband an Ihrem Handgelenk").
- **Aufklärung zwischen unvermeidbaren Ereignissen und unerwünschten Ereignissen:** Die Broschüre sollte zwischen der Unvermeidbarkeit bestimmter medizinischer Risiken und dem beeinflussbaren Risikoraum aufklären und unterscheiden, da Patienten sonst dazu tendieren, alle negativen Wahrnehmungen als Nachlässigkeit des Hauses interpretieren (s. Abbildung 7).
- **Hinweis auf etablierte Kommunikationskanäle:** Nicht fehlen dürfen Hinweise zu Kontaktmöglichkeiten des Beschwerdemanagements etc., da Patienten bei Beobachtung von (vermeintlichen) Risiken und Problemen Artikulationskanäle für Kritik, Risikoinformationen und wahrgenommene Fehler brauchen.
- **Patientenfreundliche Sprache:** Da Broschüren zur Patientensicherheit häufig aus der Perspektive der handelnden Experten im Haus heraus konzipiert werden und zudem die Inhalte ggf. komplex und erklärungsbedürftig sind (s. Tabelle 20 und Abbildung 54) sollte vor Drucklegung/Publikation einer Patientensicherheitsbroschüre ein intensiver Pretest mit Patienten und Besuchern des Hauses bezüglich der Verständlichkeit und Klarheit der Botschaften erfolgen.
- **Angemessenheit der Patientenintegration in Sicherheitsthemen:** Möglichst verzichtet werden sollte auf Handlungsanweisungen, bei denen der Patient die professionelle Arbeit der Ärzte und Pflegenden kontrollieren oder herausfordern soll (z.B. Ermutigung des Patienten, Ärzte und Pflegende auf die Händehygiene hinzuweisen). Solche Anweisungen können suboptimale, gar sicherheitsgefährdende Folgen haben, wie erste Untersuchungen zeigen (Entwistle et al. 2005; Grissinger 2009; Ludwig u. Tischer 2014; Scharf u. Gaussmann 2015).

Während eines Aufenthalts im Krankenhaus kann der Patient z.B. in eine **Befragung zur Patientensicherheit/zum Patientenrisiko** (persönliche Einschätzung der Patienten zur wahrgenommenen Sicherheit und Risikoexposition) eingebunden werden und wird so einerseits um eine aktive Beobachtung und Artikulation von Sicherheitsaspekten gebeten und erfährt andererseits, dass das Haus an der Patientenwahrnehmung und Rückmeldung interessiert ist (s. Kapitel 5).

Sofern ein Haus über relevante **Zertifikate** verfügt und diese auf der Website erwähnt, können dieselben Zertifikate an einer prominenten Stelle innerhalb der eigenen Räumlichkeiten (z.B. im Eingangsbereich oder an einem Pflegestützpunkt) präsentiert werden. Das können z.B. sein:

- Nachweise zu systematischem Schmerzmanagement (z.B. bei Teilnahme am QUIPS-Projekt [Qualitätsverbesserung in der postoperativen Schmerztherapie])
- Zertifikate zu etablierten Qualitäts- und Risikomanagementsystemen (z.B. KTQ, DIN EN ISO 9001, DEKRA-Siegel für Patientensicherheit)
- Auszeichnungen von Anbietervergleichen oder Instituten (z.B. Focus Klinikliste oder „Picker Award")
- fachspezifische Zertifikate (z.B. OnkoZert im onkologischen Bereich)

Da mehr und mehr Häuser auch über **multimediale Informationsangebote** innerhalb der eigenen Räumlichkeiten verfügen (z.B. Informationsbildschirme im Wartebereich, bettseitige Multimedialösungen oder Smartphone-Apps zur besseren Organisation des Aufenthalts) können z.B. auch Inhalte aus einer Patientensicherheitsbroschüre in adaptierter Form (z.B. als Film oder Animation) über solche Kanäle und Medien transportiert werden.

Im Rahmen der Entlassung sollte nicht nur aus marketingtechnischer Sicht, sondern auch aufgrund des prozessualen Leistungserlebens des Patienten (s. Abbildung 3) ein **strukturiertes Entlassungsgespräch** die (stationäre) Behandlung abschließen. Neben der Mitgabe klarer Informationen, Verhaltensanweisungen (z.B. ein strukturierter Medikationsplan) und genauen Absprachen zu weiteren Therapiemaßnahmen schafft ein solches Gespräch Sicherheit und Vertrauen und bietet Ansatzpunkte für die Kontaktpflege mit dem Patienten (Salfeld et al. 2009).

11.5 Wirksamkeitsprüfung des Sicherheitsmarketings

Wie wirksam ein Sicherheitsmarketing tatsächlich ist, sollte – ganz im traditionellen Qualitätsmanagementverständnis des PDCA-Zyklus – regelmäßig überprüft werden. Das ist erforderlich, da Sicherheitsthemen mit anderen Themen der Unternehmens- und Marketingkommunikation konkurrieren und ihren positiven Kommunikationswert deshalb glaubhaft belegen müssen. Auch binden Maßnahmen des Sicherheitsmarketings Ressourcen, deren (effektiver) Einsatz überprüft werden sollte. Denkbar sind in diesem Zusammenhang z.B. wahrnehmungsorientierte Befragungen (z.B. ob ein Flyer zu Sturzprävention ausgegeben wurde oder eine Aufklärung bez. eines möglichen Dekubitus-Risikos stattgefunden hat). Selbst durchgeführte Überprüfungen/Audits (z.B. Dokumentenanalyse und nachträgliche Fallaktenprüfungen) lassen erkennen, ob strukturierte Aufnahme-/Entlassgespräche stattgefunden haben und welche Informationen zum Zeitpunkt der Aufnahme/Entlassung zur Verfügung standen. Auch die Messung und Erhebung „harter" Daten und Kennzahlen (z.B. die Anzahl sturzgefährdeter Patienten pro Periode vs. Anzahl bestellter/verbrauchter Sturzflyer) ist prinzipiell möglich und kann als Indikator für die Wirksamkeit bestimmter Informationsmaßnahmen herangezogen werden. Bei der täglichen Arbeit des klinischen Personals können z.B. einfache Checklisten und Assessmentinstrumente eingesetzt werden, um die therapiespezifische Aufgeklärtheit und das Sicherheitsbewusstsein eines Patienten einzuschätzen. Sie helfen auch zur Einschätzung des Patient Empowerment-Grads, also der Art und Weise wie der Patient an der Gestaltung der Behandlung teilhaben kann und im Sinne partizipativer Verhaltensweisen Verantwortung übernehmen kann (Tunder u. Plein 2016).

Die Messung der Reichweite und Wahrnehmung digitaler Informationen und Inhalte zu Qualitäts- und Sicherheitsaspekten des eigenen Hauses ist über vielfältige, teilweise recht einfach zu erhebende Kennzahlen bzw. Werte möglich:

- Auswertung von Suchbegriffen und Verlinkungen durch Google Analytics
- Besuchszahlen auf der eigenen Internetpräsenz und untergeordneter Micro Sites
- Downloadzahlen von eingestellten digitalen Informationsmedien oder Apps
- Likes/Aktivität auf Social-Media-Kanälen wie Facebook
- Anzahl der Abonnenten eines YouTube-Channel

Allerdings gilt auch hier, dass die qualitative und quantitative Messung im gesunden Verhältnis zu den eingesetzten Marketingressourcen stehen muss. Insbesondere im Internet sind bestimmte Effekte schlichtweg nicht vollständig quantifizierbar; im Onlinemarketing aktive und erfolgreiche Krankenhäuser wie die US-amerikanische Mayo Clinic akzeptieren dies (Rooney 2009).

Im besten Fall werden, wie auch die Aggregation von qualitativen und quantitativen Kennzahlen in Kapitel 10 gezeigt hat, subjektive und objektive Messdaten kombiniert zur Wirksamkeitsmessung des Patientensicherheitsmanagements und Sicherheitsmarketings verwendet.

Exkurs – Messung und Verbesserung der Hygienewahrnehmung

An einem relevanten Praxisbeispiel (Hygiene) wird deutlich, wie die Messung und Korrelation einzelner objektiver und subjektiver Sicherheitsdimensionen bzw. entsprechender Hilfsparameter möglich ist (s. Abbildung 59).

Die objektive Ausprägung der sicherheitsrelevanten Hygienedimension wird über die nosokomiale Inzidenzdichte (hier am Beispiel MRSA) und die Proxy-Variable des geschätzten Desinfektionsmittelverbrauchs (auf Basis der Bestellmengen) abgebildet, wobei zumindest ein leichter Zusammenhang zwischen beiden Faktoren angenommen wird. Ggf. können solche und andere Daten und Kennzahlen zum Infektionsgeschehen und zur Hygiene mit vertretbarem Aufwand aus verschiedenen, bestehenden Systemen extrahiert werden (Wilke 2016). Die subjektiv wahrgenommene Hygienesituation hingegen wird über

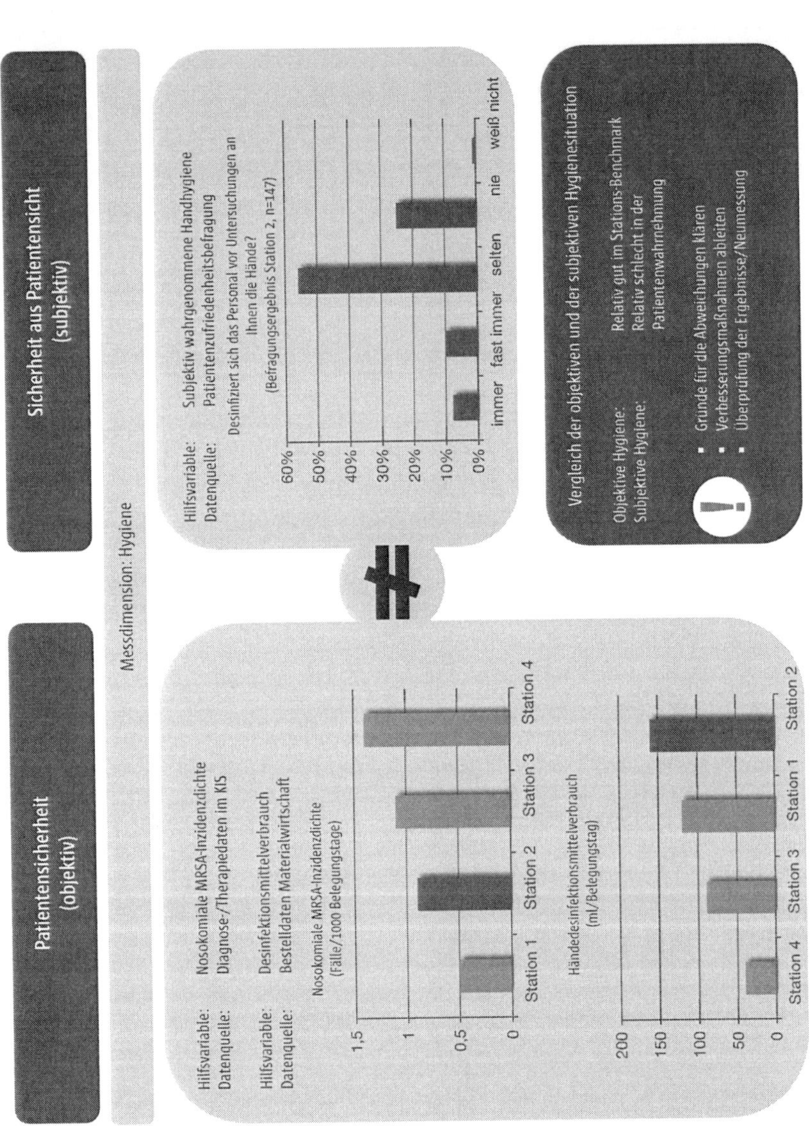

Abb. 59 Messparameter für objektive und subjektive Patientensicherheit (Löber 2015a, 7)

eine fokussierte Patientenzufriedenheitsbefragung kategorial gemessen; bei ausreichend vorhandenen Ressourcen, Kapazitäten und Möglichkeiten können zusätzlich auch Freitexte aus Zufriedenheitsbefragungen oder Beschwerden mit Bezug zur Hygiene inhaltsanalytisch ausgewertet werden.

Im Ergebnis deutlich erkennbar ist eine Diskrepanz zwischen subjektiver und objektiver Sicherheit, die ohne eine Verknüpfung unterschiedlicher Messparameter nicht direkt sichtbar gewesen wäre. Für eine Verbesserung der subjektiv wahrgenommenen Hygiene- und Sicherheitssituation könnten z.B. folgende Maßnahmen hilfreich sein:

- Erstellung eines Informationsblatts mit Verhaltenshinweisen bei Keimbefall und zur präemptiven Isolation
- Nutzung von Patientenbroschüren zur generellen Erklärung hygienerelevanter Verhaltensweisen (Hammerschmidt u. Rösing 2016)
- Installation weiterer Desinfektionsmittel-Spender im Sichtfeld der Patienten bzw. innerhalb der Patientenzimmer

Das Thema Patientensicherheit sollte bei Entlassung nicht an den Toren der Gesundheitseinrichtung enden, weil die Gesundheitsgeschichte des Patienten fortschreitet und Episoden und Momente der Inanspruchnahme weiterer Gesundheitsleistungen (mitunter auch Wiederaufnahmen bei elektiven Eingriffen) folgen. Patientensicherheitsmarketing zahlt zu einem gewissen Maße daher auch auf die Zukunft ein und hat über den direkten Nutzen und konkreten Behandlungsfall im eigenen Haus hinaus gesellschaftlichen Mehrwert und Signalwirkung. Die wachsende Bedeutung und Wahrnehmung des Phänomens Patientensicherheit (bzw. derzeit noch vermehrt die medienwirksame Darstellung und Rezeption mangelnder Patientensicherheit) in der Öffentlichkeit bietet Grund zur Annahme, dass dieses Thema vom Krankenhaus im Qualitäts- und Leistungswettbewerb aktiv zur Profilierung und Markenbildung genutzt werden kann. Beispiele wie aus dem Gesundheitszentrum Unterengadin in der Schweiz zeigen, dass die Fokussierung des Themas Patientensicherheit krankenhausintern positive motivierende Effekte bei den Mitarbeitern bewirken und krankenhausextern wirksam in der Marketingpolitik (mit den daraus resultierenden wünschenswerten Auslastungseffekten) eingesetzt werden kann (Koppenberg et al. 2006; Koppenberg u. Moecke 2012).

Literaturempfehlungen

Frodl A (2011) Marketing im Gesundheitsbetrieb. Wiesbaden

Nemec S, Fritsch HJ (2013) Die Klinik als Marke – Markenkommunikation und -führung für Krankenhäuser und Klinikketten. Berlin

Brandstädter M, Aydin-Saltik S (2014) Das Mitmach-Web im Klinikalltag: Chancen des Dialogs via Social Media am Beispiel der Uniklinik RWTH Aachen In: Hellmann W, Beivers A, Radtke C, Wichelhaus DP (Hrsg.) Krankenhausmanagement für Leitende Ärzte, 2. Auflage. Heidelberg

Ludwig S, Tischer F (2014) Kommunikationsmittel und Patientensicherheit. In: Burgard G, Baberg HT, Popken G (Hrsg.) Patientensicherheit – Gemeinsam Sicher. Berlin

Literatur

Aiello T, Severt D, Rompf P, Breiter D (2010) A fundamental exploration of administrative views of hospital hospitality and service excellence. In: Chen JS (Hrsg.) Advances in hospitality and leisure. Volume 6, 185–211. Emerald Group Publishing Bingley

Aktionsbündnis Patientensicherheit (2007) Empfehlungen zur Einführung von Critical Incident Reporting Systemen (CIRS). Praxistipps für Krankenhäuser Witten

Aktionsbündnis Patientensicherheit, Patientensicherheit Schweiz, Plattform Patientensicherheit (2016) Einrichtung und erfolgreicher Betrieb eines Berichts- und Lernsystems (CIRS). Handlungsempfehlung für stationäre Einrichtungen im Gesundheitswesen Berlin

Allenspach M (2011) Die Gestaltung des Risikomanagement-Prozesses – Herausforderungen im Spitalwesen. In: Hellmann W, Ehrenbaum K, Allenspach M (Hrsg.) Umfassendes Risikomanagement im Krankenhaus. Risiken beherrschen und Chancen erkennen, 107–134. Medizinisch Wissenschaftliche Verlagsgesellschaft Berlin

Ament-Rambow C (2002) Jede Beschwerde ist eine kostenlose Beratung. Krankenhausumschau 2002, 409–413

Ärztliches Zentrum für Qualität in der Medizin (2005) Glossar Patientensicherheit. Definitionen und Begriffsbestimmungen Berlin

Astedt-Kurki P, Paunonen M, Lehti K (1997) Family members' experiences of their role in a hospital: A pilot study. Journal of Advanced Nursing 25, 908–914

Baberg HT (2014) Die Checkliste PERI – Über die Herausforderung, eine neue Kultur im Operationssaal einzuführen. In: Burgard G, Baberg HT, Popken G (Hrsg.) Patientensicherheit. Gemeinsam Sicher, 25–29. Medizinisch Wissenschaftliche Verlagsgesellschaft Berlin

Baker J, Lamb CW (1992) Physical environment as a hospital marketing tool. Journal of Hospital Marketing 6, 25–35

Baller G, Schaller B (2016) Kommunikation im Krankenhaus: Erfolgreich kommunizieren mit Patienten, Arztkollegen und Klinikpersonal. Gabler Berlin, Heidelberg

Banduhn C, Schlüchtermann J (2013) Klinisches Risikomanagement in der Kosten-Nutzen-Betrachtung. Gesundheitswesen 75, 281–287

Baskett L, LeRouge C, Tremblay MC (2008) Using the dashboard technology properly. Health Progress 89, 16–23

Beattie M, Murphy DJ, Atherton I, Lauder W (2015) Instruments to measure patient experience of healthcare quality in hospitals: A systematic review. Systematic Reviews 4, 1–21

Becker U, Eder A (2010) Wie sollte ein Beschwerdemanagement aufgebaut sein? In: Ratajczak O (Hrsg.) Erfolgreiches Beschwerdemanagement. Wege zu Prozessverbesserungen und Kundenzufriedenheit, 33–46. Gabler Wiesbaden

Behal R (2004) An organizational development framework for transformational change in patient safety: A guide for hospital senior leaders. In: Youngberg BJ, Hatlie MJ (Hrsg.) The patient safety handbook, 51–65. Jones and Bartlett Sudbury

Behar BI, Guth C, Salfeld R (2016) Modernes Krankenhausmanagement. Konzepte und Lösungen, 3. Auflage, Gabler Berlin, Heidelberg

Benkenstein M, Stenglin A von (2006) Prozessorientiertes Qualitätscontrolling von Dienstleistungen. In: Bruhn M, Stauss B (Hrsg.) Dienstleistungscontrolling, 56–70. Gabler Wiesbaden

Bennett L, MacDougall J (2008) Responding to complaints. Obstetrics, Gynaecology and Reproductive Medicine 18, 23–24

Bienstein C (2010) Dekubitusprophylaxe – aber bitte richtig! In: Borgwart J, Kolpatzik K (Hrsg.) Aus Fehlern lernen – Fehlermanagement in Gesundheitsberufen, 59–63. Springer Berlin, Heidelberg

Birschmann N (2013) Unternehmenskommunikation – Reputation steuern. In: Debatin JF, Ekkernkamp A, Schulte B, Tecklenburg A (Hrsg.) Krankenhausmanagement. Strategien, Konzepte, Methoden, 2. Auflage, 586–600. Medizinisch Wissenschaftliche Verlagsgesellschaft Berlin

Bitner MJ (1992) Servicescapes: The impact of physical surroundings on customers and employees. Journal of Marketing 56, 57–71

Bitzer EM, Dierks M-L, Dörning H, Schwartz F-W (1999) Zufriedenheit in der Arztpraxis aus Patientenperspektive. Zeitschrift für Gesundheitswissenschaften 7, 196–209

Blehle S (2014) CIRS im Krankenhaus. In: Merkle W (Hrsg.) Risikomanagement und Fehlervermeidung im Krankenhaus, 103–107. Springer Berlin

Bleich C (2010) Patientenzufriedenheit: Konzepte, Methoden und Problembereiche. In: Hoefert H-W, Härter M (Hrsg.) Patientenorientierung im Krankenhaus, 275–285. Hogrefe Göttingen

Blum K (1997) Patientenorientierte Qualitätssicherung. Patientenbefragungen als Beitrag zum Total Quality Management im Gesundheitswesen. Sozialer Fortschritt 46, 231–237

Blum K (1998) Patientenzufriedenheit bei ambulanten Operationen. Einflussfaktoren der Patientenzufriedenheit und Qualitätsmanagement im Krankenhaus. Juventa-Verlag Weinheim

Blum K, Ekkehart, Lehmann (2014) Trends in der Krankenhausküche. Das Krankenhaus 106, 328–331

Bohnet-Joschko S (2015) Krankenhäuser als Hochrisiko- und Hochsicherheitsorganisationen. In: Becker A (Hrsg.) Reader Risikomanagement im Krankenhaus, 169–182. Mediengruppe Oberfranken Kulmbach

Bohnet-Joschko S, Zippel C (2014) Humanzentriertes Risikomanagement im Krankenhaus. Steuerung operationeller Risiken im Kontext der klinischen Leistungserbringung. Der Betriebswirt 55, 21–26

Borchard A, Schwappach DLB, Barbir A, Bezzola P (2012) A systematic review of the effectiveness, compliance, and critical factors for implementation of safety checklists in surgery. Annals of Surgery 256, 925–933

Borchelt M, Loos S, Fleischhauer C, Schiffhorst G, Poser D (2006) Benchmarking und Best Practice: Modellprojekt Gemidas-QM. Geriatrie Journal 8, 33–37

Brachetti H, Wiegran A (2010) Welche Kennzahlen sind im Beschwerdemanagement besonders interessant? In: Ratajczak O (Hrsg.) Erfolgreiches Beschwerdemanagement. Wege zu Prozessverbesserungen und Kundenzufriedenheit, 64–81. Gabler Wiesbaden

Brandstädter M, Aydin-Saltik S (2014) Das Mitmach-Web im Klinikalltag: Chancen des Dialogs via Social Media am Beispiel der Uniklinik RWTH Aachen. In: Hellmann W, Beivers A, Radtke C, Wichelhaus D (Hrsg.) Krankenhausmanagement für leitende Ärzte, 2. Auflage, 193–200. medhochzwei Heidelberg

Braun D, Barnhardt K (2014) Critical thinking: Optimal outcomes through end user involvement in the design of critical care areas. Critical Care Nursing Quarterly 37, 33–40

Brederlau J, Popken G (2014) Checkliste POST -Erfahrungen aus einem Versuch. In: Burgard G, Baberg HT, Popken G (Hrsg.) Patientensicherheit. Gemeinsam Sicher, 43–47. Medizinisch Wissenschaftliche Verlagsgesellschaft Berlin

Brixler S, Greulich A, Wiese D (2005) Theoretische Betrachtung des Wissensmanagements. In: Greulich A (Hrsg.) Wissensmanagement im Gesundheitswesen, 1–36. Economica Heidelberg

Brüggemann H, Bremer P (2015) Grundlagen Qualitätsmanagement, 2. Auflage. Springer Wiesbaden

Bruhn M (2000) Qualitätssicherung im Dienstleistungsmarketing. Eine Einführung in die theoretischen und praktischen Probleme. In: Bruhn M, Stauss B (Hrsg.) Dienstleistungsqualität. Konzepte, Methoden, Erfahrungen, 3. Auflage, 21–48. Gabler Wiesbaden

Bruhn M (2008) Qualitätsmanagement für Dienstleistungen. Grundlagen, Konzepte, Methoden, 7. Auflage, Springer Berlin

Bruhn M (2013) Qualitätsmanagement für Nonprofit-Organisationen. Grundlagen – Planung – Umsetzung – Kontrolle. Gabler Wiesbaden

Brühwiler B (2012) Risikomanagement nach ISO 31000 und ONR 49000. Mit 13 Praxisbeispielen, 2. Auflage, Austrian Standards Plus Wien

Buddendick H, Wiesmann A, Wolter B (2010) Qualitätsmanagement als zentraler Baustein eines erfolgreichen Veränderungsmanagements am Universitätsklinikum Münster. Das Krankenhaus 102, 831–838

Büldt J (2006) Vitamine statt Pillen. GV Praxis 34, 38

Bundesärztekammer (2015) (Muster-)Berufsordnung für die in Deutschland tätigen Ärztinnen und Ärzte MBO-Ä 1997 - in der Fassung des Beschlusses des 118. Deutschen Ärztetages 2015 in Frankfurt am Main. URL: http://www.bundesaerztekammer.de/fileadmin/user_upload/downloads/pdf-Ordner/MBO/MBO_02.07.2015.pdf (abgerufen am 14.05.2017) Bundesministerium für Gesundheit (08.07.2011) Gesetz zur Änderung des Infektionsschutzgesetzes und weiterer Gesetze passiert Bundesrat. Pressemitteilung vom 08.07.2011 Berlin

Bundesministerium für Gesundheit (2015) 10-Punkte-Plan zur Bekämpfung resistenter Erreger Berlin

Büttner T, Fahlbruch B, Wilpert B (1999) Sicherheitskultur. Konzepte und Analysemethoden. Asanger Heidelberg

Candidus W-A (2014) Wahrung von Patientenrechten und Sicherung einer hochwertigen Versorgungsqualität. In: Hellmann W, Beivers A, Radtke C, Wichelhaus D (Hrsg.) Krankenhausmanagement für leitende Ärzte, 2. Auflage, 63–71. medhochzwei Heidelberg

Christiaans-Dingelhoff I, Smits M, Zwaan L, Lubberding S, van der Wal, Gerrit, Wagner C (2011) To what extent are adverse events found in patient records reported by patients and healthcare professionals via complaints, claims and incident reports? BMC Health Services Research 11, 49

Cooper JB, Newbower RS, Long CD, McPeek B (1978) Preventable anesthesia mishaps: A study of human factors. Anesthesiology 49, 399–406

Costa S-D (2014) Qualitätsmanagement im Krankenhaus: Nicht zum Nutzen der Patienten. Deutsches Ärzteblatt 111, 1556–1557

Deffland M, Löber N (2015) Organisation eines ganzheitlichen Risikomanagements. Perspektivenvielfalt und Synergien nutzen. KU Gesundheitsmanagement 84, 54–58

Deutsches Netzwerk für Qualitätsentwicklung in der Pflege (Hrsg.) (2010) Expertenstandard Dekubitusprophylaxe in der Pflege – 1. Aktualisierung 2010 einschließlich Kommentierung und Literaturstudie Osnabrück

Deutsches Netzwerk für Qualitätsentwicklung in der Pflege (Hrsg.) (2013) Expertenstandard Sturzprophylaxe in der Pflege. 1. Aktualisierung 2013 Osnabrück

Devlin AS, Andrade CC, Carvalho D (2015) Qualities of inpatient hospital rooms. Patients perspectives. Health Environments Research & Design Journal 8, 1–22

Diederichs M (2004) Risikomanagement und Risikocontrolling. Risikocontrolling – ein integrierter Bestandteil einer modernen Risikomanagement-Konzeption. Vahlen München

Dietrich R, Childress TM (2004) Introduction. In: Dietrich R, Childress TM (Hrsg.) Group interaction in high risk environments, 1–5. Ashgate Aldershot

Dijkstra K, Pieterse ME, Pruyn A (2008) Stress-reducing effects of indoor plants in the built healthcare environment: The mediating role of perceived attractiveness. Preventive Medicine 47, 279–283

Dominguez Fernandez E, Kolios G, Schlosser K, Wissner W, Rothmund M (2008) Introduction of a critical incident reporting system in a surgical university clinic. What can be achieved in a short term? Deutsche Medizinische Wochenschrift 133, 1229–1234

Donabedian A (1980) The definition of quality and approaches to its assessment. Health Administration Press An Arbor

Donabedian A (2005) Evaluating the quality of medical care. Reprinted from The Milbank Memorial Fund Quarterly 1966, Vol. 44, No. 3. Milbank Memorial Fund Quarterly 83, 691–729

Drösler SE, Cools A, Köpfer T, Stausberg J (2007) Eignen sich Qualitätsindikatoren aus Routinedaten zur Qualitätsmessung im Krankenhaus? Erste Ergebnisse mit den amerikanischen Indikatoren zur Patientensicherheit in Deutschland. Zeitschrift für Medizinische Physik 101, 35–42

Duggirala M, Rajendran C, Anantharaman R (2008) Patient-perceived dimensions of total quality service in healthcare. Benchmarking: An International Journal 15, 560–583

Dullinger F (1996) Krankenhaus-Management im Spannungsfeld zwischen Patientenorientierung und Rationalisierung. Probleme und Gestaltungsmöglichkeiten des Business Reengineering in der Krankenhaus-Praxis. FGM-Verlag München

Dullinger F (2001) Compliance-abhängige Dienstleistungen. Analyse der Leistungsanatomie, Steuerungsansätze und Handlungsempfehlungen, Illustration am Bereich der Gesundheitsleistungen. FGM-Verlag München

Düwell M, Werner MH, Hübenthal C (2006) Handbuch Ethik, 2. Auflage, Carl Ernst Poeschel Verlag Stuttgart

Eberlein-Gonska M (2006) DIN ISO Zertifizierung im Klinikum Dresden. In: Albrecht DM, Töpfer A (Hrsg.) Erfolgreiches Changemanagement im Krankenhaus. 15-Punkte-Sofortprogramm für Kliniken, 423–433. Springer Heidelberg

Eckart WU (2013) Geschichte, Theorie und Ethik der Medizin, 7. Auflage, Springer Berlin

Eichhorn S (1975) Krankenhausbetriebslehre. Theorie und Praxis des Krankenhausbetriebes, Band 1, 3. Auflage, Kohlhammer Stuttgart

Eichhorn S (1997) Integratives Qualitätsmanagement im Krankenhaus. Konzeption und Methoden eines qualitäts- und kostenintegrierten Krankenhausmanagements. Kohlhammer Stuttgart

Eiff W von (2007) Krankenhaus-Management mit Zukunft. Trends und ihre Konsequenzen für die Krankenhausführung. In: Nickl-Weller C (Hrsg.) Health care der Zukunft. Eine Herausforderung für Architektur, Medizin und Ökonomie, 43–55. Medizinisch Wissenschaftliche Verlagsgesellschaft Berlin

Eiff W von (2012) Bedeutung des Porter-Ansatzes für Kliniken. Health & Care Management 3, 14–17

Ennker J, Pietrowski D (2007a) Risikomanagement aus Sicht des Patienten. In: Ennker J, Pietrowski D, Kleine P (Hrsg.) Risikomanagement in der operativen Medizin, 39–40. Steinkopff Darmstadt

Ennker J, Pietrowski D (2007b) Was bedeutet Risikomanagement? In: Ennker J, Pietrowski D, Kleine P (Hrsg.) Risikomanagement in der operativen Medizin, 4–5. Steinkopff Darmstadt

Ennker J, Pietrowski D (2009) Krankenhausmarketing. Ein Wegweiser aus Ärztlicher Perspektive. Steinkopff Heidelberg

Entwistle VA, Mello MM, Brennan TA (2005) Advising patients about patient safety: Current initiatives risk shifting responsibility. Joint Commission Journal on Quality and Patient Safety 31, 483–494

Erdwien B (2005) Kommunikationsstrukturen in der Arzt-Patient- und Pflege-Patient-Beziehung im Krankenhaus, Berlin

Erler S, Scupin O, Schäfer E (2011) Die gute Klinik bleibt keine Antwort schuldig. Beschwerdemanagement im Krankenhaus aus Sicht der Patienten, Angehörigen und Einweiser. f & w 28, 530–533

Ertl-Wagner B, Steinbrucker S, Wagner BC (2013) Qualitätsmanagement & Zertifizierung. Praktische Umsetzung in Krankenhäusern, Reha-Kliniken und stationären Pflegeeinrichtungen, 2. Auflage, Springer Heidelberg

Euteneier A (2014) Umgang mit Regelverstößen. Deutsches Ärzteblatt 111, 1504–1506

Euteneier A (2015a) Checklisten-Einsatz. In: Euteneier A (Hrsg.) Handbuch Klinisches Risikomanagement, 480–483. Springer Berlin

Euteneier A (2015b) Critical-Incident-Reporting-System. In: Euteneier A (Hrsg.) Handbuch Klinisches Risikomanagement, 603–612. Springer Berlin

Euteneier A (2015c) Prozessmanagement. In: Euteneier A (Hrsg.) Handbuch Klinisches Risikomanagement, 369–379. Springer Berlin

Euteneier A (2015d) Risikocontrolling. In: Euteneier A (Hrsg.) Handbuch Klinisches Risikomanagement, 343–347. Springer Berlin

Ezeh C, Harris LC (2007) Servicescape research: A review and a research agenda. The Marketing Review 7, 59–78

Fechner O, Merker V (2014) Wechselwirkung zwischen Architektur und Personal. Gesundheitsbauten als strategische Einflussgröße im Personalmanagement. KU Gesundheitsmanagement 83, 40–43

Feiler JL, Stichler JF (2011) Ergonomics in healthcare facility design, part 2: Support areas. The Journal of Nursing Administration 41, 97–99

Fischer D (2015) Patientenorientierung in Ausstattung und Architektur. In: Fischer A (Hrsg.) Servicequalität und Patientenzufriedenheit im Krankenhaus. Konzepte, Methoden, Implementierung, 283–297. Medizinisch Wissenschaftliche Verlagsgesellschaft Berlin

Fischer J (2008) Grundkurs Ethik. Grundbegriffe philosophischer und theologischer Ethik, 2. Auflage, Kohlhammer Stuttgart

Flanagan JC (1954) The critical incident technique. Psychological Bulletin 51, 327–358

Fließ S, Strametz R (2012) Strategische Prozessoptimierung mit dem ServiceBlueprint™: Die Umstrukturierung der kombinierten Anästhesieambulanz der Klinik für Anästhesiologie, Intensivmedizin und Schmerztherapie am Universitätsklinikum Frankfurt. In: Kuntz L, Bazan M (Hrsg.) Management im Gesundheitswesen, 137–172. Gabler Wiesbaden

Fong DB (2003) Illuminating thoughts. Devising lighting strategies for clinical spaces. Health Facilities Management 16, 24–29

Fong DB, Losnegard J (2004) Lighting prescriptions. Balancing clinical and aesthetic needs in hospital spaces. Health Facilities Management 17, 19–23

Fornell C (1981) Increasing the organizational influence of corporate consumer affairs departments. Journal of Consumer Affairs 15, 191–213

Fourcade A, Blache J-L, Grenier C, Bourgain J-L, Minvielle E (2012) Barriers to staff adoption of a surgical safety checklist. BMJ Quality & Safety 21, 191–197

Friele RD, Sluijs EM, Legemaate J (2008) Complaints handling in hospitals: An empirical study of discrepancies between patients' expectations and their experiences. BMC Health Services Research 8, 199

Frodl A (2011) Marketing im Gesundheitsbetrieb. Betriebswirtschaft für das Gesundheitswesen. Gabler Wiesbaden

Führing M, Gausmann P (2004) Klinisches Risikomanagement im DRG-Kontext. Integration von Risiko-Kontrollpunkten in klinische Pfade. Kohlhammer Stuttgart

Gadatsch A (2010) Grundkurs Geschäftsprozess-Management. Methoden und Werkzeuge für die IT-Praxis, 6. Auflage, Vieweg + Teubner Wiesbaden

Garten T (2014) Sturz im Krankenhaus. In: Burgard G, Baberg HT, Popken G (Hrsg.) Patientensicherheit. Gemeinsam Sicher, 101–103. Medizinisch Wissenschaftliche Verlagsgesellschaft Berlin

Gastmeier P (2015) Aufgaben des Hygienemanagements. In: Euteneier A (Hrsg.) Handbuch Klinisches Risikomanagement, 195–205. Springer Berlin

Gawande A (2013) Checklist-Strategie. Wie Sie die Dinge in den Griff bekommen. btb Verlag München

Gawande A, Boorman D, Women's Hospital Center for Surgery and Public Health Dissemination Team (2010) A checklist for checklists. URL: http://www.projectcheck.org/checklist-for-checklists.html (abgerufen am 31. März 2017)

Gehrlach C, Altenhöner T, Schwappach D (2008) Der Patients' Experience Questionnaire. Patientenerfahrungen vergleichbar machen. Bertelsmann Gütersloh

Gemeinsamer Bundesausschuss (2014) Beschluss des Gemeinsamen Bundesausschusses über eine Änderung der Vereinbarung des Gemeinsamen Bundesausschusses gemäß § 137 Abs. 1 Satz 3 Nr. 1 SGB V über die grundsätzlichen Anforderungen an ein einrichtungsinternes Qualitätsmanagement für nach § 108 SGB V zugelassene Krankenhäuser: Umsetzung des § 137 Absatz 1d Satz 1 SGB V. Qualitätsmanagement-Richtlinie Krankenhäuser – KQM-RL. Stand: 23. Januar 2014. URL: https://www.g-ba.de/downloads/62-492-865/KQM-RL_2014-01-23.pdf (abgerufen am 22. Oktober 2014)

Gemeinsamer Bundesausschuss (2014) Richtlinie des Gemeinsamen Bundesausschusses über grundsätzliche Anforderungen an ein einrichtungsinternes Qualitätsmanagement für die an der vertragsärztlichen Versorgung teilnehmenden Ärzte, Psychotherapeuten und medizinischen Versorgungszentren. Qualitätsmanagement-Richtlinie vertragsärztliche Versorgung – ÄQM-RL. URL: https://www.g-ba.de/downloads/62-492-864/%C3%84QM-RL_2014-01-23.pdf (abgerufen am 22. Oktober 2015)

Gemeinsamer Bundesausschuss (2016) Richtlinie über grundsätzliche Anforderungen an ein einrichtungsinternes Qualitätsmanagement für Vertragsärztinnen und Vertragsärzte, Vertragspsychotherapeutinnen und Vertragspsychotherapeuten, medizinische Versorgungszentren, Vertragszahnärztinnen und Vertragszahnärzte sowie zugelassene Krankenhäuser (Qualitätsmanagement-Richtlinie/QM-RL). BAnz AT 15.11.2016. Stand: 16. Februar 2017. URL: https://www.g-ba.de/downloads/39-261-2434/2015-12-17_2016-09-15_QM-RL_Erstfassung_konsolidiert_BAnz.pdf

Gericke CA, Schiffhorst G, Busse R, Häussler B (2004) Ein valides Instrument zur Messung der Patientenzufriedenheit in ambulanter haus- und fachärztlicher Behandlung: das Qualiskope-A. Gesundheitswesen 66, 723–731

Gigerenzer G (2010) Bauchentscheidungen. Die Intelligenz des Unbewussten. Auditorium Netzwerk Müllheim

Gondolatsch O (2015) Der Umgang mit Kritik in deutschen Krankenhäusern: Professionelles Beschwerdemanagement. Das Krankenhaus 107, 835–838

Gosepath S (2006) Moralische Normativität und Motivation. In: Klemme HF (Hrsg.) Moralische Motivation. Kant und die Alternativen, 255–273. Meiner Hamburg

Gouthier M, Giese A, Bartl C (2012) Customer Experiences, Kundenbegeisterung und Service Excellence – Die Spezifikation DIN SPEC 77224. In: Bruhn M, Hadwich K (Hrsg.) Customer Experience, 63–84. Gabler Wiesbaden

Grasekamp G (2015) Veränderung in Organisationen jenseits von Resignation und Größenwahn. In: Becker A (Hrsg.) Beiträge zu Patientensicherheit im Krankenhaus, 381–397. Mediengruppe Oberfranken Kulmbach

Grissinger M (2009) Patient safety brochures: What do they really say about safety? Pharmacy and Therapeutics 34, 586–613

Habersam M (2009) Management öffentlicher Krankenhäuser. Eine Rekonstruktion der theoretischen Grundlagen. VS Verlag für Sozialwissenschaften Wiesbaden

Habsieder W, Bachinger R (2012) Perioperative Patientensicherheit am Krankenhaus der Barmherzigen Schwestern Ried. Qualitas 11, 8–10

Haeske-Seeberg H (2008) Handbuch Qualitätsmanagement im Krankenhaus. Strategien – Analysen – Konzepte, 2. Auflage, Kohlhammer Stuttgart

Hahne B (2011) Qualitätsmanagement im Krankenhaus. Konzepte, Methoden, Implementierungshilfen. Symposion Publishing Düsseldorf

Hales B, Terblanche M, Fowler R, Sibbald W (2008) Development of medical checklists for improved quality of patient care. International Journal for Quality in Health Care 20, 22–30

Hamburgische Krankenhausgesellschaft (2015) Hamburger Erklärung von Hamburger Krankenhäusern zum patientenorientierten Umgang mit Beschwerden. URL: http://www.hkgev.de/hh-erklaerung.html (abgerufen am 31. März 2017)

Hammerschmidt J, Rösing C (2016) Patienten-Empowerment – Förderung des aktiven Einbezugs des Patienten in Hygienemaßnahmen im Krankenhaus. In: Becker A (Hrsg.) Hygienemanagement im Krankenhaus, 205–216. Mediengruppe Oberfranken Kulmbach

Harris DD (2000) Environmental quality and healing environments: A study of flooring materials in a healthcare telemetry unit. Texas A & M University College Station

Hart D (2009) Systemverantwortung versus individuelle Verantwortung: Sicherheitskultur? Zeitschrift für Evidenz, Fortbildung und Qualität im Gesundheitswesen 103, 504–509

Hart D (2012) Patientensicherheit, Fehlermanagement, Arzthaftungsrecht – zugleich ein Beitrag zur rechtlichen Bedeutung von Empfehlungen. Medizinrecht 30, 1–15

Hauss A, Greshake S, Skiba T, Schmidt K, Rohe J, Jürgensen JS (2016) Systematisches Risikomanagement Dekubitus. Ergebnisse der Umsetzung eines Maßnahmenbündels an der Charité – Universitätsmedizin Berlin. Zeitschrift für Evidenz, Fortbildung und Qualität im Gesundheitswesen 113, 19–26

Haynes AB, Weiser TG, Berry WR, Lipsitz SR, Breizat A-HS, Dellinger EP, Herbosa T, Joseph S, Kibatala PL, Lapitan, Marie Carmela M., Merry AF, Moorthy K, Reznick RK, Taylor B, Gawande AA (2009) A surgical safety checklist to reduce morbidity and mortality in a global population. New England Journal of Medicine 360, 491–499

Heidecke C, Beyer K, Busemann A (2015) Checklisten zur Vermeidung von Patientenschäden. In: Gausmann P, Henninger M, Koppenberg J (Hrsg.) Patientensicherheitsmanagement, 358–363. De Gruyter Berlin

Heiermann M (2012) Klinik mit rollendem Restaurant. Catering Inside 11, 18

Hellmann W (2012) Krankenhausmanagement. In: Hellmann W, Eble S, Halbe B, Kurscheid C, Wichelhaus DP (Hrsg.) Lexikon Krankenhausmanagement, 5–59. medhochzwei Heidelberg

Hellmann W, Eble S, Halbe B, Kurscheid C, Wichelhaus DP (Hrsg.) (2012) Lexikon Krankenhausmanagement. medhochzwei Heidelberg

Hellmich C (2010) Qualitätsmanagement und Zertifizierung im Rettungsdienst. Grundlagen – Techniken – Modelle – Umsetzung. Springer Berlin

Helmig B, Hinz V, Graf A (2013) Kundenmanagement in Krankenhäusern. In: Busse R, Schreyögg J, Stargardt T (Hrsg.) Management im Gesundheitswesen, 3. Auflage, 185–200. Springer Berlin

Helmreich RL, Sexton JB (2004) Group interaction under threat and high workload. In: Dietrich R, Childress TM (Hrsg.) Group interaction in high risk environments, 9–23. Ashgate Aldershot

Hendrich AL, Fay J, Sorrells AK (2004) Effects of acuity-adaptable rooms on flow of patients and delivery of care. American Journal of Critical Care 13, 35–45

Hennke M (2009) CIRS – Präventives Risikomanagement im Universitätsklinikum Münster. Das Krankenhaus 101, 154–157

Hensen P (2016) Qualitätsmanagement im Gesundheitswesen. Grundlagen für Studium und Praxis. Springer Wiesbaden

Hochreither P (2005) Erfolgsfaktor Fehler! Persönlicher Erfolg durch Fehler. BusinessVillage Göttingen

Hoffmann B, Hofinger G, Gerlach F (2009) (Wie) ist Patientensicherheitskultur messbar? Zeitschrift für Evidenz, Fortbildung und Qualität im Gesundheitswesen 103, 515–520

Hoffmann B, Rohe J (2010) Patientensicherheit und Fehlermanagement. Ursachen unerwünschter Ereignisse und Maßnahmen zu ihrer Vermeidung. Deutsches Ärzteblatt 107, 92–99

Hofinger G (2015) „Human Factors“ im Krankenhaus – Konzepte und Konsequenzen. In: Becker A (Hrsg.) Beiträge zu Patientensicherheit im Krankenhaus, 327–347. Mediengruppe Oberfranken Kulmbach

Holtel M, Arndt C (2010) Fehler systematisch aufspüren. Deutsches Ärzteblatt 107, 2096–2098

Horstmann R, Hofinger G, Mäder M, Gaidzik PW, Waleczek H (2006) Risikomanagement im Operationsbereich. Ergebnisse eines Pilotprojektes zum interdisziplinären „incident-reporting“. Zentralblatt für Chirurgie 131, 332–340

Hsieh SY, Thomas D, Rotem A (2005) The organisational response to patient complaints: A case study in Taiwan. International Journal of Health Care Quality Assurance 18, 308–320

Hübler M, Möllemann A, Eberlein-Gonska M, Regner M, Koch T (2006) Anonymes Meldesystem kritischer Ereignisse in der Anästhesie. Ergebnisse nach 18 Monaten. Der Anaesthesist 55, 133–141

Hugman B, Edwards IR (2006) The challenge of effectively communicating patient safety information. Expert Opinion on Drug Safety 5, 495–499

Huisman E, Morales E, van Hoof J, Kort H (2012) Healing environment: A review of the impact of physical environmental factors on users. Building and Environment 58, 70–80

Johannes H, Wölker T (2012) Arbeitshandbuch Qualitätsmanagement in der Arztpraxis. Mustervorlagen und Checklisten für ein gesetzeskonformes QM in der Arztpraxis. Springer Berlin

Johnston R (1995) The zone of tolerance: Exploring the relationship between service transactions and satisfaction with the overall service. International Journal of Service Industry Management 6, 46–61

Johnston R (2004) Towards a better understanding of service excellence. Managing Service Quality 14, 129–133

Johnston R, Clark G (2005) Service operations management. Improving service delivery, 2. Auflage, FT/Prentice Hall Harlow

Kahla-Witzsch HA (2011) Medizinisches Risikomanagement – Grundlagen zur Planung und Umsetzung. In: Hellmann W, Ehrenbaum K, Allenspach M (Hrsg.) Umfassendes Risikomanagement im Krankenhaus. Risiken beherrschen und Chancen erkennen, 211–238. Medizinisch Wissenschaftliche Verlagsgesellschaft Berlin

Kingston MJ, Evans SM, Smith BJ, Berry JG (2004) Attitudes of doctors and nurses towards incident reporting: A qualitative analysis. The Medical Journal of Australia 181, 36–39

Kirchhoff S, Kuhnt, Sonja, Lipp, Peter, Schlawin S (2010) Der Fragebogen. Datenbasis, Konstruktion und Auswertung, 5. Auflage, VS Verlag für Sozialwissenschaften Wiesbaden

Kline GA (2009) Does a view of nature promote relief from acute pain? Journal of Holistic Nursing 27, 159–166

Köbberling J (2005) Das Critical Incident Reporting System (CIRS) als Mittel zur Qualitätsverbesserung in der Medizin. Medizinische Klinik 100, 143–148

König R (2014) Praxisbericht. Wie im À-la-carte-Restaurant. KMA – Das Gesundheitswirtschaftsmagazin 19, 52–54

König R (2015) Klinikcatering. „Frische, ehrliche Küche“. KMA – Das Gesundheitswirtschaftsmagazin 20, 52–56

Koop B, Bungard W (2004) Mitarbeiter- und Kundenzufriedenheit im Krankenhaus. Wirtschaftspsychologie aktuell 2004, 27–30

Koppenberg J, Moecke HP (2012) Strukturiertes klinisches Risikomanagement in einer Akutklinik. Notfall + Rettungsmedizin 15, 16–24

Koppenberg J, Sinniger H-P, Gausmann P (2006) Klinisches Risikomanagement am Ospidal d'Engiadina Bassa. Schweizerische Ärztezeitung 87, 1560–1564

Kotler P (1973) Atmospherics as a marketing tool. Journal of Retailing 49, 48–64

Kramer HS, Drews FA (2016) Checking the lists: A systematic review of electronic checklist use in health care. Journal of Biomedical Informatics

Kroch E, Vaughn T, Koepke M, Roman S, Foster D, Sinha S, Levey S (2006) Hospital boards and quality dashboards. Journal of Patient Safety 2, 10–19

Krüger W (2014) Das 3W-Modell: Bezugsrahmen für das Wandlungsmanagement. In: Krüger W, Bach N (Hrsg.) Excellence in Change, 5. Auflage, 1–32. Gabler Wiesbaden

Krypczyk V (2013) Effektives Beschwerdemanagement in der Praxis. Das Krankenhaus 105, 164–168

Kuhlen R, Burgard G (2014) Patientensicherheit – top-down oder bottom-up. In: Burgard G, Baberg HT, Popken G (Hrsg.) Patientensicherheit. Gemeinsam Sicher, 217–220. Medizinisch Wissenschaftliche Verlagsgesellschaft Berlin

Kuhlmann B (2002) Die Situation von Angehörigen auf einer Intensivstation. Intensiv 10, 250–255

Kuhn H, Below G von (2003) „Melden Sie keine Flugzeugunfälle auf diesem Formular!“. CIRSmedical – Maßnahmen für den Vertraulichkeitsschutz. Schweizerische Ärztezeitung 84, 1399–1407

Kuske S, Maass C, Schrappe M (2011) Patientensicherheitsindikatoren und Routinedaten. In: Amelung VE, Eble S, Hildebrandt H (Hrsg.) Innovatives Versorgungsmanagement. Neue Versorgungsformen auf dem Prüfstand, 103–109. Medizinisch Wissenschaftliche Verlagsgesellschaft Berlin

Lachmann M, Wenger F (2011) Dashboards im Gesundheitswesen – Integrierende Analyseinstrumente für das Krankenhaus-Controlling. Controlling & Management 55, 224–227

Land B (2011) Risikomanagement im Krankenhaus. In: Klein A (Hrsg.) Risikomanagement und Risiko-Controlling. Organisation und Dokumentation im Unternehmen, Datenerhebung und Risikobewertung, Integration in die Führungs- und Reportingsysteme, Umsetzungsbeispiele aus der Praxis, 223–242. Haufe Freiburg

Lau AY, Gabarron E, Fernandez-Luque L, Armayones M (2012) Social media in health – what are the safety concerns for health consumers? The HIM Journal 41, 30–35

Leape LL (1994) The preventability of medical injury. In: Bogner MS (Hrsg.) Human error in medicine, 13–25. Lawrence Erlbaum Hillsdale

Lecher S (2002) Patientenbefragung im Krankenhaus. Der Hamburger Fragebogen zum Krankenhausaufenthalt (HFK) als Instrument zur Defizitanalyse aus Patientensicht. S. Roderer Regensburg

Lessing C (2015) Messmethoden und Daten zur Erfassung der Patientensicherheit. In: Euteneier A (Hrsg.) Handbuch Klinisches Risikomanagement, 83–92. Springer Berlin

Löber N (2009) Sicherheit im Krankenhaus: Eine Frage der Einstellung. Arzt und Krankenhaus 82, 347–350

Löber N (2010) Konstruktive Fehlerkultur in Krankenhaus und Praxis. Rheinisches Ärzteblatt 64, 20–21

Löber N (2011) Fehler und Fehlerkultur im Krankenhaus. Eine theoretisch-konzeptionelle Betrachtung. Gabler Wiesbaden

Löber N (2015a) Patientensicherheit zwischen Evidenz und Wahrnehmung. Qualitas 14, 4–8

Löber N (2015b) Sicherheit, Qualität und Serviceorientierung im Krankenhaus? In: Becker A (Hrsg.) Reader Risikomanagement im Krankenhaus, 155–167. Mediengruppe Oberfranken Kulmbach

Löber N (2016) Effektivität von Meldesystemen und Kennzahlen zur Evaluation. Qualitas 15, 4–9

Lohfert C (2010) Weil du arm bist, musst du früher sterben. Der ohnmächtige Patient. Piper München

Lohfert C (2013) Das medizinische Prinzip. Handbuch für das Krankenhaus der Zukunft. Knaus München

Lowers J (1999) Improving quality through the built environment. The Quality Letter for Healthcare Leaders 11, 2–9

Ludwig S, Tischer F (2014) Kommunikationsmittel und Patientensicherheit. In: Burgard G, Baberg HT, Popken G (Hrsg.) Patientensicherheit. Gemeinsam Sicher, 111–117. Medizinisch Wissenschaftliche Verlagsgesellschaft Berlin

Lüthy A (2009) Marketing als Strategie im Krankenhaus. Patienten- und Kundenorientierung erfolgreich umsetzen. Kohlhammer Stuttgart

Lux R (2015) Unbeabsichtigt belassene Fremdkörper im Rahmen invasiver Maßnahmen – Update 2015 und die Bedeutung postinterventioneller Kontrolle. In: Becker A (Hrsg.) Beiträge zu Patientensicherheit im Krankenhaus, 247–280. Mediengruppe Oberfranken Kulmbach

Lynn Shostack G (1982) How to design a service. European Journal of Marketing 16, 49–63

Mahajan RP (2010) Critical incident reporting and learning. British Journal of Anaesthesia 105, 69–75

Makary MA, Sexton JB, Freischlag JA, Millman EA, Pryor D, Holzmueller C, Pronovost PJ (2006) Patient safety in surgery. Annals of Surgery 243, 628–635

Manser T, Frings J, Heuser, Gregory, Mc Dermott, Fiona (2016) The German clinical risk management survey for hospitals: Implementation levels and areas for improvement in 2015. Zeitschrift für Evidenz, Fortbildung und Qualität im Gesundheitswesen 2016, 28–38

Mansky T (2011) G-IQI German inpatient quality indicators. Version 3.1; HELIOS Qualitätsindikatoren, IQM-Qualitätsindikatoren; Definitionshandbuch, Version 3.1, Datenjahr 2010. Universitäts-Verlag der TU Berlin Univ.-Bibliothek Berlin

Mansky T (2013) Was erwarten die potenziellen Patienten vom Krankenhaus? In: Böcken J, Braun B, Reipschläger U (Hrsg.) Gesundheitsmonitor 2012. Bürgerorientierung im Gesundheitswesen, 136–159. Bertelsmann Gütersloh

Mansky T, Nimptsch U (2014) Medizinische Qualitätsmessung im Krankenhaus – Worauf kommt es an? Zeitschrift für Evidenz, Fortbildung und Qualität im Gesundheitswesen 108, 487–494

Mattner F, Bange F-C, Meyer E, Seifert H, Wichelhaus TA, Chaberny IF (2012) Preventing the spread of multidrug-resistant gram-negative pathogens: Recommendations of an expert panel of the German Society For Hygiene and Microbiology. Deutsches Ärzteblatt International 109, 39–45

Matul C, Scharitzer D (2007) Qualität der Leistungen in NPOs. In: Badelt C, Meyer M, Simsa R (Hrsg.) Handbuch der Nonprofitorganisationen: Strukturen und Management, 532–556. Schäffer-Poeschel Stuttgart

McCormick B, Pearson M, White J (2015) Hospital mortality rates and place of death. Journal of Public Health (Oxford)

Meffert H, Bruhn M (2006) Dienstleistungsmarketing. Grundlagen – Konzepte – Methoden, 5. Auflage, Gabler Wiesbaden

Mehmet Y (2011) Qualitätsurteile in Patientenbefragungen. Von der Zufriedenheit zum reflektierten Urteil. Gabler Wiesbaden

Merkle W (2014) Wo kann Risikomanagement in der Medizin ansetzen? In: Merkle W (Hrsg.) Risikomanagement und Fehlervermeidung im Krankenhaus, 67–79. Springer Berlin

Messner T (2007) Die Geocodierung und Zuweiserbefragung – Fundamente eines proaktiven Zuweisungsmanagements für Krankenhäuser. In: Saßen S, Drumm SG (Hrsg.) Zuweisermarketing mit sektorenübergreifender Kommunikation. Ein Kompendium zur gezielten Einflussnahme auf Patientenströme und transsektorale Versorgungsqualität, 131–152. Economica Heidelberg

Meyer A (1988) Dienstleistungsmarketing. Erkenntnisse und praktische Beispiele, 3. Auflage, FGM-Verlag Augsburg

Michaels RK, Makary MA, Dahab Y, Frassica FJ, Heitmiller E, Rowen LC, Crotreau R, Brem H, Pronovost PJ (2007) Achieving the National Quality Forum's "never events": Prevention of wrong site, wrong procedure, and wrong patient operations. Annals of Surgery 245, 526–532

Middendorf C (2005) Klinisches Risikomanagement. Implikationen, Methoden und Gestaltungsempfehlungen für das Management klinischer Risiken in Krankenhäusern. Lit Münster

Moffatt-Bruce SD, Hefner JL, Mekhjian H, McAlearney JS, Latimer T, Ellison C, McAlearney AS (2017) What is the return on investment for implementation of a crew resource management program at an academic medical center? American Journal of Medical Quality 32, 5–11

Möllemann A, Eberlein-Gonska M, Koch T, Hübler M (2005) Klinisches Risikomanagement. Implementierung eines anonymen Fehlermeldesystems in der Anästhesie eines Universitätsklinikums. Der Anaesthesist 54, 377–384

Müller JFW (2004) Organisationsentwicklung und Personalentwicklung im Qualitätsmanagement der Einrichtungen des Sozial- und Gesundheitswesens am Beispiel Altenhilfe. Rainer Hampp Verlag Mering

Münzel H (2012) Recht. In: Hellmann W, Eble S, Halbe B, Kurscheid C, Wichelhaus DP (Hrsg.) Lexikon Krankenhausmanagement, 85–119. medhochzwei Heidelberg

National Pressure Ulcer Advisory Panel, European Pressure Ulcer Advisory Panel, Pan Pacific Pressure Injury Alliance (2014) Prevention and treatment of pressure ulcers: Quick reference guide, 2. Auflage, Cambridge Media Osborne Park

Nemec S, Fritsch HJ (2013) Die Klinik als Marke. Markenkommunikation und -führung für Krankenhäuser und Klinikketten. Springer Berlin

Neuberger O, Kompa A (1987) Wir, die Firma. Der Kult um die Unternehmenskultur. Beltz Weinheim

Niefind F, Wiegran A (2010a) Was sind Beschwerden? In: Ratajczak O (Hrsg.) Erfolgreiches Beschwerdemanagement. Wege zu Prozessverbesserungen und Kundenzufriedenheit, 19–32. Gabler Wiesbaden

Niefind F, Wiegran A (2010b) Wie sollte die Ablauforganisation des Beschwerdemanagements aussehen? In: Ratajczak O (Hrsg.) Erfolgreiches Beschwerdemanagement. Wege zu Prozessverbesserungen und Kundenzufriedenheit, 48–61. Gabler Wiesbaden

Orlicek F (2011) Evaluation von CIRS – Wo sind die Grenzen? Qualitas 10, 35–37

Osten M (2006) Die Kunst, Fehler zu machen. Suhrkamp Frankfurt am Main

Papenhoff M, Platzköster C (2010) Marketing für Krankenhäuser und Reha-Kliniken. Springer Berlin

Parasuraman A, Zeithaml VA, Berry LL (1988) SERVQUAL: A multiple-item scale for measuring consumer perceptions of service quality. Journal of Retailing 64, 12–37

Pateisky N (2010) Professioneller Umgang mit Checklisten: die größte medizinische Erfolgsgeschichte der letzten Jahrzehnte. Qualitas 9, 16–18

Paula H (2007) Patientensicherheit und Risikomanagement. Im Pflege- und Krankenhausalltag. Springer Berlin, Heidelberg

Pauwels K, Ambler T, Clark BH, LaPointe P, Reibstein D, Skiera B, Wierenga B, Wiesel T (2009) Dashboards as a service. Journal of Service Research 12, 175–189

Pepels W (2012) Handbuch des Marketing, 6. Auflage, De Gruyter München

Perper J (1994) Life-threatening and fatal therapeutic misadventures. In: Bogner MS (Hrsg.) Human error in medicine, 27–52. Lawrence Erlbaum Hillsdale

Pfaff H, Ernstmann N, Pritzbuer E (2005) Warum gibt es im Krankenhaus keine Fehlerkultur? Mitteilungen/ Deutsche Gesellschaft für Chirurgie 34, 39–41

Pfetzing K, Rohde A (2009) Ganzheitliches Projektmanagement, 3. Auflage, Schmidt Gießen

Pham JC, Girard T, Pronovost PJ (2013) What to do with healthcare incident reporting systems. Journal of Public Health Research 2, 154–159

Pickering SP, Robertson ER, Griffin D, Hadi M, Morgan LJ, Catchpole KC, New S, Collins G, McCulloch P (2013) Compliance and use of the World Health Organization checklist in U.K. operating theatres. The British Journal of Surgery 100, 1664–1670

Piltz S, Lob G (1998) Komplikationen in der Unfallchirurgie. Der Unfallchirurg 101, 856–865

Pippig M (2005) Risikomanagement im Krankenhaus. Hochschule Wismar

Pira A (2000) Umfassendes Qualitätsmanagement im Spital. Das EFQM-Modell als Basis. Vdf – Hochschulverlag an der ETH Zürich

Pirck P (2016) Krankenhäuser entdecken die Kraft der Marke. Das Krankenhaus 108, 307–309

Porst R (2014) Fragebogen. Ein Arbeitsbuch, 4. Auflage, Springer Wiesbaden

Porter ME (2014) Wettbewerbsvorteile. Spitzenleistungen erreichen und behaupten, 8. Auflage, Campus Frankfurt am Main

Quante S (2006) Von der „Insel" zum Netzwerk – Kooperation als Wettbewerbsstrategie. In: Debatin JF (Hrsg.) Zukunft Krankenhaus. Überleben durch Innovation, 52–69. ABW Wissenschaftsverlag Berlin

Rampp B (2014) Zum Konzept der Sicherheit. In: Ammicht Quinn R (Hrsg.) Sicherheitsethik, 51–61. Springer Wiesbaden

Rat der Europäischen Union (2009) Empfehlung des Rates vom 09.06.2009 zur Sicherheit der Patienten unter Einschluss der Prävention und Eindämmung von therapieassoziierten Infektionen (2009/C 151/01) Luxemburg

Reason JT (1997) Managing the risks of organizational accidents. Ashgate Aldershot

Reuschl AJ (2011) Prozessorganisation. Kritische Würdigung von Business Reengineering und Geschäftsprozessoptimierung für den Einsatz in Krankenhäusern. Universität Bayreuth

Riedel R, Schmieder A (2014) Einführung von Risikomanagement und CIRS im Krankenhaus als ökonomische Aufgabe anhand eines praktischen Beispiels. In: Merkle W (Hrsg.) Risikomanagement und Fehlervermeidung im Krankenhaus, 173–183. Springer Berlin

Rivero García M, Nolasco González A, Puntunet Bates ML, Cortés Villareal G (2012) Nivel de cumplimiento y factores que influyen en la aplicación de la lista de verificación de cirugía segura. Revista Mexicana de Enfermería Cardiológica 20, 47–53

Roberts KH (1990) Managing high reliability organizations. California Management Review 32, 101–113

Roeder N, Bunzemeier H, Franz D (2015) Potenzieller Widerspruch zwischen Qualität und Wirtschaftlichkeit. Zeitschrift für Herz-, Thorax- und Gefäßchirurgie 29, 254–261

Roeder N, Franz D (2014) Qualitätsmanagement im Krankenhaus – Aktueller Entwicklungsstand und Ausblick. Gesundheitsökonomie & Qualitätsmanagement 19, 16–21

Rohe J, Sanguino Heinrich A, Weidringer JW, Thomeczek C (2012) Critical-Incident-Reporting-System (CIRS). Ein Baustein des Risikomanagements zur Verbesserung der Patientensicherheit. Notfall + Rettungsmedizin 15, 25–29

Romeike F (2007) Qualitätsmanagement und Frühwarnsysteme als Bestandteil des Risikomanagement von operationellen Risiken in Industrieunternehmen. In: Kaiser T (Hrsg.) Wettbewerbsvorteil Risikomanagement. Erfolgreiche Steuerung der Strategie-, Reputations- und operationellen Risiken, 161–176. Schmidt Berlin

Rooney K (2009) Consumer-driven healthcare marketing: Using the web to get up close and personal. Journal of Healthcare Management 54, 241–251

Rybowiak V, Garst H, Frese M, Batinic B (1999) Error orientation questionnaire (EOQ): Reliability, validity, and different language equivalence. Journal of Organizational Behavior 20, 527–547

Salfeld R, Hehner S, Wichels R (2009) Modernes Krankenhausmanagement. Konzepte und Lösungen, 2. Auflage, Springer Dordrecht

Sänger S (2010) Patientenorientiertes Qualitätsmanagement. In: Hoefert H-W, Härter M (Hrsg.) Patientenorientierung im Krankenhaus, 51–77. Hogrefe Göttingen

Santos de Almeida R, Bourliataux-Lajoinie S, Martins M (2015) Satisfaction measurement instruments for healthcare service users: A systematic review. Cadernos de Saúde Pública 31, 11–25

Sari AB-A, Sheldon TA, Cracknell A, Turnbull A (2007) Sensitivity of routine system for reporting patient safety incidents in an NHS hospital: Retrospective patient case note review. BMJ 334, 79

Satzinger W (2002) Informationen für das Qualitätsmanagement im Krankenhaus. Zur Funktion und Methodik von Patienten- und Personalbefragungen. Medizinische Klinik 97, 104–110

Scharf J, Gaussmann P (2015) Patientensicherheitsmarketing. In: Gausmann P, Henninger M, Koppenberg J (Hrsg.) Patientensicherheitsmanagement, 567–575. De Gruyter Berlin

Scharf R (2016) Problemfeld Hygiene. In: Schmola G, Rapp B (Hrsg.) Compliance, Governance und Risikomanagement im Krankenhaus: Rechtliche Anforderungen – Praktische Umsetzung – Nachhaltige Organisation, 435–476. Springer Wiesbaden

Schein EH (2006) Organisationskultur. The Ed Schein Corporate culture survival guide, 2. Auflage, EHP Verlag Bergisch Gladbach

Schlüter G (2016) Verlaufen unmöglich? Moderne Wegeleit- und Orientierungssysteme im Krankenhaus. In: Pfannstiel MA, Rasche C, Mehlich H (Hrsg.) Dienstleistungsmanagement im Krankenhaus, 333–362. Springer Wiesbaden

Schmalenberg H, Hartmann R, Baumann W (2010) Qualitätsmanagement und Zertifizierung in der Onkologie. Springer Berlin

Schmidt J, Lamprecht F, Wittmann WW (1989) Satisfaction with inpatient management. Development of a questionnaire and initial validity studies. Psychotherapie, Psychosomatik, Medizinische Psychologie 39, 248–255

Schmidt K, Löber N, Berger R, Jürgensen JS (2017) Wer fragt, gewinnt. Intensiv 25, 8–13

Schmidt S (2016) Expertenstandards in der Pflege – eine Gebrauchsanleitung, 3. Auflage, Springer Berlin, Heidelberg

Schmola G (2016) Grundlagen und Instrumente des Risikomanagements. In: Schmola G, Rapp B (Hrsg.) Compliance, Governance und Risikomanagement im Krankenhaus: Rechtliche Anforderungen – Praktische Umsetzung – Nachhaltige Organisation, 289–339. Springer Wiesbaden

Scholz C (1988) Management der Unternehmenskultur. Harvard Manager 10, 81–91

Schrappe M (2005) Qualitätsmanagement, Patientensicherheit und Risikomanagement. In: Kirch W (Hrsg.) Fehldiagnosen und Patientensicherheit, 162–205. Springer Berlin

Schreyögg A (2007) Fehlerkultur, Fehlermanagement und ihre Bedeutung für Maßnahmen der Personalentwicklung in Kliniken. Organisationsberatung, Supervision, Coaching 14, 213–222

Schreyögg G (2008) Organisation. Grundlagen moderner Organisationsgestaltung, 4. Auflage, Gabler Wiesbaden

Schwappach D (2015) Umgang mit den zweiten Opfern. In: Euteneier A (Hrsg.) Handbuch Klinisches Risikomanagement, 434–437. Springer Berlin

Scriven M (2000) The logic and methodology of checklists. Dissertation. Claremont Graduate University Claremont

Senatorin für Bildung, Wissenschaft und Gesundheit der Stadt Bremen – Abteilung Gesundheit (2011) Berufsordnung für die staatlich anerkannten Pflegeberufe vom 04.02.2011. Stadt Hamburg

Senge PM, Roth G (1999) The dance of change. The challenges of sustaining momentum in learning organizations. Currency/Doubleday New York

Shekelle PG, Pronovost PJ, Wachter RM, Taylor SL, Dy SM, Foy R, Hempel S, McDonald KM, Ovretveit J, Rubenstein LV, Adams AS, Angood PB, Bates DW, Bickman L, Carayon P, Donaldson L, Duan N, Farley DO, Greenhalgh T, Haughom J, Lake ET, Lilford R, Lohr KN, Meyer GS, Miller MR, Neuhauser DV, Ryan G, Saint S, Shojania

KG, Shortell SM, Stevens DP, Walshe K (2011) Advancing the science of patient safety. Annals of Internal Medicine 154, 693–696

Shojania KG (2008) The frustrating case of incident-reporting systems. Quality and Safety in Health Care 17, 400–402

Sichau I (2015) Vegan in der Klinik. GV Praxis 43, 24–25

Sparks EA, Wehbe-Janek H, Johnson RL, Smythe WR, Papaconstantinou HT (2013) Surgical safety checklist compliance: A job done poorly! Journal of the American College of Surgeons 217, 867–873

St. Pierre M, Hofinger G, Buerschaper C (2011) Notfallmanagement. Human Factors und Patientensicherheit in der Akutmedizin, 2. Auflage, Springer Berlin, Heidelberg

Staender S, Kaufmann M, Scheidegger D (2000) Critical incident reporting. With a view on approaches in anaesthesiology. In: Vincent C, Mol B de (Hrsg.) Safety in medicine, 65–82. Elsevier Amsterdam

Stahl K (2015) Beschwerde- und Feedbackmanagement. In: Fischer A (Hrsg.) Servicequalität und Patientenzufriedenheit im Krankenhaus. Konzepte, Methoden, Implementierung, 177–184. Medizinisch Wissenschaftliche Verlagsgesellschaft Berlin

Stahl K, Lietz D, Riechmann, Merle, Günther, Wolfram (2012) Patientenerfahrungen in der Krankenhausversorgung: Revalidierung eines Erhebungsinstruments. Zeitschrift für Medizinische Psychologie 21, 11–20

Stahl K, Nadj-Kittler M (2014) Picker Report 2014 – Wie die Erfahrungen von Patienten und Mitarbeitern Qualität und Sicherheit im Krankenhaus verbessern Hamburg

Stauss B, Seidel W (2007) Beschwerdemanagement. Unzufriedene Kunden als profitable Zielgruppe, 4. Auflage, Hanser München

Stauss B, Seidel W (2014) Beschwerdemanagement. unzufriedene Kunden als profitable Zielgruppe, 5. Auflage, Hanser München

Stichler JF (2007) Enhancing safety with facility design. Journal of Nursing Administration 37, 319–323

Stoll A (2008) Chancen und Risiken von Mitarbeiterbefragungen im Krankenhaus. Das Krankenhaus 100, 161–163

Stricker KH, Kimberger O, Brunner L, Rothen HU (2011) Patient satisfaction with care in the intensive care unit: Can we rely on proxies? Acta Anaesthesiologica Scandinavica 55, 149–156

Studer Q (2003) How healthcare wins with consumers who want more. Frontiers of Health Services Management 19, 3–16

Stute A, Dormann AJ (2009) Stellenwert der Ernährung im klinischen Alltag. Das Krankenhaus 101, 328–332

Subhedar NV, Parry HA (2010) Critical incident reporting in neonatal practice. Archives of Disease in Childhood. Fetal and Neonatal Edition 95, 378–382

Tancredi LR, Barondess JA (1978) The problem of defensive medicine. Science 200, 879–882

Thill K-D (1999) Kundenorientierung und Dienstleistungsmarketing für Krankenhäuser. Theoretische Grundlagen und praktische Fallbeispiele. Kohlhammer Stuttgart

Thomeczek C, Rohe J, Ollenschläger G (2007) Das unerwünschte Ereignis in der Medizin. In: Madea B, Dettmeyer R (Hrsg.) Medizinschadensfälle und Patientensicherheit. Häufigkeit – Begutachtung – Prophylaxe, 13–20. Deutscher Ärzte-Verlag Köln

Thompson DR, Hamilton DK, Cadenhead CD, Swoboda SM, Schwindel SM, Anderson DC, Schmitz EV, St. Andre AC, Axon DC, Harrell JW, Harvey MA, Howard A, Kaufman DC, Petersen C (2012) Guidelines for intensive care unit design. Critical Care Medicine 40, 1586–1600

Thüss J (2012) Rechtsfragen des Critical Incident Reportings in der Medizin. Springer Berlin

Tiesman H, Nelson AL, Charney W, Siddharthan K, Fragala G (2003) Effectiveness of a ceiling-mounted patient lift system in reducing occupational injuries in long term care. Journal of Healthcare Safety 1, 34–40

Töpfer A (2006a) Konzeption und Messung der Zufriedenheit von Adressaten der Klinikleistung. In: Albrecht DM, Töpfer A (Hrsg.) Erfolgreiches Changemanagement im Krankenhaus. 15-Punkte-Sofortprogramm für Kliniken, 183–202. Springer Heidelberg

Töpfer A (2006b) Medizinische und ökonomische Bedeutung von Qualität im Krankenhaus: Vermeidung von Fehlerkosten. In: Albrecht DM, Töpfer A (Hrsg.) Erfolgreiches Changemanagement im Krankenhaus. 15-Punkte-Sofortprogramm für Kliniken, 99–111. Springer Heidelberg

Trengler C (2003) Aus Zwei mach Eins. Integriertes Qualitäts- und Risikomanagement. Krankenhausumschau 72, 500

Trill R (2016) CRM im Zeichen von Social Media und eHealth. In: Pfannstiel MA, Rasche C, Mehlich H (Hrsg.) Dienstleistungsmanagement im Krankenhaus, 293–309. Springer Wiesbaden

Trojan A (1998) Warum sollen Patienten gefragt werden? Zu Legitimation, Nutzen und Grenzen patientenzentrierter Evaluation von Gesundheitsleistungen (II). In: Ruprecht TM (Hrsg.) Experten fragen – Patienten antworten. Patientenzentrierte Qualitätsbewertung von Gesundheitsdienstleistungen; Konzepte, Methoden, praktische Beispiele, 15–30. Asgard-Verlag Hippe Sankt Augustin

Tübbicke A (2012) Screening und Management von Methicillin-resistenten Staphylococcus aureus (MRSA) im Krankenhaus – Eine Entscheidungsbaumanalyse. Inaugural-Dissertation. Ernst-Moritz-Arndt-Universität Greifswald

Tunder R, Plein J (2016) Patient Empowerment als wirksames Instrument zur Steigerung der Behandlungsqualität. In: Pfannstiel MA, Rasche C, Mehlich H (Hrsg.) Dienstleistungsmanagement im Krankenhaus, 253–271. Springer Wiesbaden

Ulrich RS (1984) View through a window may influence recovery from surgery. Science 224, 420–421

Ulrich RS, Zimring C, Quan X, Joseph A, Choudhary R (2004) The role of the physical environment in the hospital of the 21st century. A once-in-a-lifetime opportunity. Center for Health Design Concord

Ulrich RS, Zimring C, Zhu X, DuBose J, Seo H-B, Choi Y-S, Quan X, Joseph A (2008) A review of the research literature on evidence-based healthcare design. Health Environments Research & Design Journal 1, 61–125

van Klei WA, Hoff RG, van Aarnhem E, Simmermacher RKJ, Regli LPE, Kappen TH, van Wolfswinkel L, Kalkman CJ, Buhre WF, Peelen LM (2012) Effects of the introduction of the WHO "Surgical Safety Checklist" on in-hospital mortality: A cohort study. Annals of Surgery 255, 44–49

van Vegten A, Pfeiffer Y, Giuliani F, Manser T (2011) Patientensicherheitsklima im Spital: Erfahrungen mit der Planung, Organisation und Durchführung einer Mitarbeitervollbefragung. Zeitschrift für Evidenz, Fortbildung und Qualität im Gesundheitswesen 105, 734–742

Verband der Privaten Krankenversicherung (2014) Qualitätspartnerschaften. URL: http://www.pkv.de/themen/versorgung/krankenhaus/qualitaetspartnerschaften/ (abgerufen am 31. März 2017)

Verhaeghe S, Defloor T, van Zuuren F, Duijnstee M, Grypdonck M (2005) The needs and experiences of family members of adult patients in an intensive care unit: A review of the literature. Journal of Clinical Nursing 14, 501–509

Vincent C, Amalberti R (2016) Safer healthcare. Strategies for the real world. Springer Cham

Vincent C, Stanhope N, Crowley-Murphy M (1999) Reasons for not reporting adverse incidents: An empirical study. Journal of Evaluation in Clinical Practice 5, 13–21

Vincent E, Battisto D, Grimes L, McCubbin J (2010) The effects of nature images on pain in a simulated hospital patient room. Health Environments Research & Design Journal 3, 42–55

Vuori H (1987) Patient satisfaction – An attribute or indicator of the quality of care? Quality Review Bulletin 13, 106–108

Wagner K, Braun-Grüneberg S (2009) Patientenbefragung zur Erhöhung der Qualität unter Berücksichtigung der Charakteristika von Patienten und Krankenhäusern. In: Wagner K, Schmeisser W (Hrsg.) Qualitätsmanagement im Gesundheitswesen und präventive Vorsorge in Unternehmen, 83–98. Rainer Hampp Verlag Mering

Wakefield KL, Blodgett JG (1994) The importance of servicescapes in leisure service settings. Journal of Services Marketing 8, 66–76

Warnecke D, Rieping B (2011) Die ganzheitliche Perspektive – Klinisches und betriebswirtschaftliches Risikomanagement (im Kontext einschlägiger Normen) softwaregestützt umsetzen. In: Hellmann W, Ehrenbaum K, Allenspach M (Hrsg.) Umfassendes Risikomanagement im Krankenhaus. Risiken beherrschen und Chancen erkennen, 147–156. Medizinisch Wissenschaftliche Verlagsgesellschaft Berlin

Wegwarth O, Gaissmaier W, Gigerenzer G (2011) Deceiving numbers: Survival rates and their impact on doctors' risk communication. Medical Decision Making 31, 386–394

Wegwarth O, Schwartz LM, Woloshin S, Gaissmaier W, Gigerenzer G (2012) Do physicians understand cancer screening statistics? A national survey of primary care physicians in the United States. Annals of Internal Medicine 156, 340–349

Wehner T, Reuter H (1996) Sicherheit und Fehlerfreundlichkeit: Herausforderung oder Widerspruch? In: Grote G, Künzler C (Hrsg.) Theorie und Praxis der Sicherheitskultur, 21–35. Vdf – Hochschulverlag an der ETH Zürich

Weick KE (1987) Organizational culture as a source of high reliability. California Management Review 29, 112–127

Weidinger P (2011) Vermeidung von Haftpflichtrisiken und Möglichkeiten zu deren Absicherung aus Sicht des Versicherers. In: Hellmann W, Ehrenbaum K, Allenspach M (Hrsg.) Umfassendes Risikomanagement im Krankenhaus. Risiken beherrschen und Chancen erkennen, 197–206. Medizinisch Wissenschaftliche Verlagsgesellschaft Berlin

Weilnhammer U (2005) Patient-Relationship-Management. Möglichkeiten und Grenzen der Wettbewerbsorientierung von Krankenhäusern am Beispiel des Patientenbeziehungsmanagements. Logos-Verlag Berlin

Weimann E, Weimann P (2012) High performance im Krankenhausmanagement. Die 10 wichtigsten Schritte für eine erfolgreiche Klinik. Springer Berlin, Heidelberg

Weiss H, Zieres G (2008) Fehlervermeidung und -management in Medizin und Pflege. Fehler vermeiden – erkennen – beheben. Iatros-Verlag Dienheim

Wilke M (2016) Welche Daten benötigt die Krankenhausleitung – Kennzahlengesteuertes Infektionsmanagement. In: Becker A (Hrsg.) Hygienemanagement im Krankenhaus, 223–229. Mediengruppe Oberfranken Kulmbach

Williams B (1994) Patient satisfaction: A valid concept? Social Science & Medicine 38, 509–516

Wilson J (1998) Incident reporting. British Journal of Nursing 7, 670–671

Wischet W, Eitzinger C (2009) Qualitätsmanagement und Sicherheitskultur in der Medizin: Kontext und Konzepte. Zeitschrift für Evidenz, Fortbildung und Qualität im Gesundheitswesen 103, 530–535

Wissing F (2014) Mitarbeiterbefragungen in deutschen Krankenhäusern. Ein wirksames Instrument des Qualitätsmanagements? Campus Frankfurt am Main

Wolber H (2012) Die 11 Irrtümer über Social Media. Was Sie über Marketing und Reputationsmanagement in sozialen Netzwerken wissen sollten. Gabler Wiesbaden

World Health Organization (2014) The High 5s project implementation guide – Assuring medication accuracy at transitions in care: Medication reconciliation. URL: http://www.who.int/patientsafety/implementation/solutions/high5s/h5s-guide.pdf?ua=1 (abgerufen am 4. Juni 2016)

Wu AW (2000) Medical error. The second victim. BMJ 320, 726–727

Wu Z, Robson S, Hollis B (2013) The application of hospitality elements in hospitals. Journal of Healthcare Management 58, 47–62

Zapp W, Oswald J (2010) Betrachtungsebenen von Prozessen. In: Zapp W, Beckmann A (Hrsg.) Prozessgestaltung in Gesundheitseinrichtungen. Von der Analyse zum Controlling, 2. Auflage, 33–86. Economica Heidelberg

Zborowsky T, Hellmich LB (2011) Impact of place on people and process: The integration of research on the built environment in the planning and design of critical care areas. Critical Care Nursing Quarterly 34, 268–281

Zborowsky T, Kreitzer MJ (2009) People, place, and process: The role of place in creating optimal healing environments. Creative Nursing 15, 186–190

Zech R (2015) Qualitätsmanagement und gute Arbeit. Grundlagen einer gelingenden Qualitätsentwicklung für Einsteiger und Skeptiker. Springer Wiesbaden

Zenk K, Kluess D, Ebner M, Irmscher B, Bader R, Mittelmeier W (2011) Risikomanagement und Qualitätsmanagement – Ein gemeinsamer Lösungsweg? Gesundheitsökonomie & Qualitätsmanagement 16, 335–340

Ziesche A (2008) Patientenzufriedenheit im Krankenhaus. Maßnahmen zur Verbesserung. Salzwasser-Verlag Bremen

Zollondz H-D (2006) Grundlagen Qualitätsmanagement. Einführung in Geschichte, Begriffe, Systeme und Konzepte, 2. Auflage, München

Der Autor

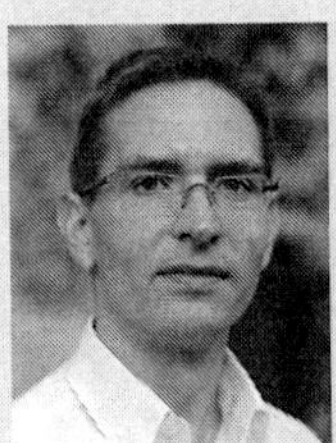

Foto: Wiebke Peitz

Dr. rer. pol. Nils Löber, Dipl.-Kfm. (univ.)

Dr. rer. pol. Nils Löber, Dipl.-Kfm. (univ.) absolvierte sein Studium der Betriebswirtschaftslehre an der Katholischen Universität Eichstätt-Ingolstadt. Er war Wissenschaftlicher Mitarbeiter am ersten deutschen Lehrstuhl für Dienstleistungsmanagement an der WFI Ingolstadt School of Management (Schwerpunkte: Management von Gesundheitsleistungen und im Speziellen Fehlerkultur im Krankenhaus) und sammelte mehrjährige Projekterfahrung in Beratungsgesellschaften durch Beratungsmandate für internationale Industrie- und Dienstleistungsunternehmen im In- und Ausland. Seit 2013 ist er im klinischen Qualitäts- und Risikomanagement der Charité – Universitätsmedizin Berlin tätig, u.a. in den Bereichen Risikoaudits, Beschwerdemanagement, Prozessmanagement und Arzneimitteltherapiesicherheit. Er ist Lehrkraft in medizinischen und pflegerischen Studien- und Weiterbildungsprogrammen, z.B. im Medizinstudiengang von Humboldt-Universität zu Berlin und Freier Universität Berlin und der Fachweiterbildung Anästhesie- und Intensivpflege an der Charité Gesundheitsakademie. Darüber hinaus ist er Berater und Vortragender im Gesundheitswesen sowie Autor verschiedener Fachartikel, Buchbeiträge und Monografien.

www.nilsloeber.de